检验师
外周血常见细胞形态学图谱

主　审　康　辉
主　编　赵　岩
副主编　刁莹莹　郑　军

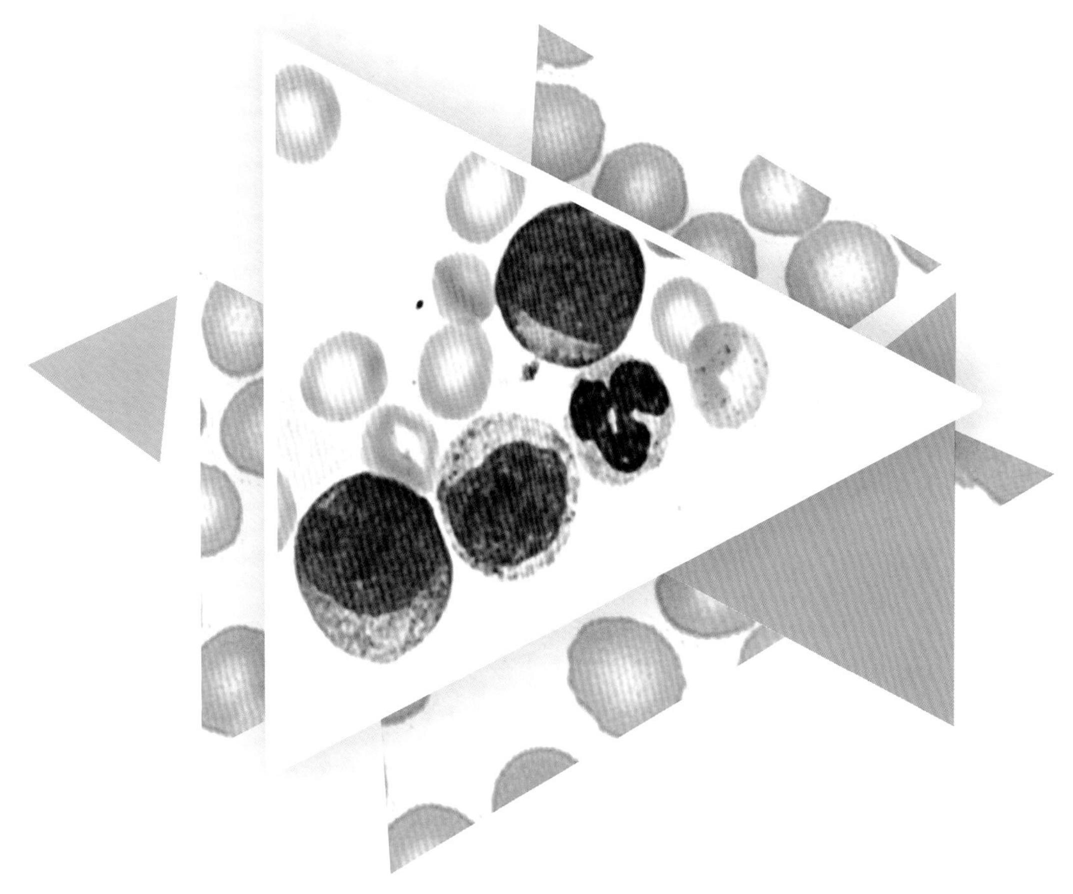

北方联合出版传媒（集团）股份有限公司
辽宁科学技术出版社
·沈　阳·

图书在版编目（CIP）数据

检验师外周血常见细胞形态学图谱 / 赵岩主编 . —沈阳：辽宁科学技术出版社，2023.9

ISBN 978-7-5591-3079-2

Ⅰ . ①检… Ⅱ . ①赵… Ⅲ . ①血细胞—细胞形态学—图谱 Ⅳ . ① R446.11-64

中国国家版本馆 CIP 数据核字（2023）第 117382 号

出版发行：辽宁科学技术出版社

（地址：沈阳市和平区十一纬路25号 邮编：110003）

印 刷 者：辽宁新华印务有限公司

经 销 者：各地新华书店

幅面尺寸：210 mm × 285 mm

印 张：15

字 数：300 千字

出版时间：2023 年 9 月第 1 版

印刷时间：2023 年 9 月第 1 次印刷

责任编辑：凌 敏

封面设计：刘 彬

版式设计：顾 娜

责任校对：闻 洋

书 号：ISBN 978-7-5591-3079-2

定 价：198.00元

联系电话：024-23284363

邮购热线：024-23284502

http：//www.lnkj.com.cn

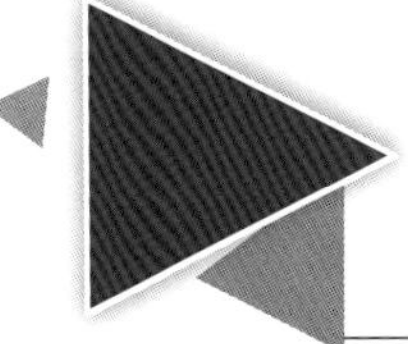

编者名单

主　审　康　辉

主　编　赵　岩

副主编　刁莹莹　郑　军

编　者　吴晓芝　栾　虹　王银玲

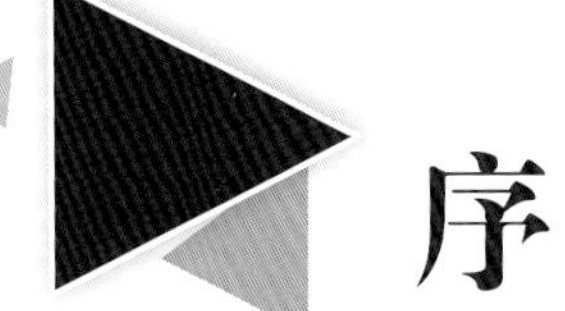

序

血细胞形态学检查是血液系统疾病诊断的重要手段之一，主要包括外周血细胞形态学检查和骨髓细胞形态学检查。外周血细胞形态学检查是最基本的筛查手段，能够对很多疾病做出非常有意义的辅助诊断。检验师熟练掌握外周血细胞形态学，准确识别外周血中出现的异常细胞、病原微生物等，将对血液系统疾病、感染性疾病、恶性肿瘤转移等多种疾病的筛查和早诊早治发挥积极的推动作用。

我们团队在过去两年中，构建了辽宁省细胞形态学质量控制平台，对省内各级医院开展了多轮次的外周血细胞形态学考核工作，在一定程度上提升了检验师对外周血细胞形态学的重视程度，提高了对外周血细胞的识别能力，推动了整个辽宁地区医院检验工作的发展。

在此过程中，我们也发现了一些问题和不足，比如一些医院的检验师对外周血细胞形态辨别经验不足，知识体系构建得不够完整，容易发生漏诊和误诊等情况。因此，积极提升检验师对外周血细胞形态学掌握的能力，缩小不同等级医院的检验师的细胞形态学水平差距，有利于实现检验师的能力同质化，保证检验结果互认，促进分级诊疗的落实，推进优质医疗下沉。

本图谱面向的重点读者群为新上岗的检验师，以及离开临床检验岗位时间较长的检验师，能帮助其快速提升或恢复外周血异常细胞识别能力，减少漏诊或误诊的发生，提升基层医院检验结果的信任度，切实有效提高基层医院防病治病和健康管理的能力。

康辉

中国医科大学附属第一医院

2023 年 4 月

前　言

血液系统疾病的诊断在很大程度上依靠实验室检查，包括血细胞形态学、细胞免疫学、细胞遗传学和分子生物学等检查，血细胞形态学检查是血液病诊断的基石。血细胞形态学检查主要包含外周血细胞形态学检查和骨髓细胞形态学检查。由于患者外周血液标本的获取相较于骨髓样本更容易，且对患者造成的伤害较小，故血液常规检测和外周血细胞形态学检查常被作为多种疾病诊断的初筛手段。如果检验工作者能够熟练掌握各细胞系统的形态学特征，了解异常形态的细胞常见于何种疾病，就可以及早地帮助临床医生明确患者诊断，及早治疗，提高治愈率。我们希望这本图谱能够帮助形态学刚入门的检验同僚更好地掌握各细胞系统的形态学特征，提升血细胞形态学检验工作的准确性。

这本图谱较其他的血细胞形态学图谱更侧重于外周血细胞形态，且部分异常形态的细胞取自患者外周血涂片。这本图谱主要分为两个篇章。第一篇为血细胞形态学，包含红细胞系统、粒细胞系统、巨核细胞系统、单核细胞系统、淋巴细胞系统、浆细胞系统等9章内容。该部分详尽介绍了各细胞系统的正常形态学特征和大部分异常形态学特征、外周血可能出现的异常细胞和常见病原体等内容。第二篇为外周血 DI-60 图片集，分为外周血白细胞图片集、外周血红细胞图片集和外周血血小板图片集这3章。该部分主要是对外周血 DI-60 图片集的收集整理，为外周血常见的正常和异常的血细胞形态。

我在将图片整理成图册的过程中，得到了检验科副主任、博士研究生导师康辉教授的关心与鼓励并参与了图谱的主审工作，在此表示特别感谢；还要感谢临床基础检验室技师长刁莹莹副教授、专业负责人郑军老师，对图片的准确性和真实还原性进行了细致的把控；感谢血液研究室王亚柱教授、徐赢东老师对本次图谱编辑的帮助；感谢中国医科大学附属第一医院检验科吴晓芝老师、陆军军医大学第一附属医院黄兴琴老师、西安市儿童医院高晓鹏老师提供的珍贵图片，丰富了我们的图谱。本人的形态学工作年限尚短，书中若有不妥之处，衷心希望广大读者和血液细胞形态学前辈不吝指正。

赵岩

中国医科大学附属第一医院

2023年4月

目　录

第一篇 血细胞形态学

血细胞是由造血干细胞分化发育而来的，主要分为六大系统：红细胞系统、粒细胞系统、巨核细胞系统、单核细胞系统、淋巴细胞系统和浆细胞系统。血细胞的发育成熟是一个连续的过程，为了便于研究和进行临床诊断，人为地将其划分成各个阶段。各系统的细胞按照发育程度可分为原始阶段、幼稚阶段和成熟阶段。生理情况下，外周血中可出现成熟的红细胞、粒细胞、淋巴细胞、单核细胞和血小板。病理情况下，外周血中可出现原幼阶段细胞、寄生虫或成熟血细胞的异常形态改变等。本篇主要介绍各细胞系统的正常形态学特征和异常形态学特征。

血细胞各系统发育成熟的一般形态学规律

项目	形态变化规律	备注
胞体大小	大→小	早幼粒细胞比原始粒细胞大 巨核细胞由小变大
胞核大小	大→小或无	巨核细胞由小到大
核质比	大→小	淋巴细胞系统的核质比均较大
核的形状	圆形→不规则形	红细胞系统、浆细胞系统的胞核呈圆形
核染色质	细疏→粗密	
核仁	清晰→模糊→消失	原始巨核细胞的核仁常不清楚
胞浆量	少→多	淋巴细胞和浆细胞系统变化不大
胞质颗粒	无→有	红细胞系统无颗粒
胞质颜色	蓝色→淡蓝色	红细胞系统胞质从深蓝色演变成淡红色

第一章　红细胞系统

红细胞的成熟过程可分为 6 个阶段：原始红细胞、早幼红细胞、中幼红细胞、晚幼红细胞、网织红细胞和成熟红细胞。生理情况下，外周血中可见正常的成熟红细胞。病理情况下，外周血中可出现原始红细胞、早幼红细胞、中幼红细胞、晚幼红细胞或形态异常的红细胞等。本章主要介绍红细胞系统各发育阶段的正常细胞形态学特征和部分异常细胞形态学特征。

红细胞系统各阶段示意图

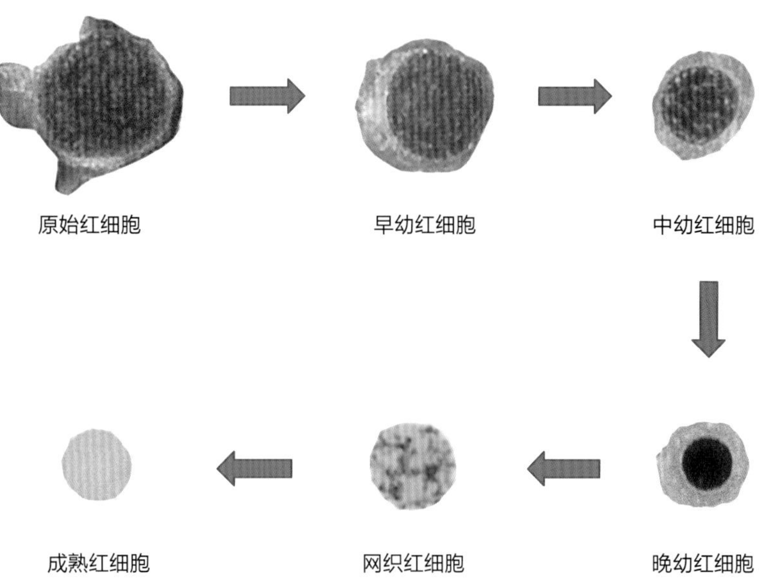

第一节　红细胞系统的正常形态学特征

原始红细胞的形态学特征

（1）胞体：直径 15～25μm，为正常红细胞平均直径的 2～3.5 倍，圆形或卵圆形，边缘常见瘤状突起。

（2）胞核：圆形且居中，核染色质呈较粗的颗粒状，核仁 1～3 个，大小不一，颜色呈浅蓝色，边界常不清晰。

（3）胞质：较多，颜色呈不透明的深蓝色，有油画蓝感。细胞核周围常见淡染区，胞质内无颗粒，但由于核糖核酸丰富而自行聚集，有时可使胞质内出现假的蓝色颗粒。

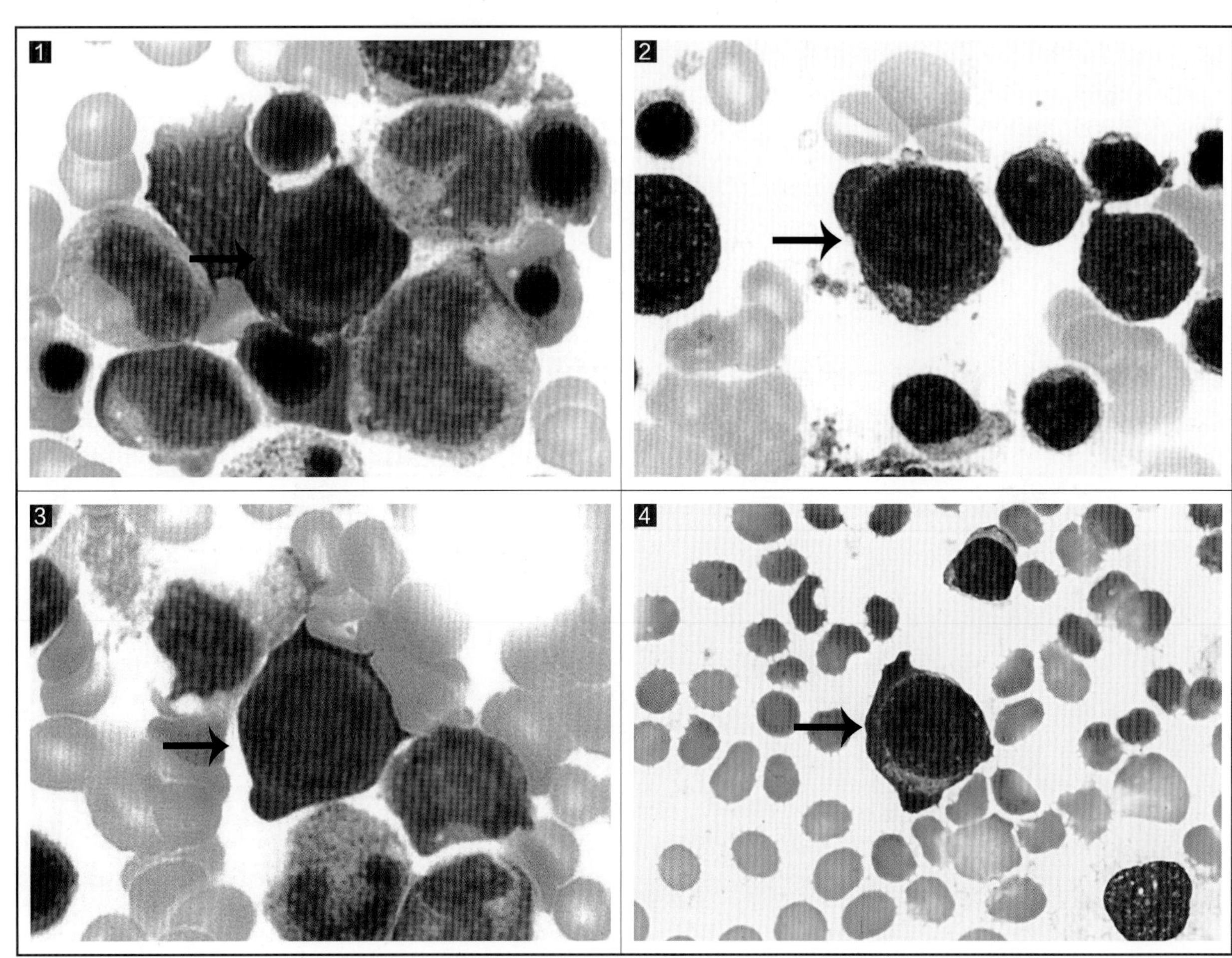

早幼红细胞的形态学特征

（1）胞体：直径 10 ~ 18μm，为正常红细胞平均直径的 1.4 ~ 2.5 倍，圆形或椭圆形，部分细胞仍可见瘤状突起。

（2）胞核：圆形且居中，核染色质呈粗颗粒状甚至小块状，核仁模糊或消失。

（3）胞质：略增多，颜色呈不透明的蓝色或深蓝色，可见核周的淡染区，胞质内无颗粒。

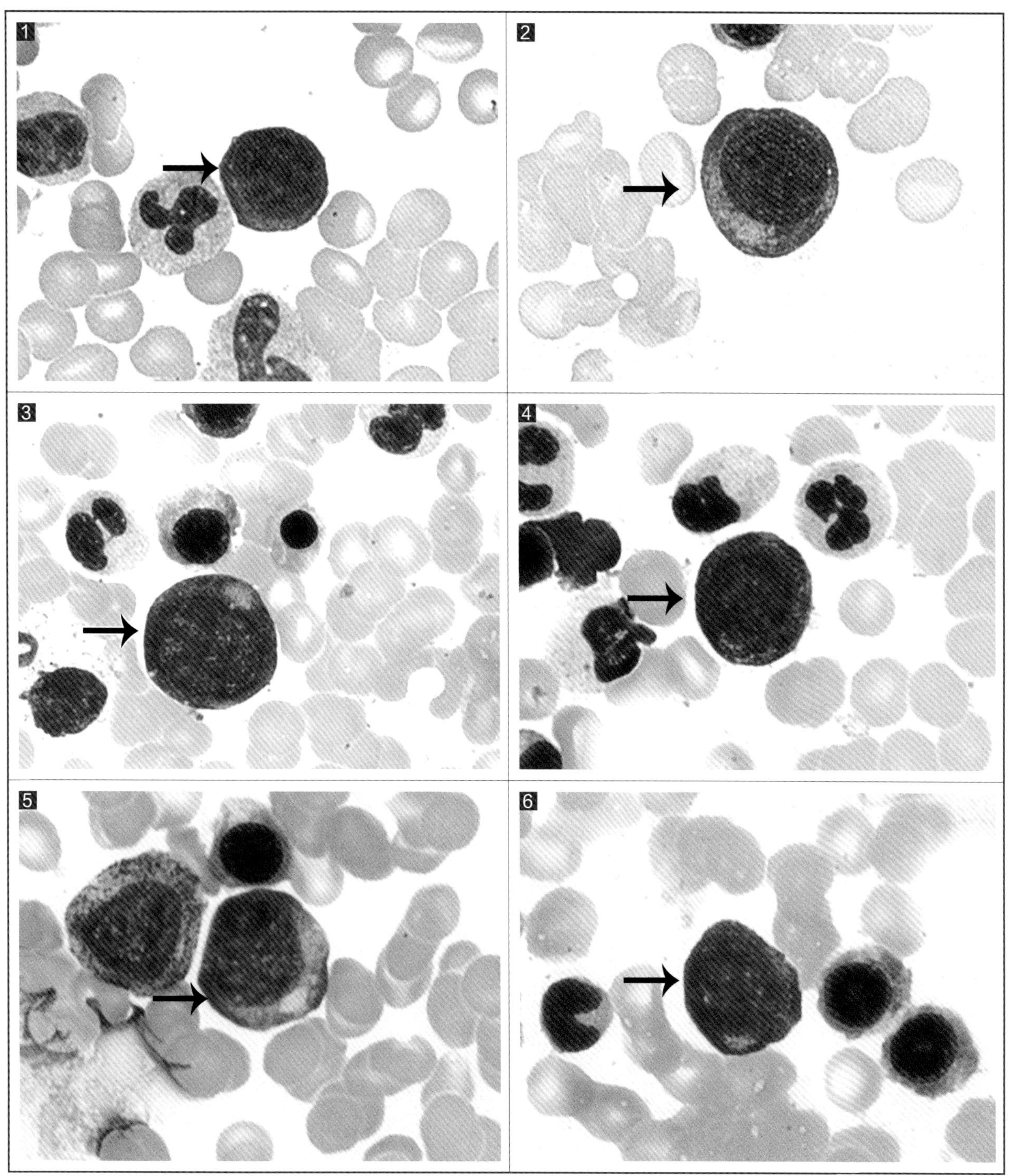

中幼红细胞的形态学特征

（1）胞体：直径 8 ~ 15μm，为正常红细胞平均直径的 1.1 ~ 2.1 倍，圆形或椭圆形。

（2）胞核：圆形且居中，核染色质浓集呈块状，副染色质明显，宛如“打碎墨砚样”，核仁完全消失。

（3）胞质：多且无颗粒，颜色呈蓝灰色、灰色或灰红色。

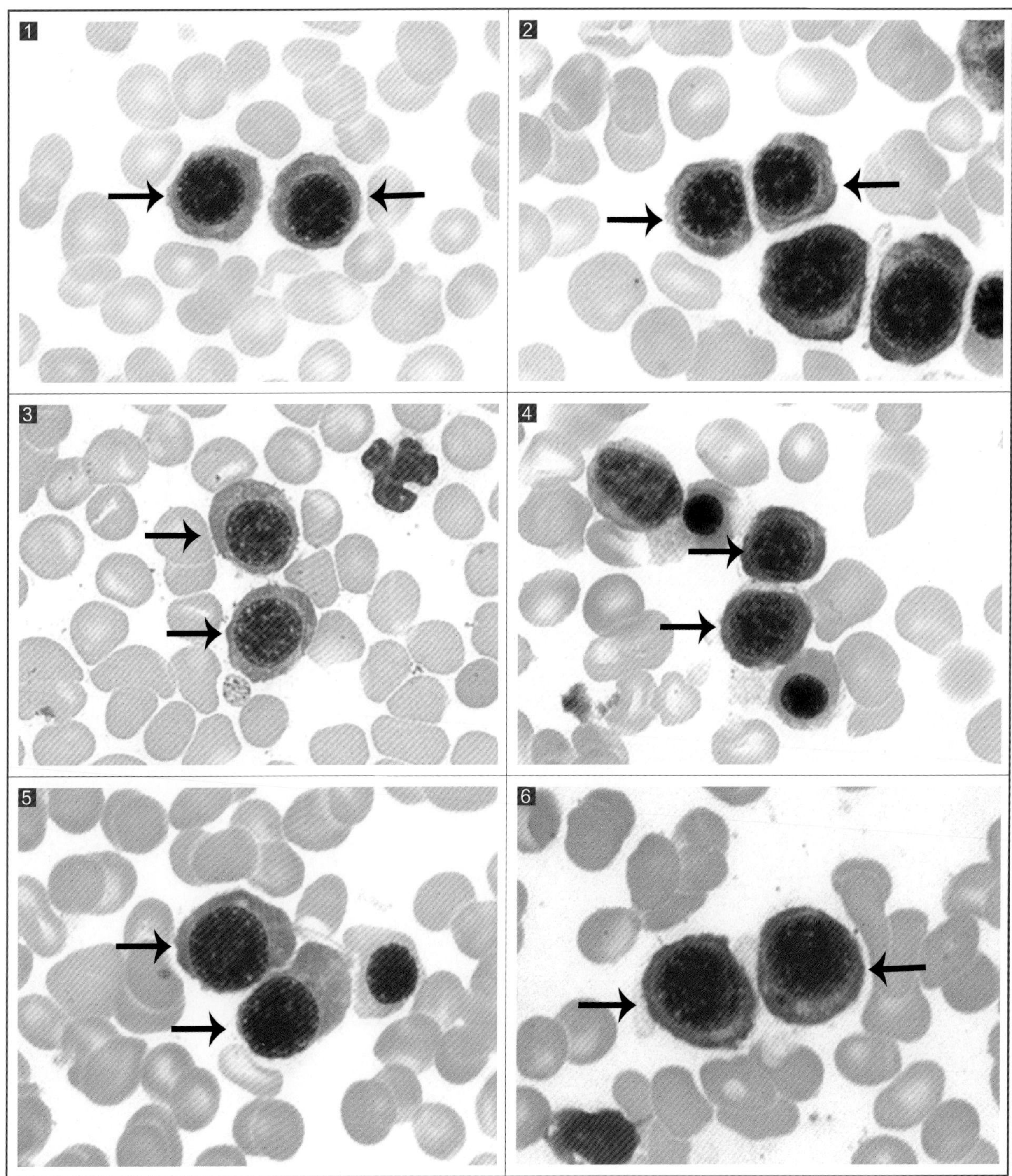

晚幼红细胞的形态学特征

(1) 胞体：直径 7 ~ 10μm，为正常红细胞平均直径的 1 ~ 1.4 倍，圆形。

(2) 胞核：圆形且位置居中或偏位，胞核占细胞的 1/2 以下，核染色质浓集，呈数个大块状或紫黑色团块状（又称“碳核”），副染色质可见或消失。

(3) 胞质：量多，颜色呈淡红色或灰红色，趋向于成熟红细胞，胞质内无颗粒。

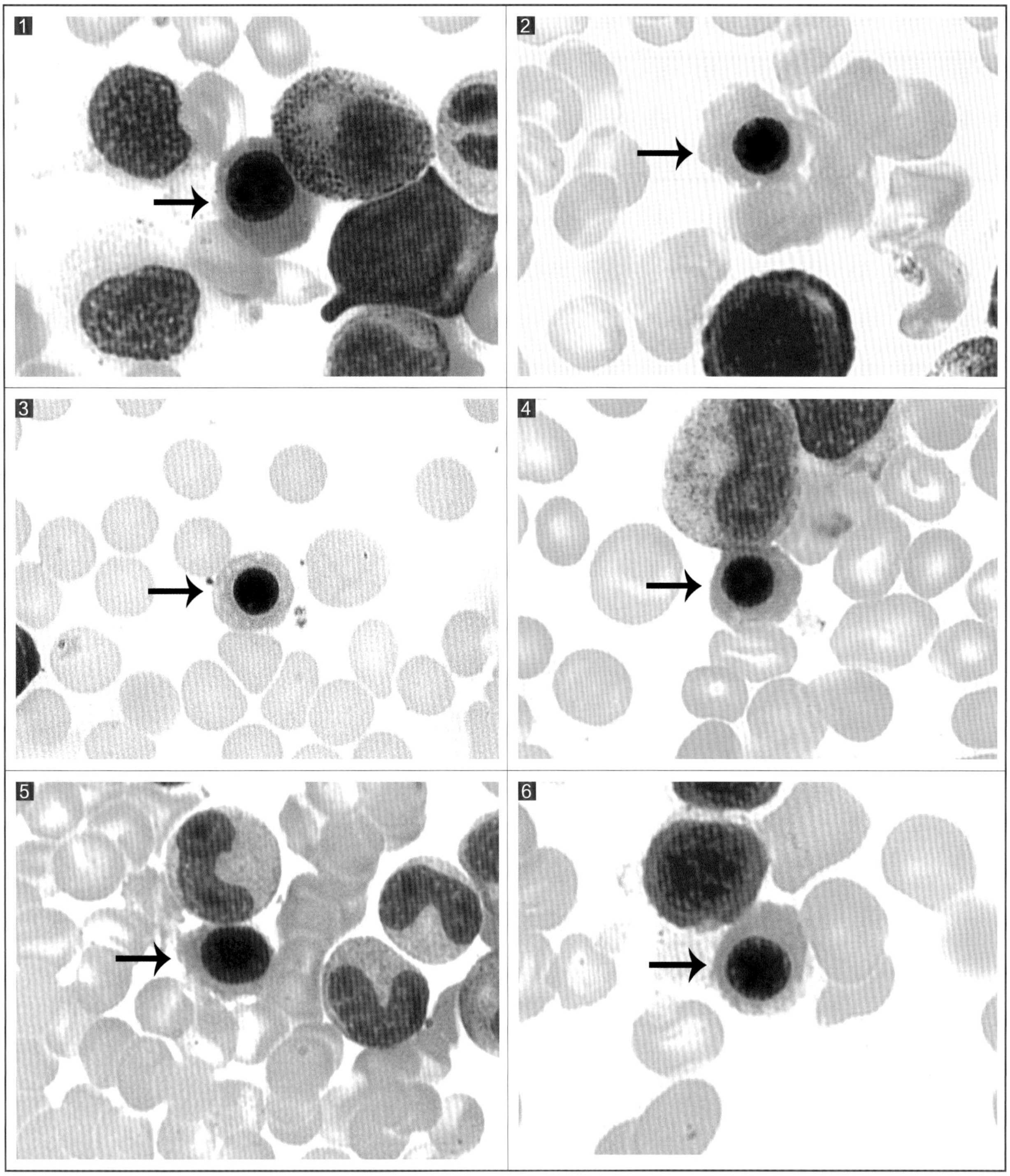

网织红细胞的形态学特征

网织红细胞是晚幼红细胞到成熟红细胞之间的未成熟红细胞。胞体直径 8 ~ 9μm，比成熟红细胞大，无细胞核，胞质内残留核糖核酸。经煌焦油蓝活体染色后，按胞质内蓝绿色网织状沉淀物的多少可分为：丝球型（↑）、网型（↑）、破网型（↑）和点粒型（↑）。增多见于大出血、慢性失血、溶血性贫血等，减少见于再生障碍性贫血。下图为双核的网织红细胞（↑）。

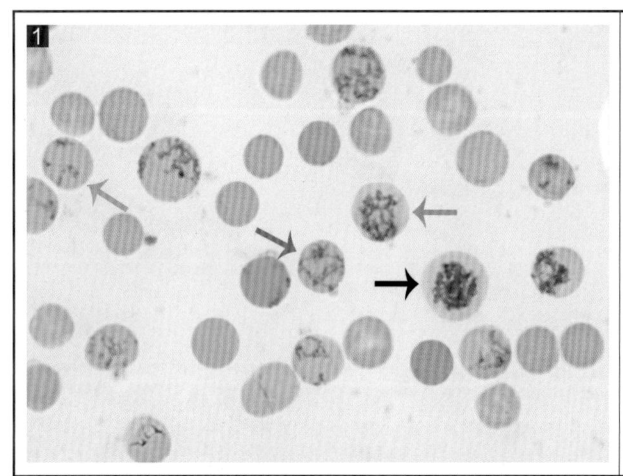

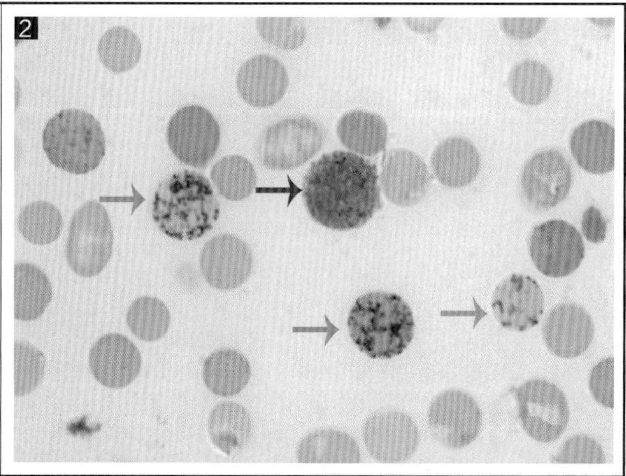

（该图片引自吴晓芝老师的《血液病诊断与鉴别诊断图谱》）

成熟红细胞的形态学特征

正常成熟红细胞的大小基本一致，平均直径 7.2μm，立体结构呈双凹圆盘状，无细胞核，胞质颜色呈淡红色或灰红色，中央部分可见淡染区，约占整个红细胞的 1/3。

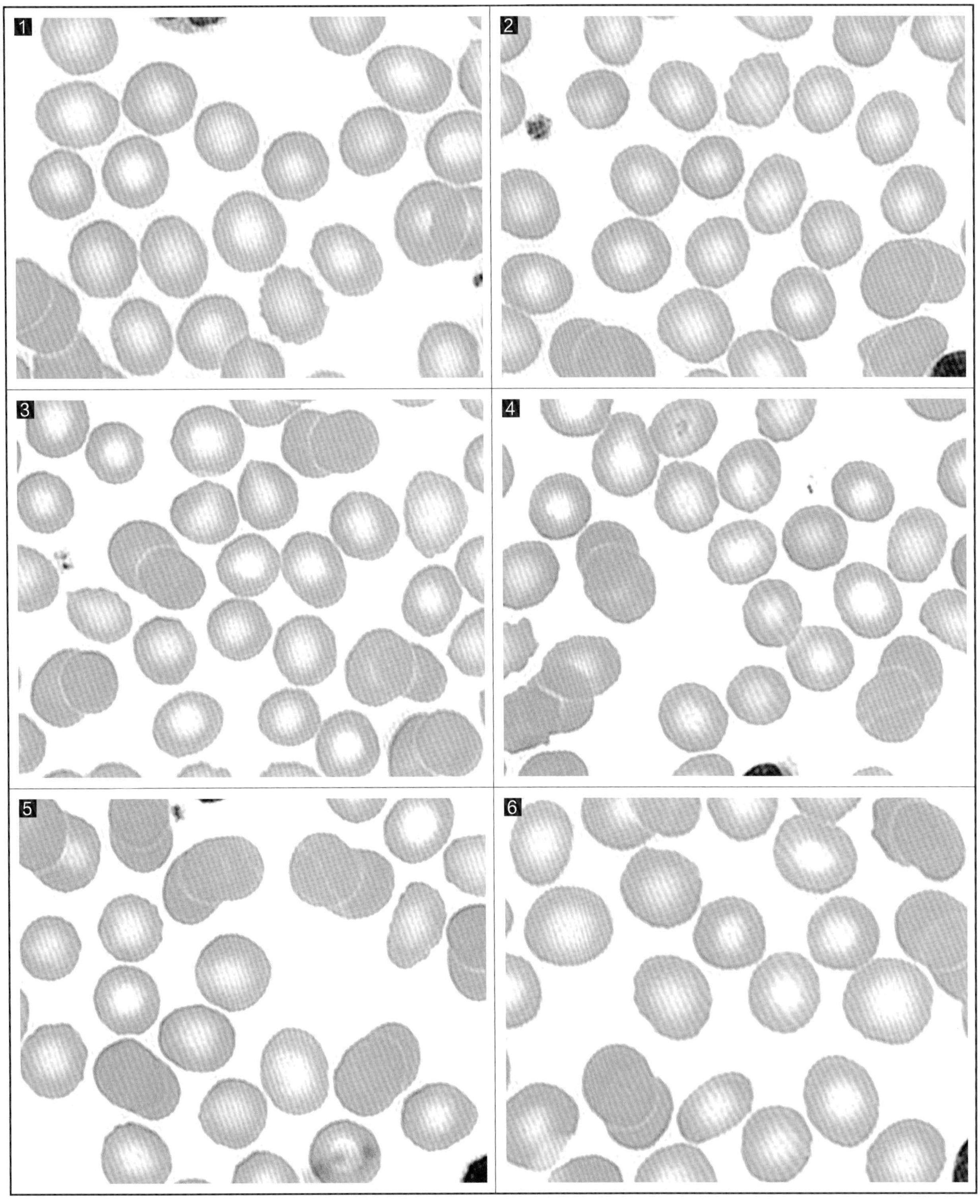

第二节　红细胞系统的异常形态学特征

本节主要介绍有核红细胞和成熟红细胞的异常形态学特征。有核红细胞的异常形态主要表现在细胞核的数量异常，奇数核的异常程度要高于偶数核；细胞核的形状异常，如核分叶、核出芽、核间桥等；胞质异常，如胞质内出现空泡、豪焦小体等。成熟红细胞的异常形态主要表现在大小异常、形状异常、血红蛋白异常、排列异常、结构异常等方面。

一、有核红细胞的异常形态学特征

双核红细胞的形态学特征

胞体偏大，椭圆形或类圆形，有两个大小一致的细胞核，相对分布，胞质丰富。可根据核染色质的细致疏松程度、胞质的颜色辨别有核红细胞的成熟阶段。下列图片为双核早幼红细胞（↑）、双核中幼红细胞（↑）、双核晚幼红细胞（↑）。

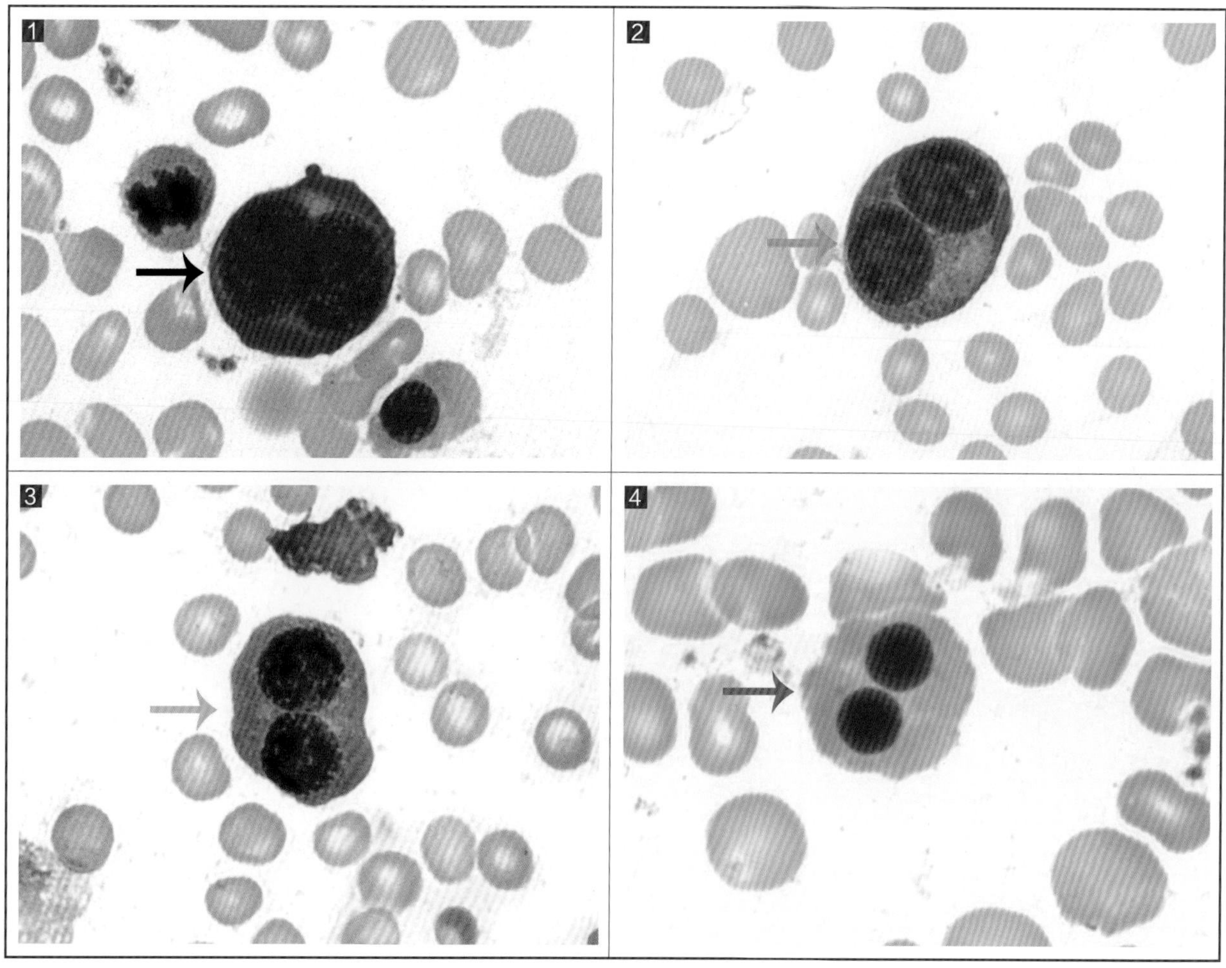

三核红细胞的形态学特征

胞体大，椭圆形、类圆形或不规则形，有 3 个细胞核，胞质丰富，常见于恶性血液系统疾病。

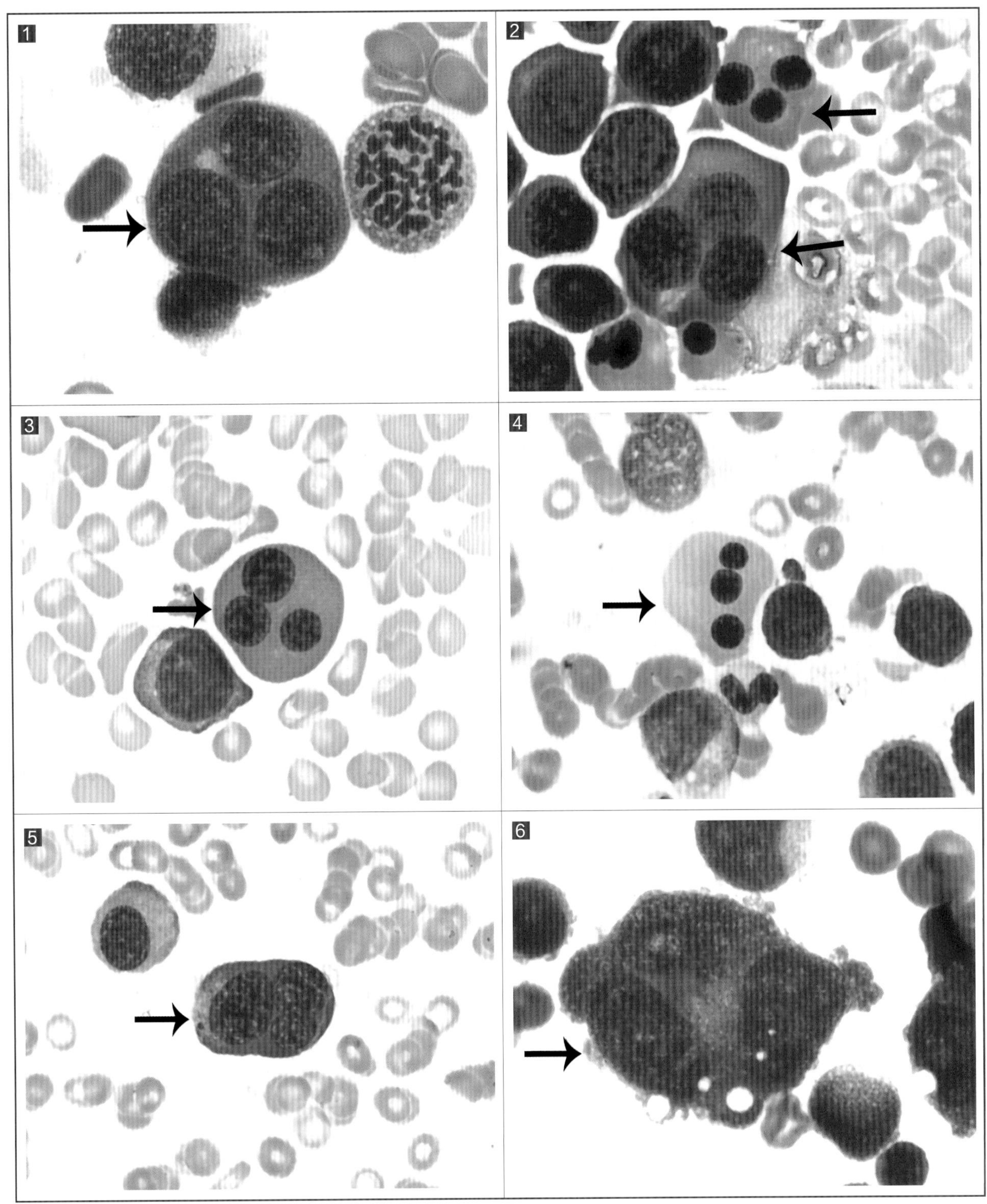

多核红细胞的形态学特征

胞体大，椭圆形或不规则形，有多个细胞核，胞质丰富，可伴有核质发育不平衡、巨幼样变等其他异常形态学改变。常见于骨髓增生异常综合征、急性白血病（M6）、化疗后等。

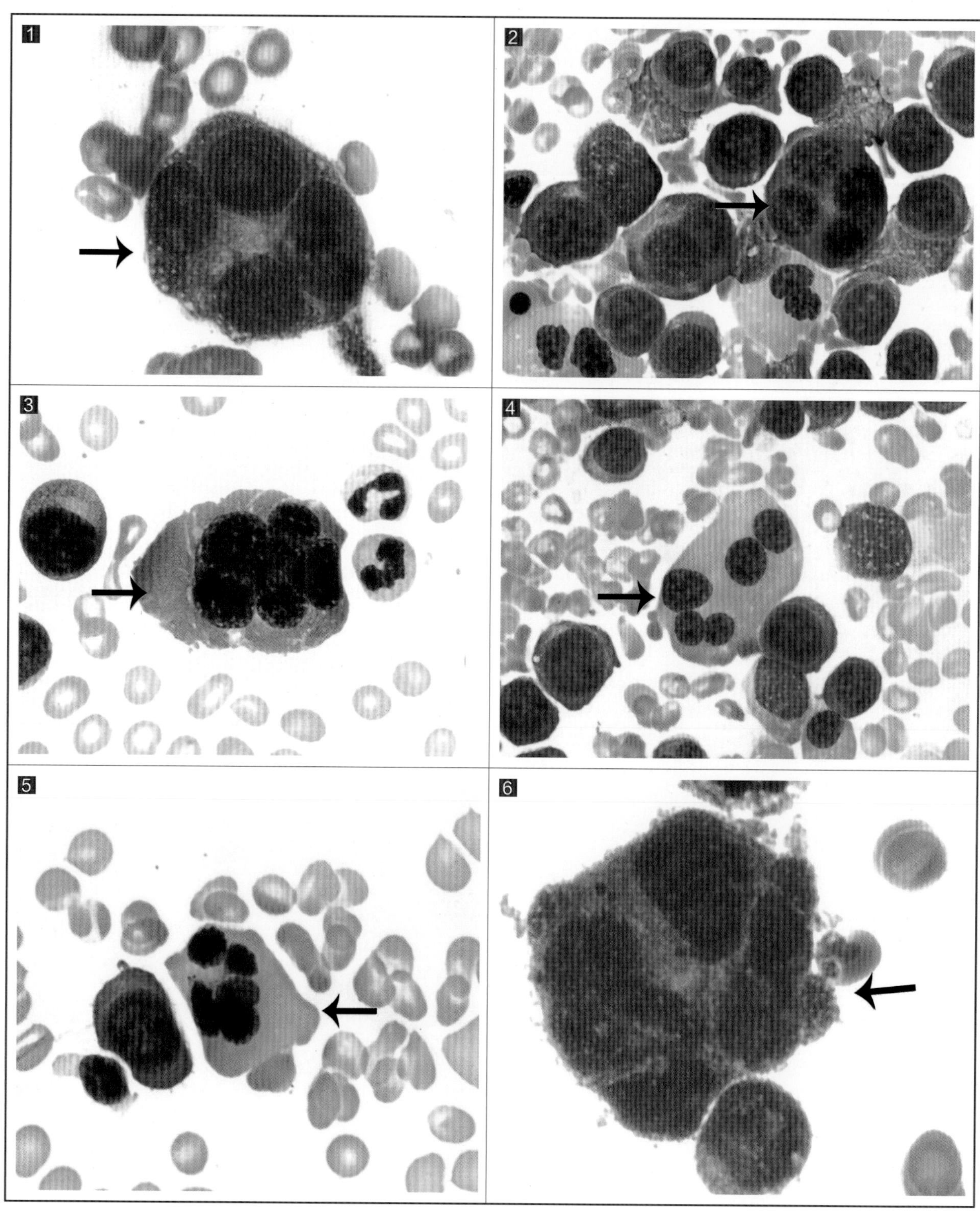

巨幼变和巨幼样变红细胞的形态学特征

巨幼变与巨幼样变在形态上难以区分。巨幼变多与机体缺乏叶酸、维生素 B_{12} 有关，常见于巨幼细胞性贫血；巨幼样变常见于骨髓增生异常综合征、急性白血病、化疗后等。形态学特征如下：

(1) 胞体：比正常同阶段的有核红细胞大。

(2) 胞核：1 个或多个，核染色质比正常同阶段的有核红细胞更为细致疏松。在晚幼红细胞阶段，胞核可出现聚集或舒张两种形态。

(3) 胞质：丰富，可见明显的核质发育不平衡，呈“核幼质老”现象。

下图为巨幼样变原始红细胞（↑）、巨幼样变早幼红细胞（↑）、巨幼样变中幼红细胞（↑）、巨幼样变晚幼红细胞（↑）、巨原始红细胞（↑）、巨早幼红细胞（↑）、巨中幼红细胞（↑）、巨晚幼红细胞（↑）。

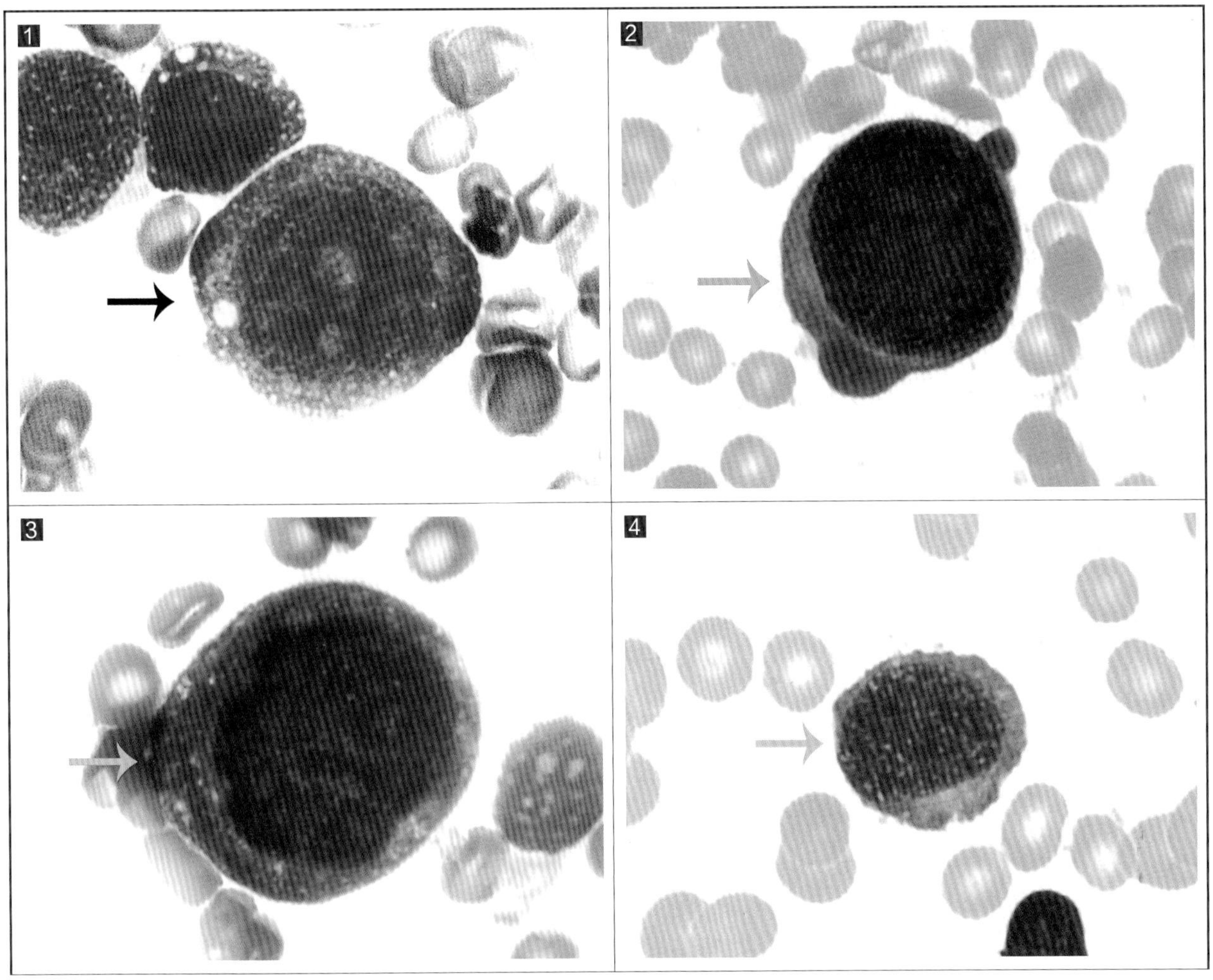

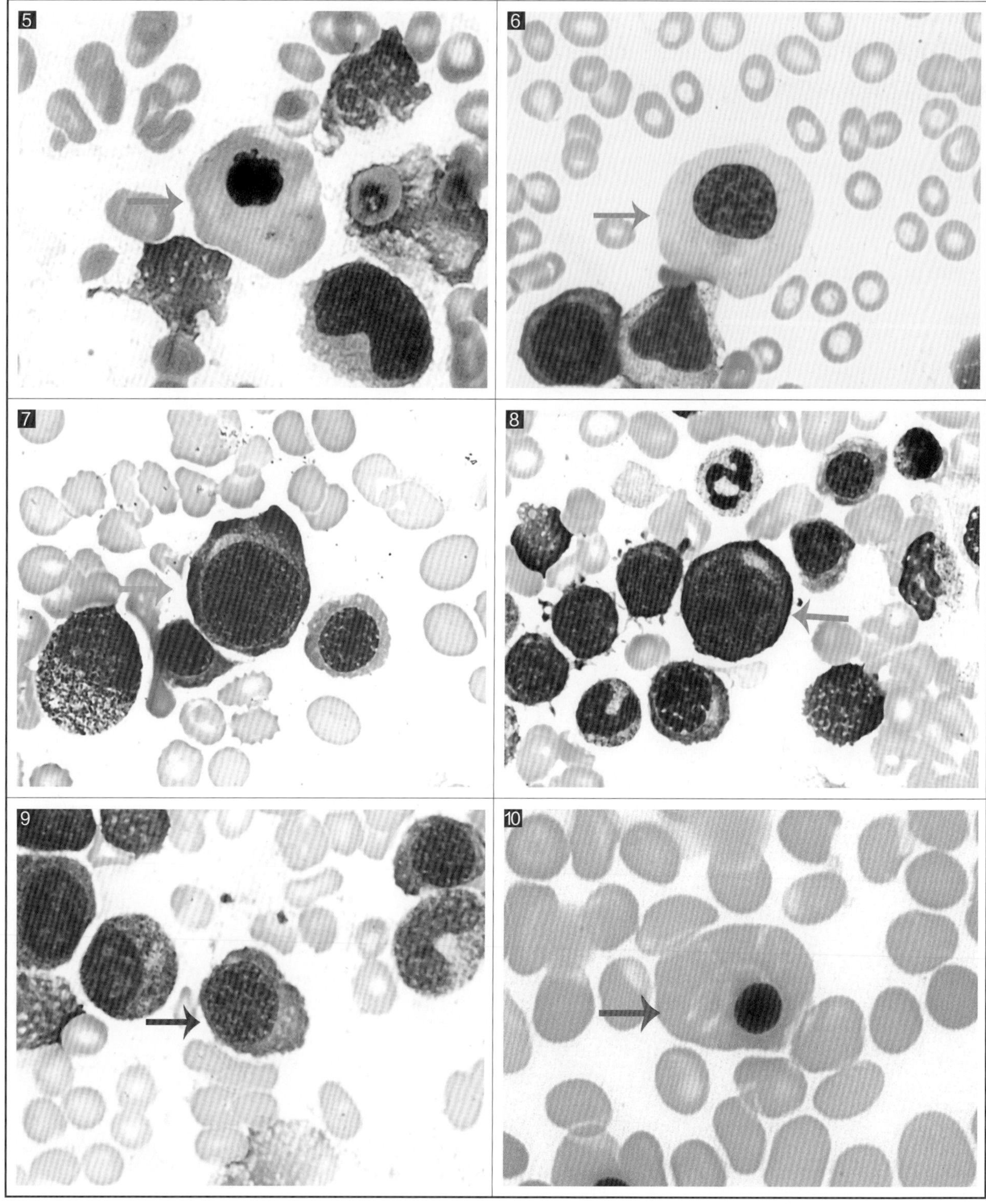
5
6
7
8
9
10

核出芽、核分叶的形态学特征

核出芽和核分叶均属于细胞核发育的异常形态，常见于中幼红细胞和晚幼红细胞。细胞核与新萌发的核之间由粗蒂相连的是核出芽，由细丝相连的是核分叶。常见于巨幼细胞性贫血、急性白血病、骨髓增生异常综合征等。下图为核出芽（↑）和核分叶（↑）。

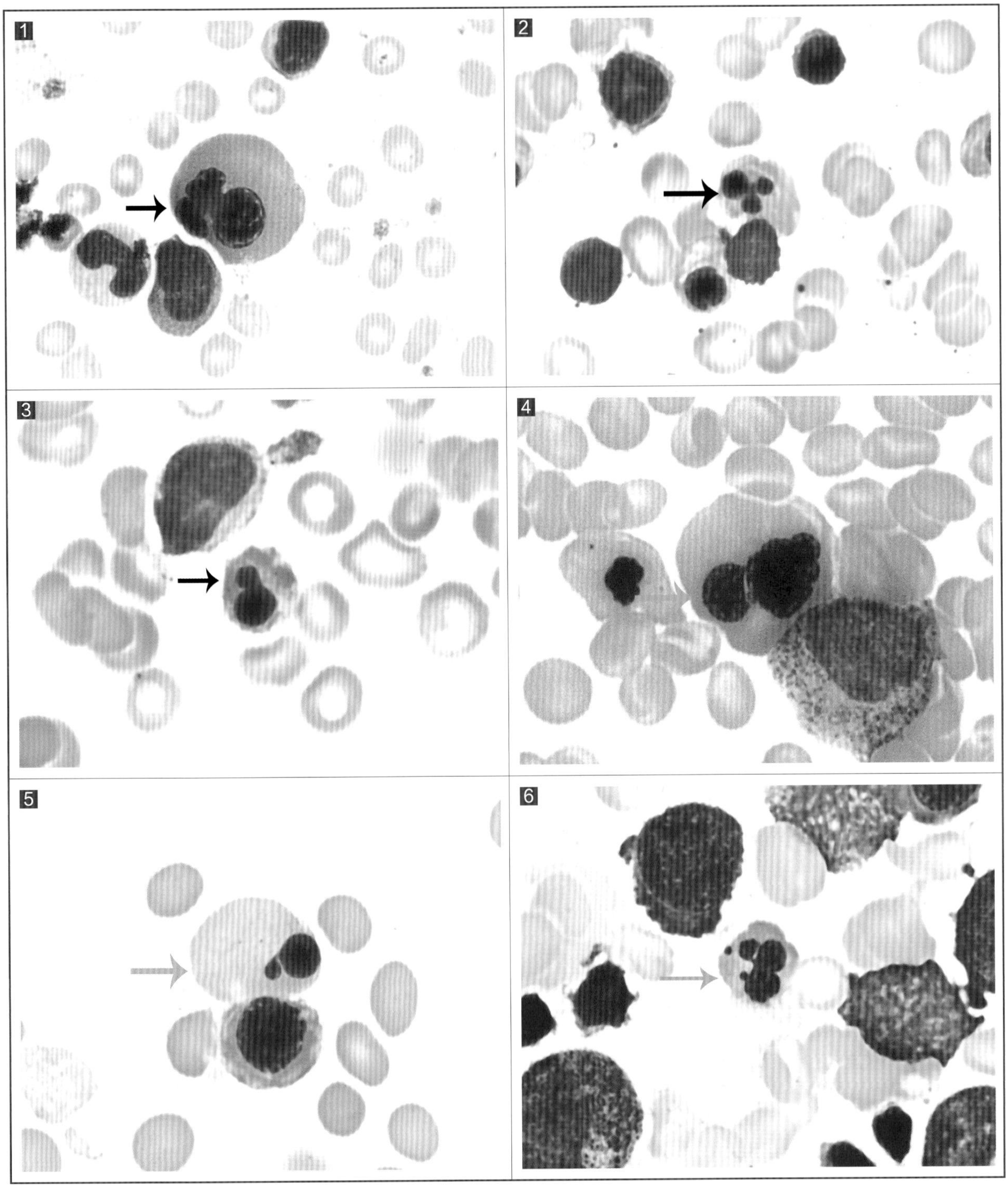

1 2 3 4 5 6

花瓣核的形态学特征

有核红细胞的细胞核发育异常的一种形态，也是核碎裂的一种表现。核形态如同花瓣，常见于骨髓增生异常综合征、巨幼细胞性贫血、急性白血病、溶血性贫血等。

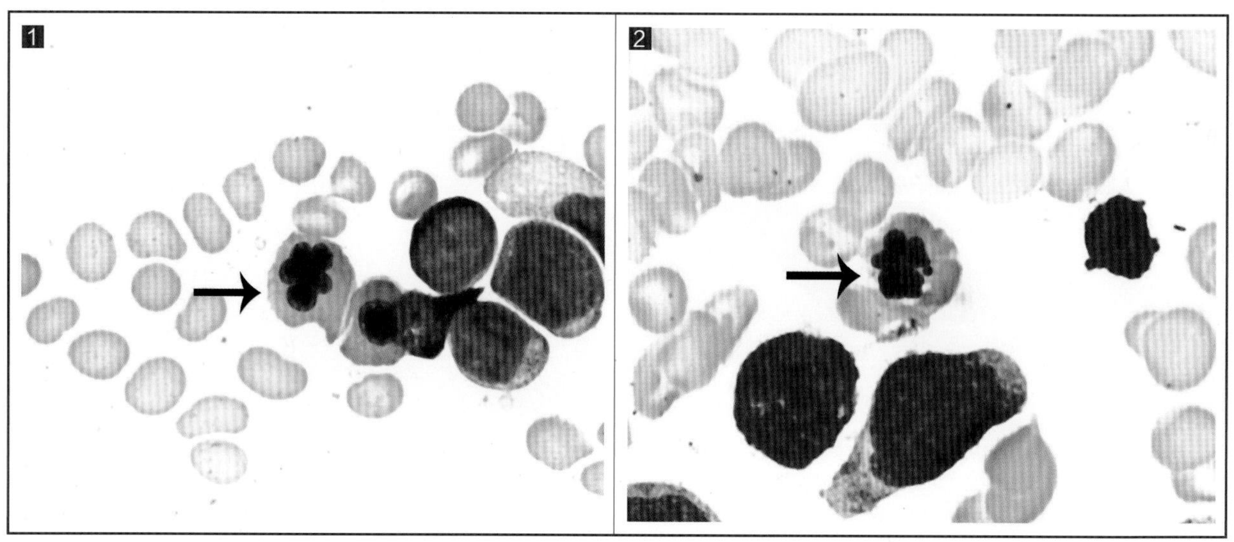

核碎裂的形态学特征

细胞核的核膜破碎，崩裂出部分细胞核结构，分散于胞质内。常见于骨髓增生异常综合征、急性白血病、溶血性贫血、巨幼细胞性贫血、化疗后等。

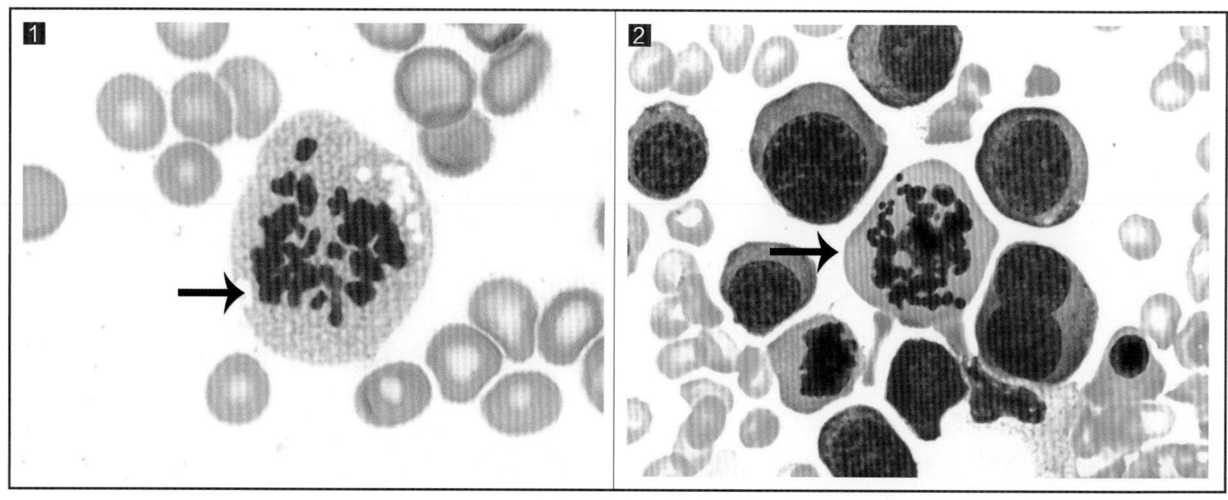

子母核的形态学特征

两个细胞核大小不同，相对分布，又称大小核。可见于有核红细胞的各发育阶段。常见于骨髓增生异常综合征、急性白血病、化疗后等。

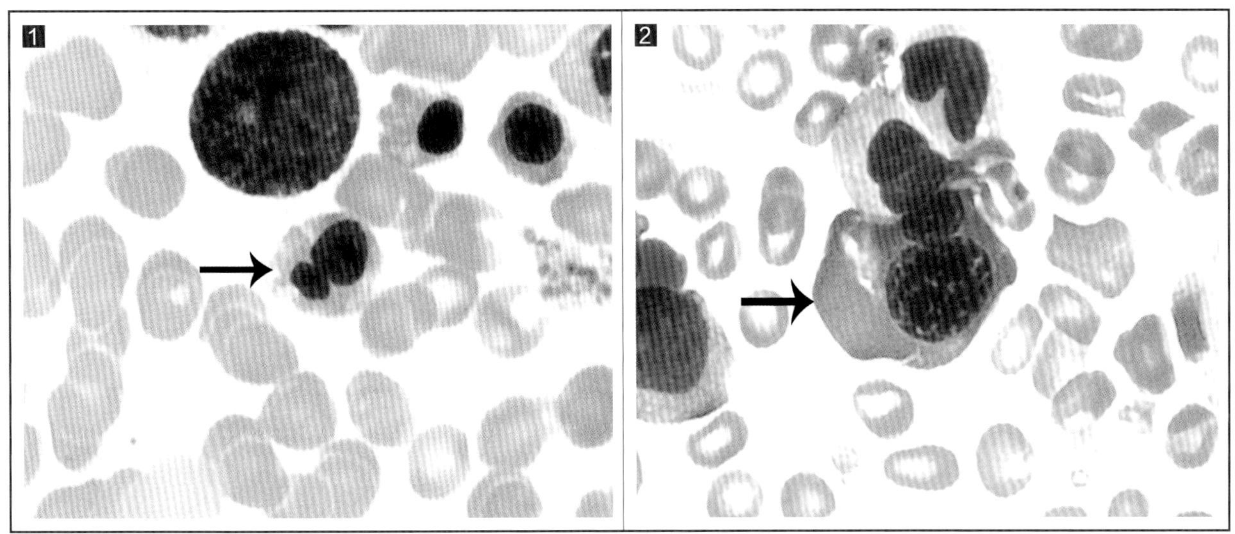

核间桥、胞间桥的形态学特征

正常有核红细胞胞核之间是分开独立存在的，当红细胞发育异常时，细胞核之间由一个类似“桥梁”的结构相连，称为核间桥。常见于骨髓增生异常综合征、急性白血病等。胞间桥是胞质之间相连，细胞核是分开的，属于正常形态，常见于分裂末期。下图为核间桥（↑）和一对双核红细胞的胞间桥（↑）。

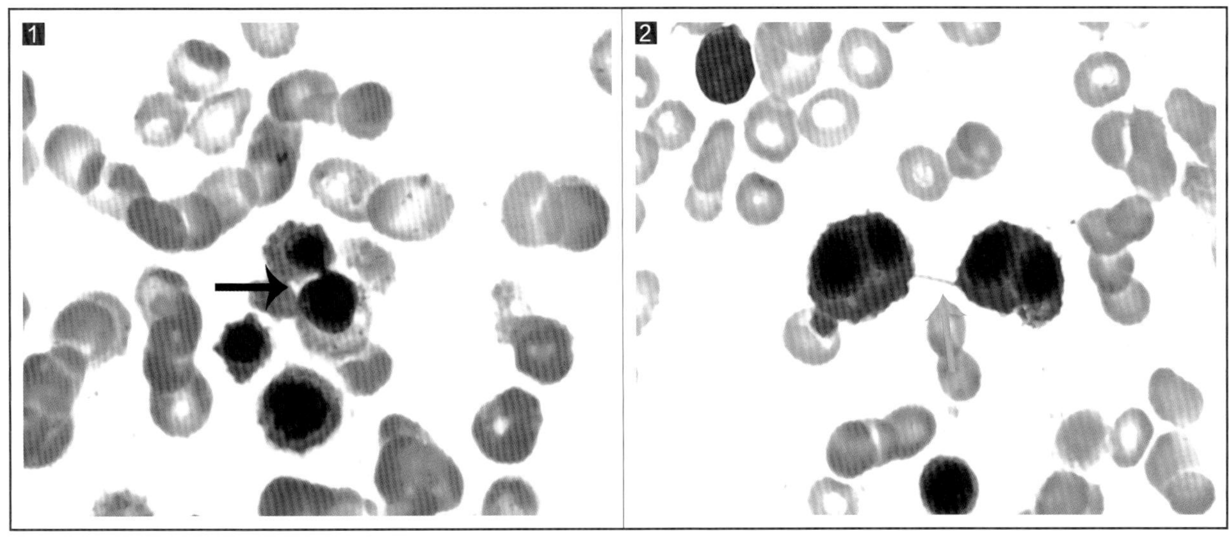

缺铁性贫血有核红细胞的形态学特征

由于机体对铁的需求超过供给，引发红细胞中血红蛋白合成障碍导致的贫血，称为缺铁性贫血。形态学上，有核红细胞发育的各阶段会出现胞质发育落后于胞核的现象，称为“核老质幼”。例如：晚幼红细胞的胞体较小，胞核固缩为“碳核”，胞质量少，颜色偏蓝，细胞边缘不整齐，如同“破布样”。

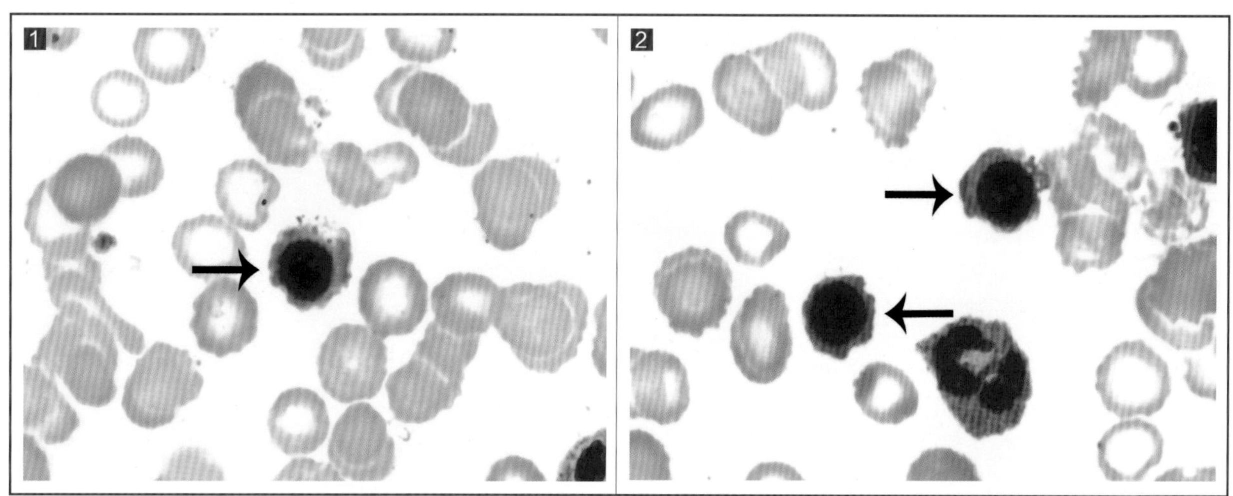

有核红细胞空泡变性的形态学特征

有核红细胞的胞核或胞质内出现大小不等、成堆或散在分布的空泡，有时会合并巨幼样变，常见于骨髓增生异常综合征、急性白血病等。

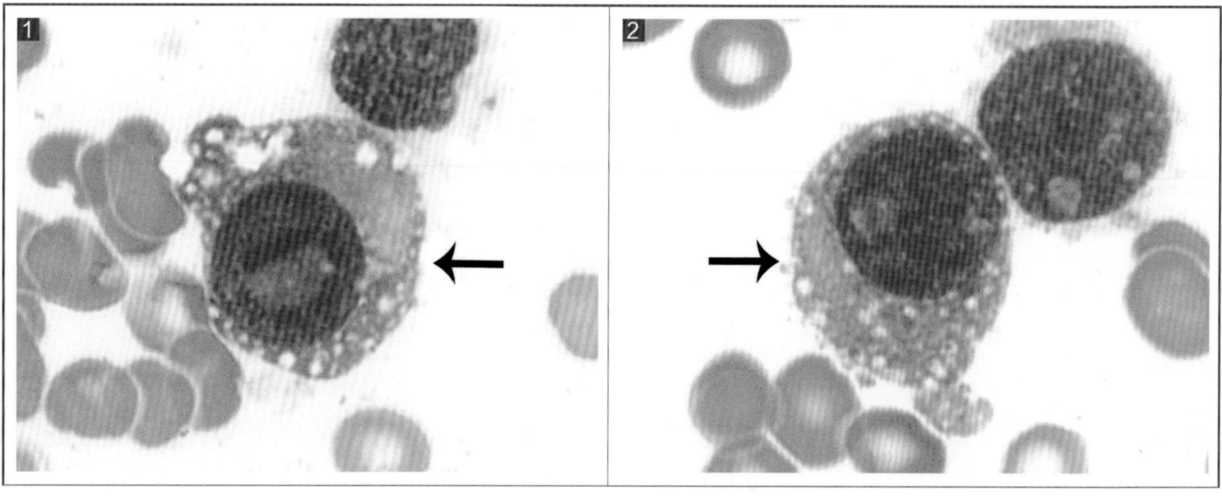

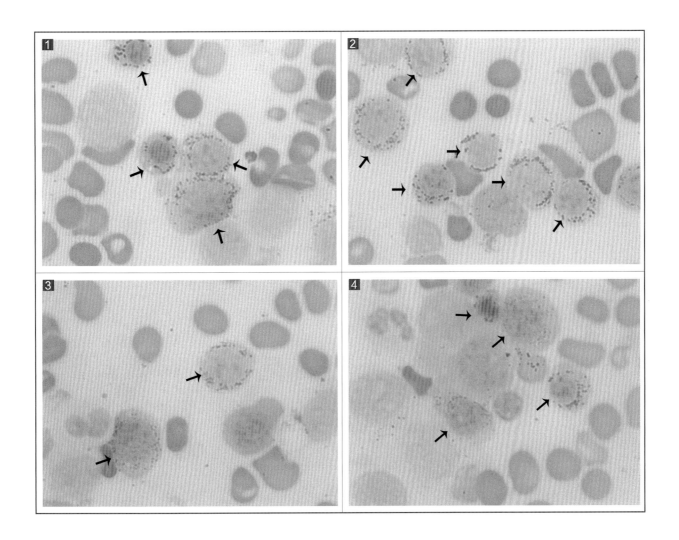

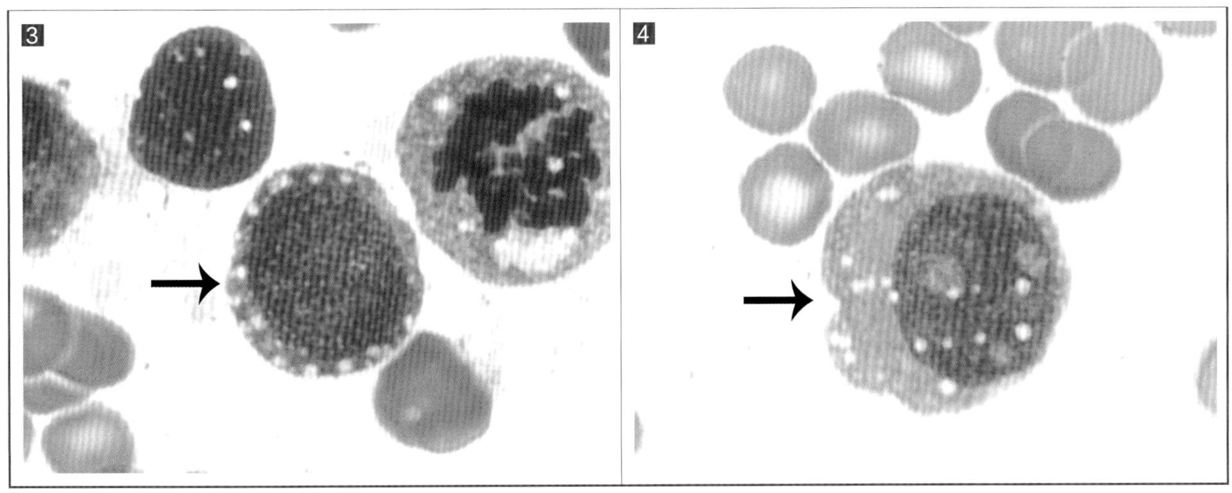

环形铁粒幼红细胞的形态学特征

经过铁染色的幼红细胞胞质内蓝色铁颗粒在 5 颗以上且绕核 1/3 以上者，称为环形铁粒幼红细胞。常见于铁粒幼红细胞性贫血、骨髓增生异常 / 骨髓增殖性肿瘤。

过碘酸－雪夫染色（PAS 染色）阳性红细胞的形态学特征

正常红细胞的胞质 PAS 染色呈阴性，当红细胞发育异常时，胞质 PAS 染色呈阳性。胞质颜色呈均匀红色，可见红色球状或块状颗粒。PAS 染色阳性常见于骨髓增生异常综合征、急性白血病（M6）等。下图为有核红细胞胞质 PAS 染色阳性（↑）和成熟红细胞胞质 PAS 染色阳性（↑）。

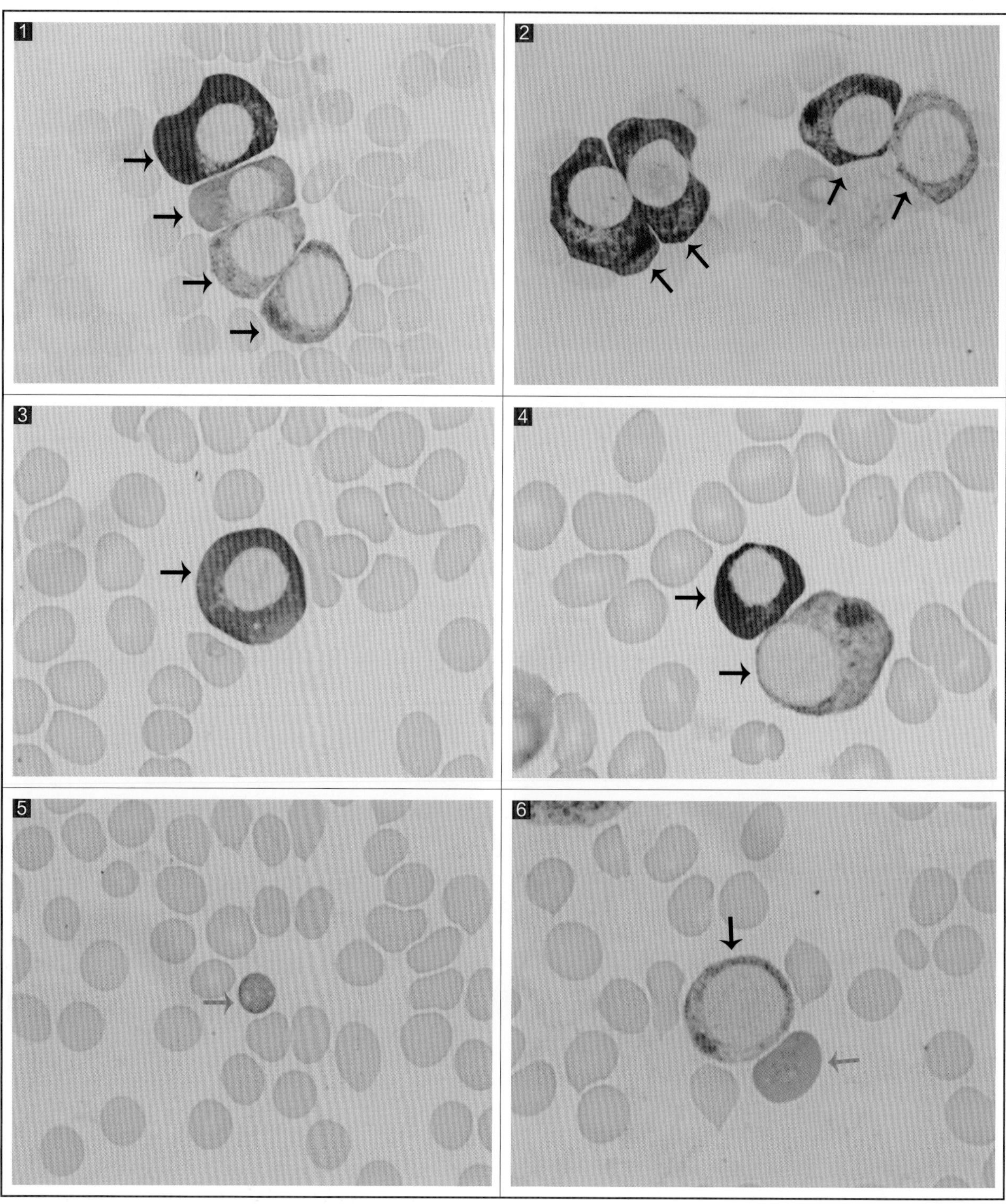

二、成熟红细胞的异常形态学特征

小红细胞的形态学特征

直径＜6μm 的红细胞，称为小红细胞。按形态可分为两类。①小细胞低色素性红细胞：红细胞中心淡染区超过胞体的 1/3，定义为中心淡染区扩大，常见于缺铁性贫血和慢性贫血。②小球形红细胞：圆球形，红细胞中心着色深，无中心淡染区，厚度常＞2μm，常见于遗传性球形红细胞增多症、自身免疫性溶血性贫血。下图为小细胞低色素性红细胞（↑）和小球形红细胞（↑）。

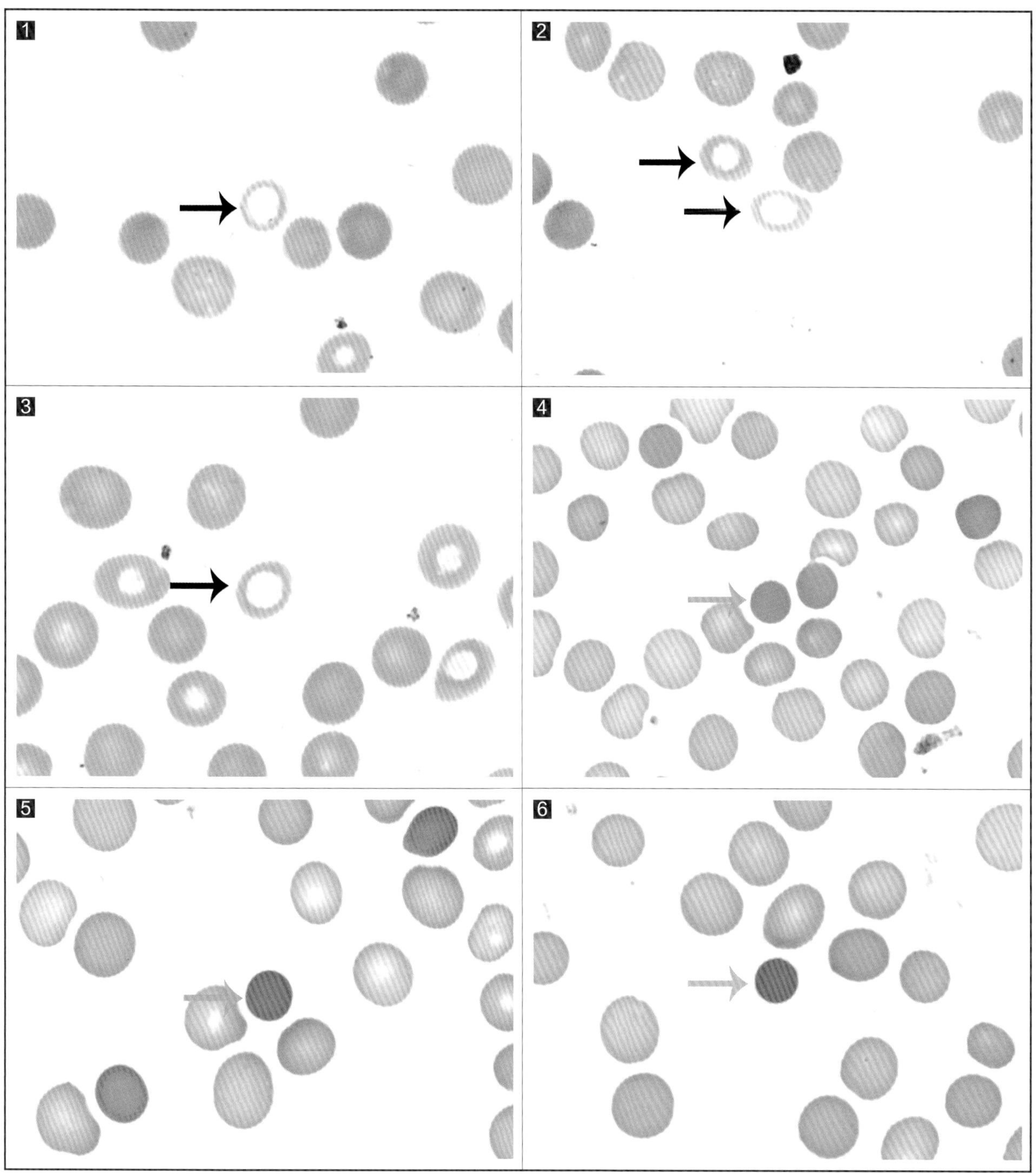

大红细胞的形态学特征

直径＞ 10μm 的红细胞，称为大红细胞。胞质有时可呈多色性，常见于巨幼细胞性贫血、骨髓增生异常综合征、溶血性贫血等。

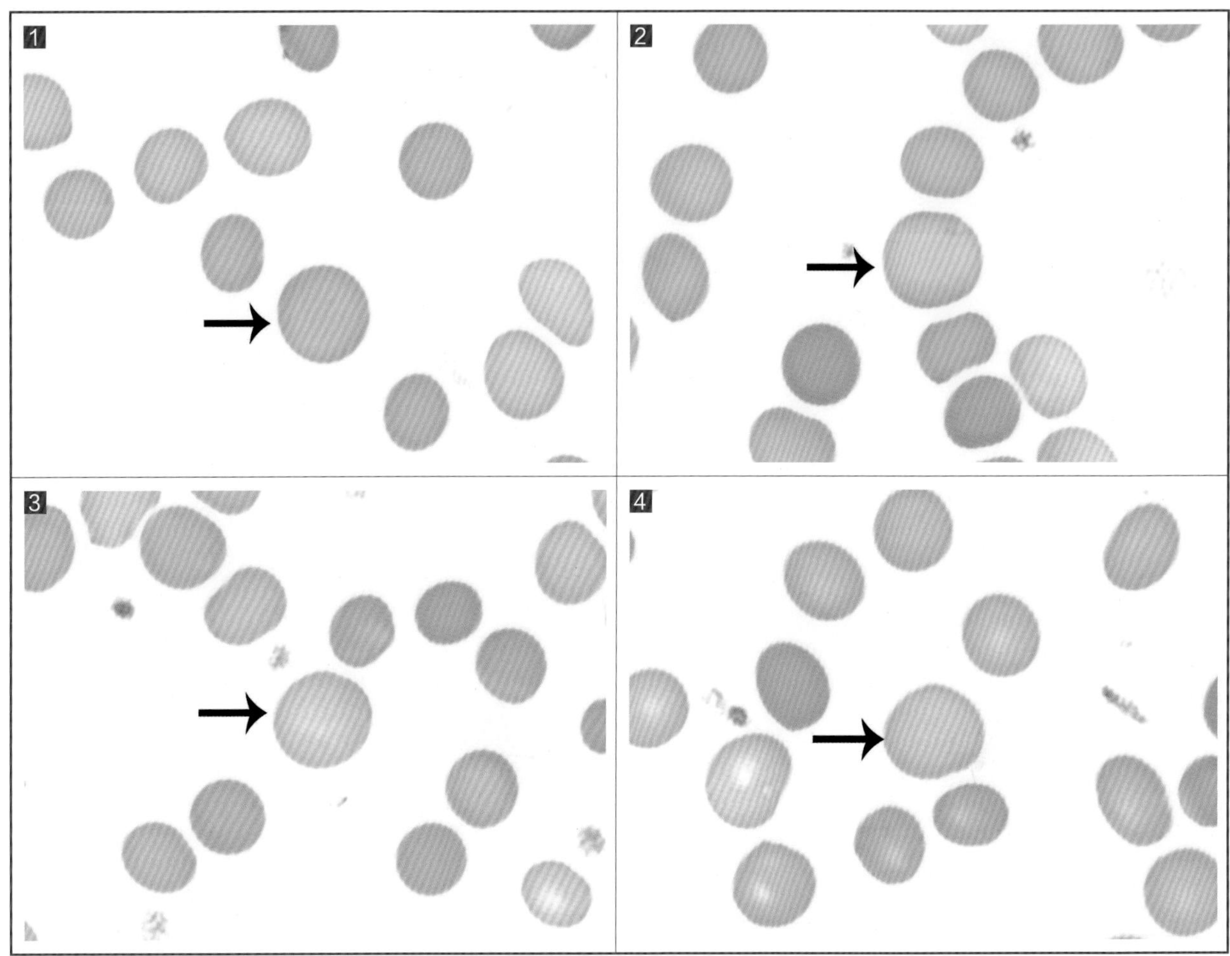

巨红细胞的形态学特征

直径＞15μm的红细胞，或直径大于正常红细胞平均直径2倍以上的红细胞，称为巨红细胞。胞质有时可呈多色性，常见于巨幼细胞性贫血、骨髓增生异常综合征、急性白血病等。

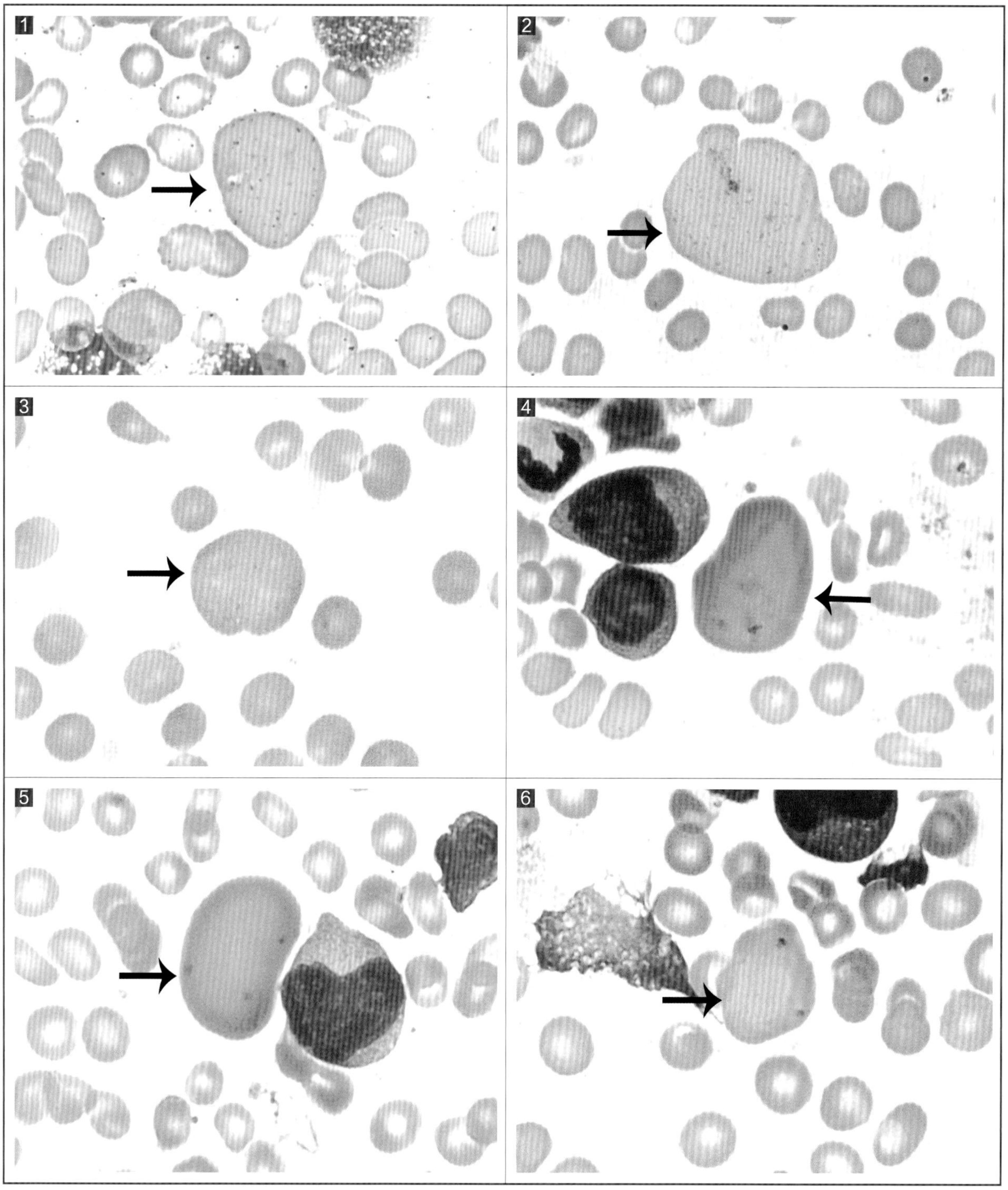

红细胞大小不均的形态学特征

红细胞大小相差悬殊，直径相差1倍以上，称为红细胞大小不均。常见于缺铁性贫血和巨幼细胞性贫血。

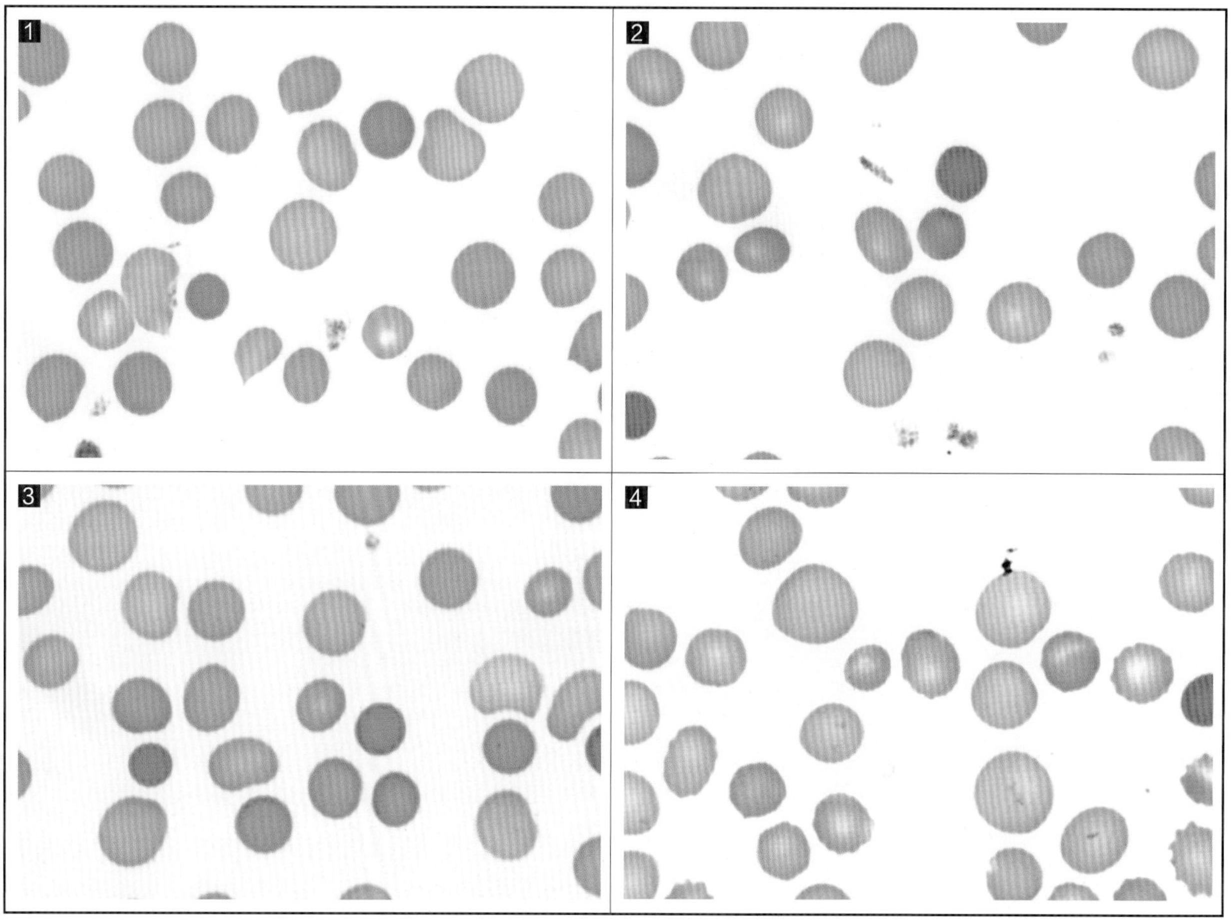

双相红细胞的形态学特征

双相红细胞是指外周血中出现两种形态明显不同的红细胞，包括大红细胞、小红细胞或正常红细胞、低色素性红细胞、正色素性红细胞或高色素性红细胞。外周血中红细胞形态呈双相性，即可见正常形态和异常形态的两类红细胞出现明显大小不均的改变，血细胞分析仪的红细胞直方图可见双峰。常见于缺铁性贫血治疗期。

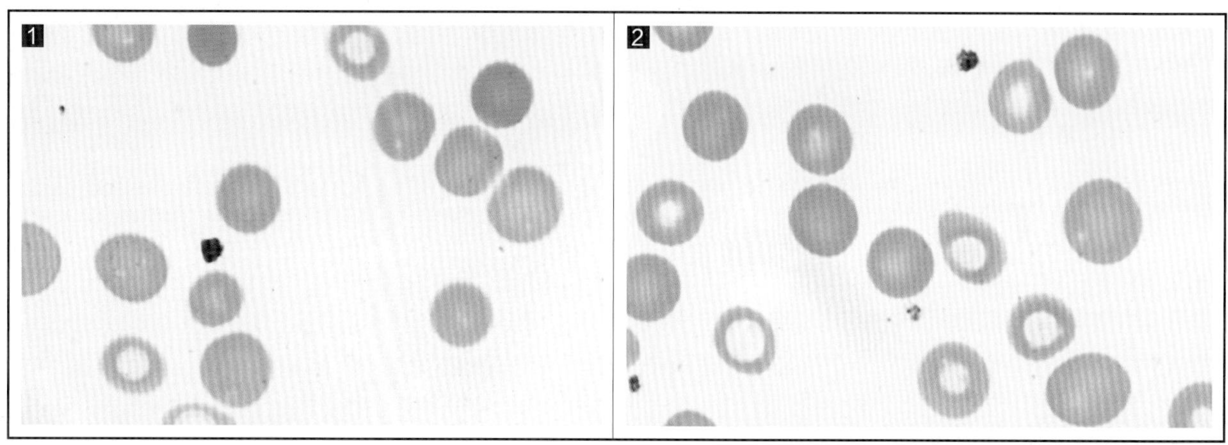

卵圆形或椭圆形红细胞的形态学特征

卵圆形红细胞呈卵圆形，长轴不超过短轴的 2 倍（↑）。椭圆形红细胞呈椭圆形、杆形、雪茄形，长轴是短轴的 3～4 倍，最大长轴可达 12.5μm，短轴为 2.5μm（↑）。正常人外周血中椭圆形红细胞比例 ≤ 1%，增多可见于遗传性椭圆形红细胞增多症、缺铁性贫血等。

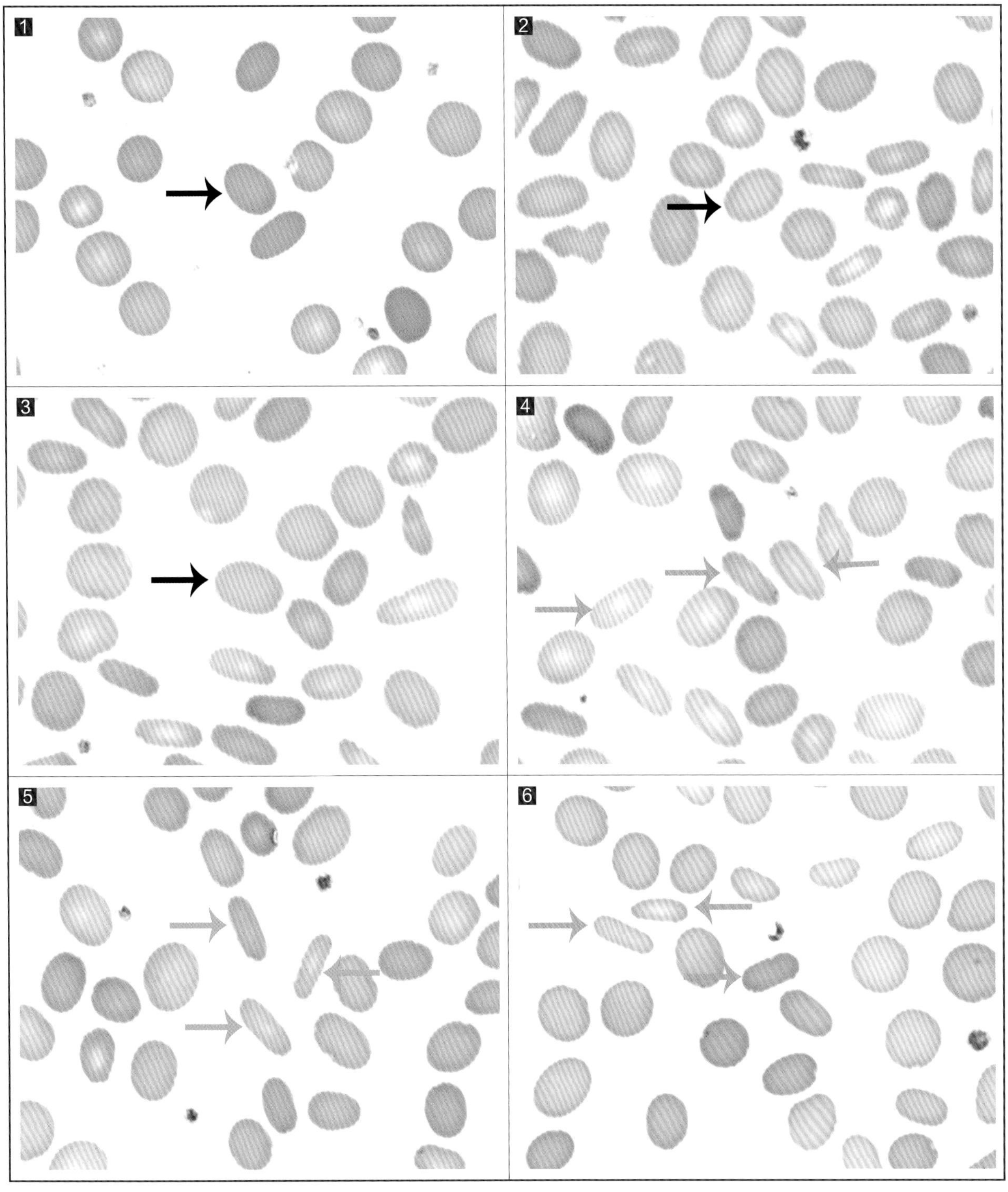

1 2 3 4 5 6

靶形红细胞的形态学特征

红细胞中心深染，外围苍白，边缘又深染，形状如同射击的靶，常见于珠蛋白生成障碍性贫血、严重的缺铁性贫血、血红蛋白病等。有时中间靶心与外圈相连，形似半岛，又称为半岛形红细胞（↑）。

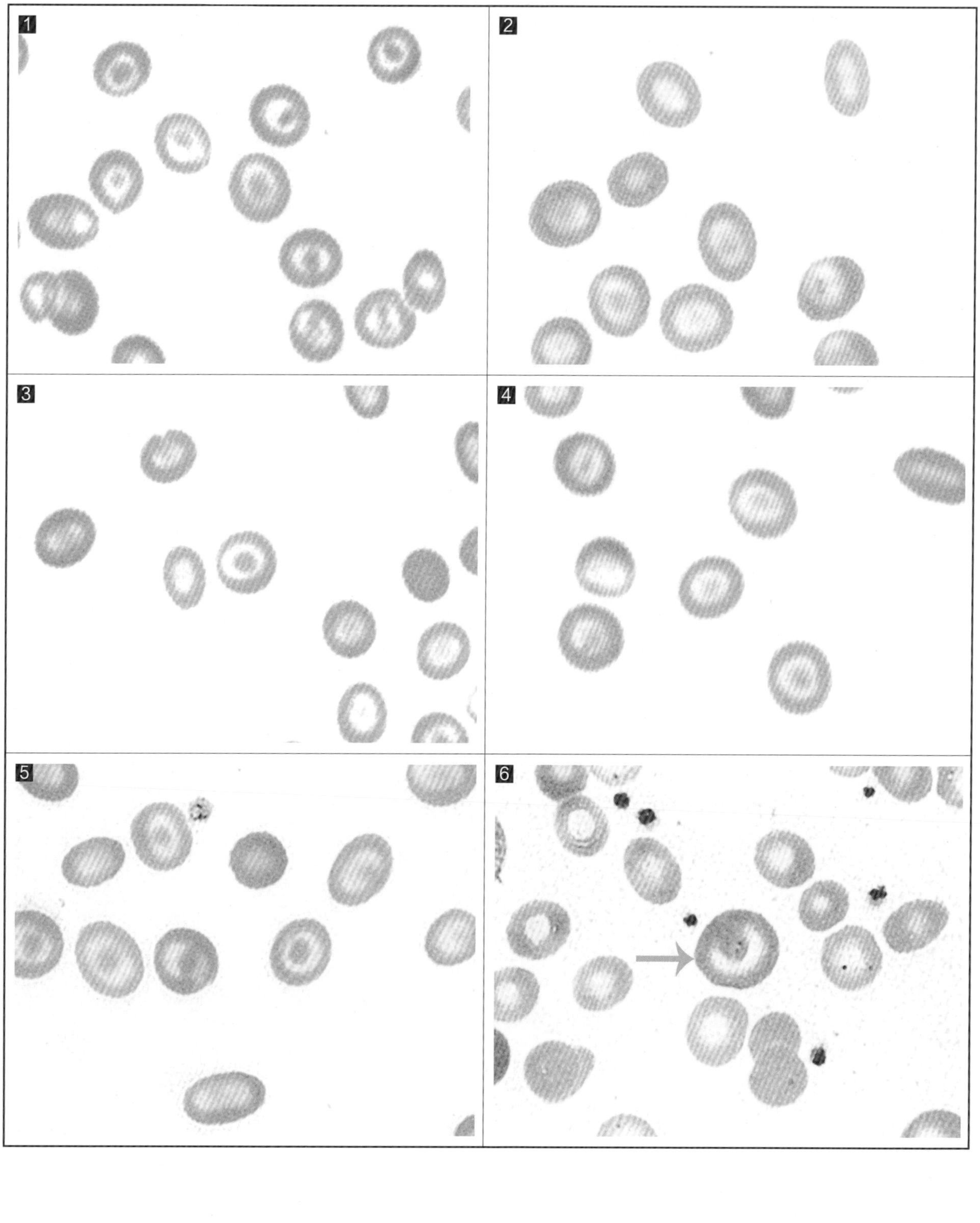

1

2

3

4

5

6

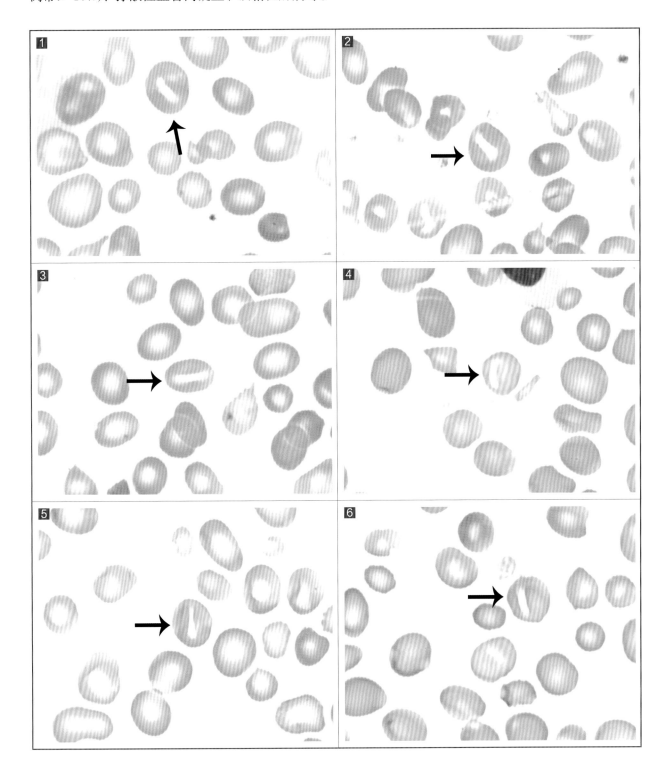

口形红细胞的形态学特征

红细胞的中央淡染区呈一条扁平状裂缝，形如微张的鱼嘴，常见于遗传性口形红细胞增多症（比例常＞10%）、弥散性血管内凝血、酒精性肝病等。

镰刀形红细胞的形态学特征

红细胞的形状呈镰刀形、线条状，或L、S、V形等，红细胞内存在异常血红蛋白S。常见于镰刀形细胞贫血病。

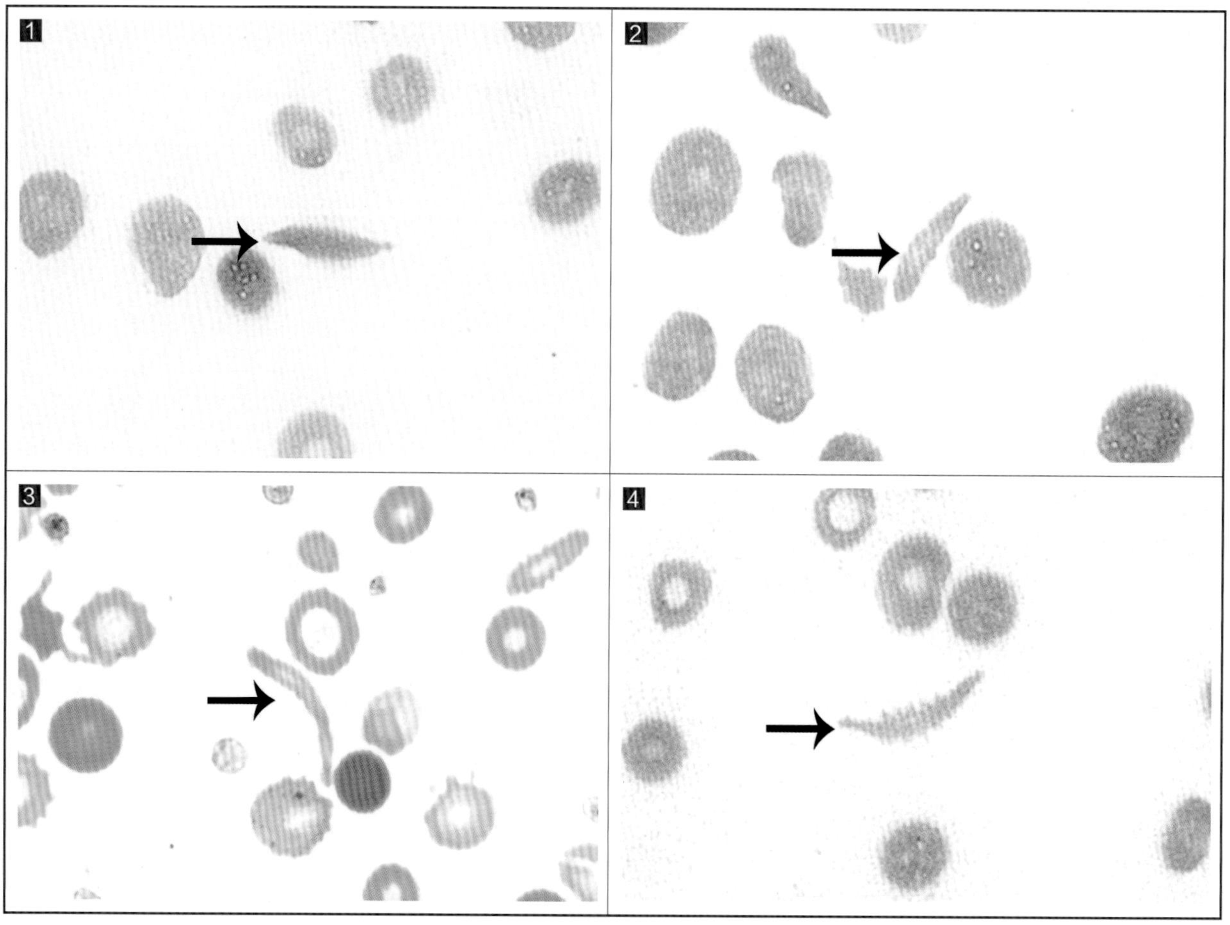

泡细胞的形态学特征

红细胞内血红蛋白浓缩为红细胞的一半，形成致密浓块，剩余的另一半形成空腔，常见于氧化溶血、G6PD缺乏症。

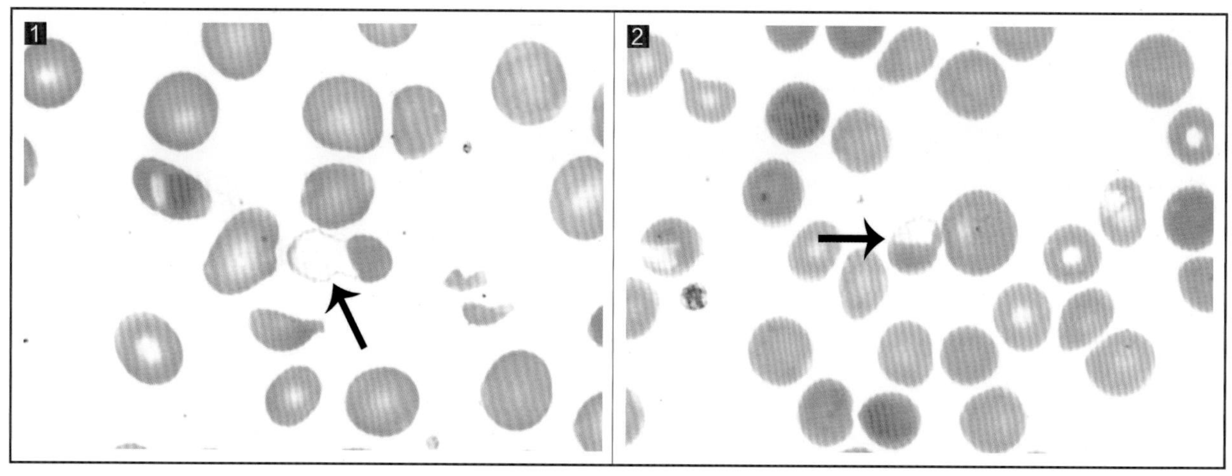

棘形红细胞的形态学特征

红细胞边缘有 3 ~ 12 个长短、粗细、形状不同的不规则针状体样突起，有些突起的尾端略圆。常见于棘形红细胞增多症、脾切除、肝病。

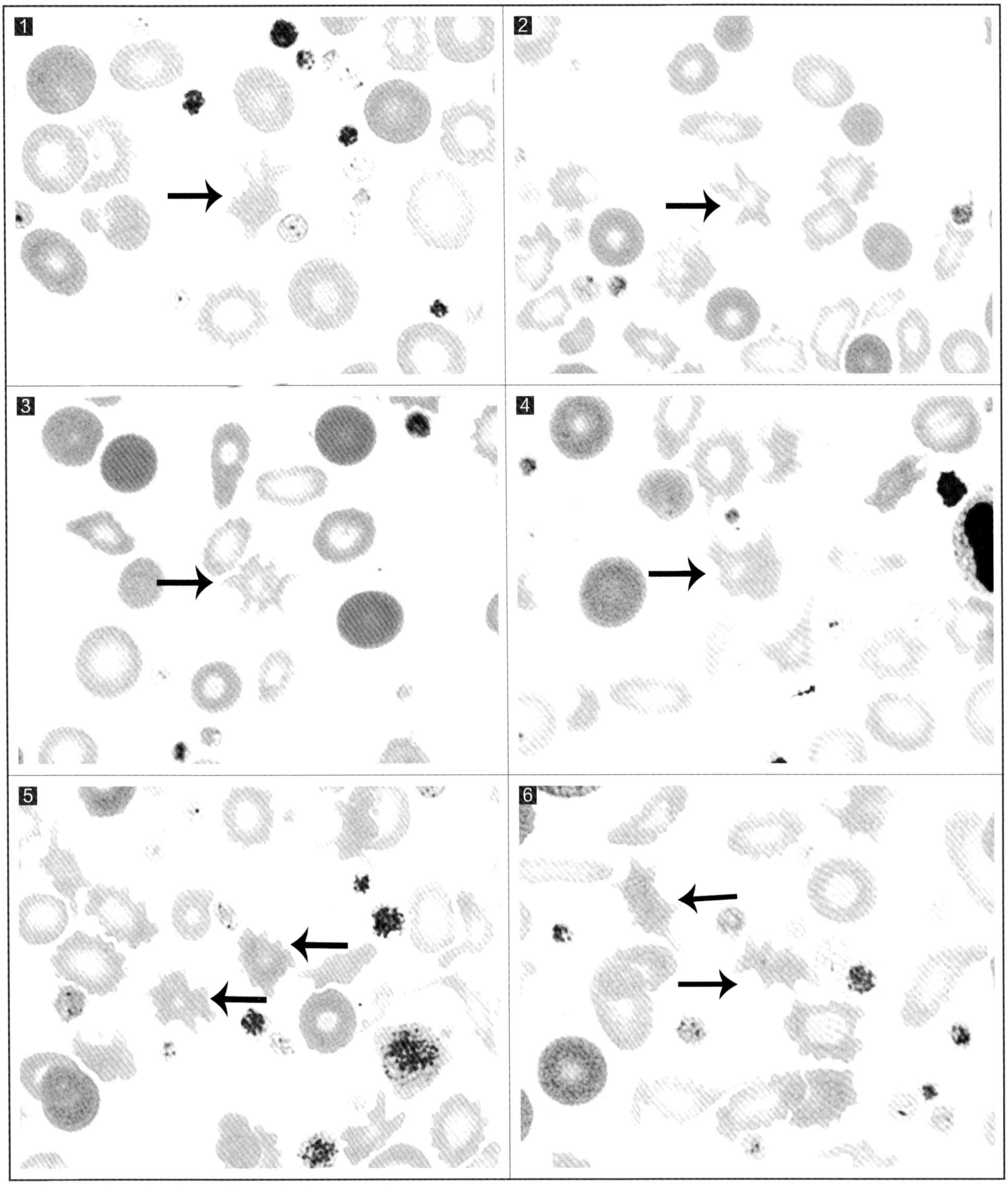

皱缩红细胞的形态学特征

红细胞表面呈皱缩状，有 10～30 个分布均匀、排列紧密、长短接近、短而钝的突起，多由于红细胞的膜脂质异常所致。可见于严重的肝脏疾病、肾脏疾病及丙酮酸缺乏，久置的标本也可见红细胞有如此改变。

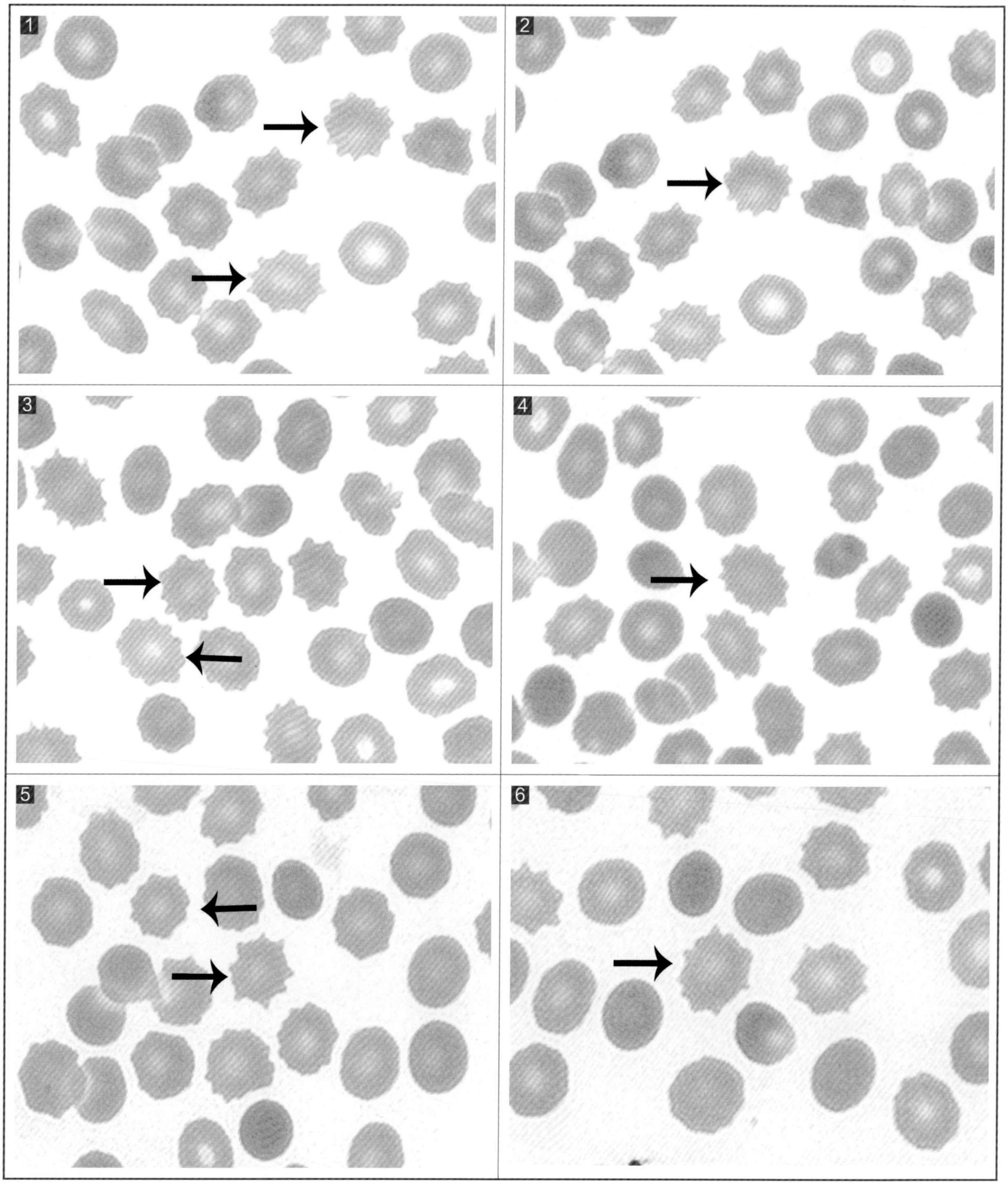

咬痕红细胞的形态学特征

红细胞的边缘存在一个或多个弓形样的缺口，是 Heinz 小体被脾脏消除的结果，也是氧化溶血的特征性表现。可见于微血管性溶血性贫血、Heinz 体贫血等。

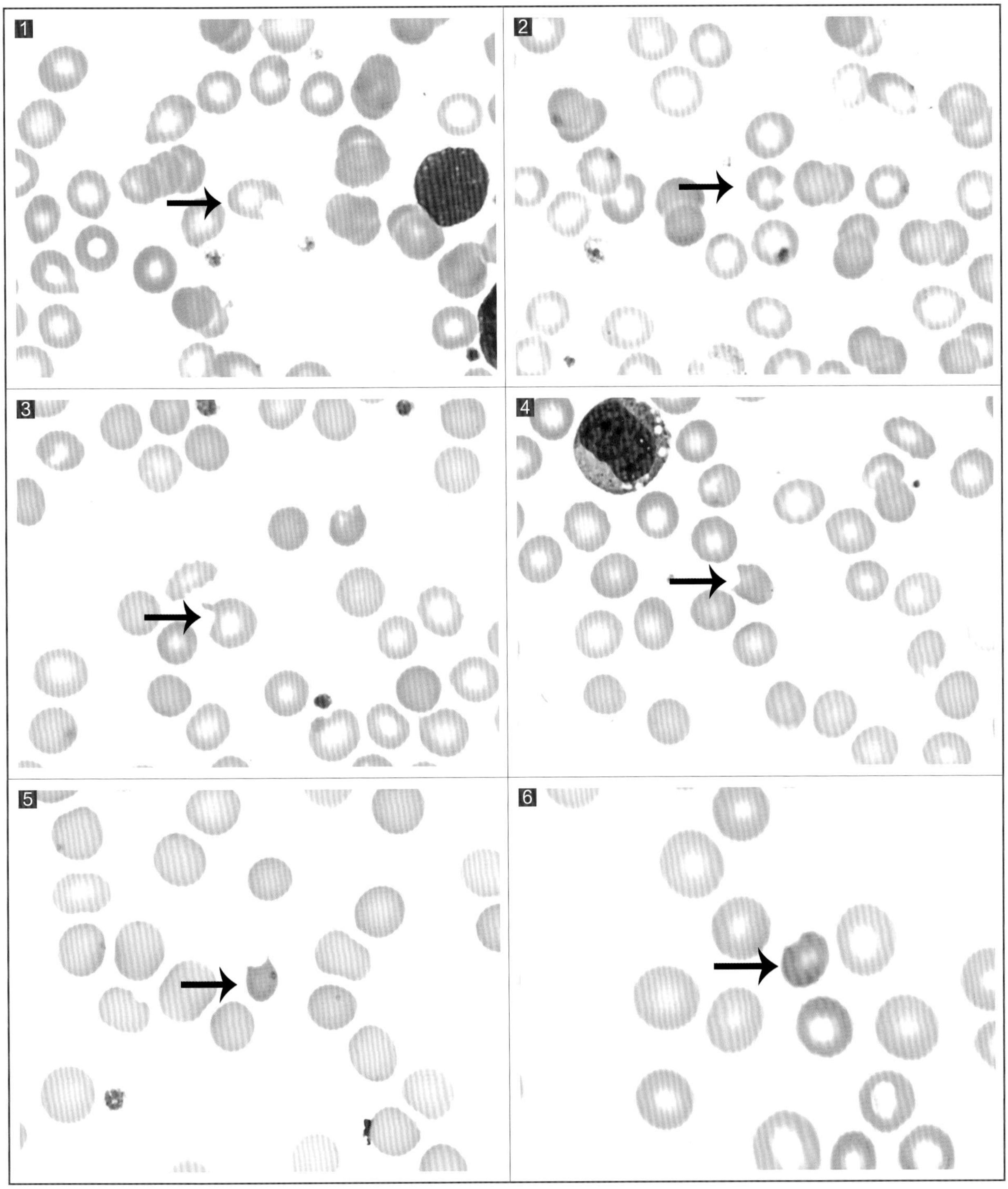

裂片红细胞的形态学特征

裂片红细胞又称破碎红细胞，常比完整的红细胞小，且大小形状不一，呈三角形、扭转形、盔形、不规则形等，是由外在机械性损伤产生的循环内的红细胞碎片，对微血管性溶血性贫血有诊断价值。

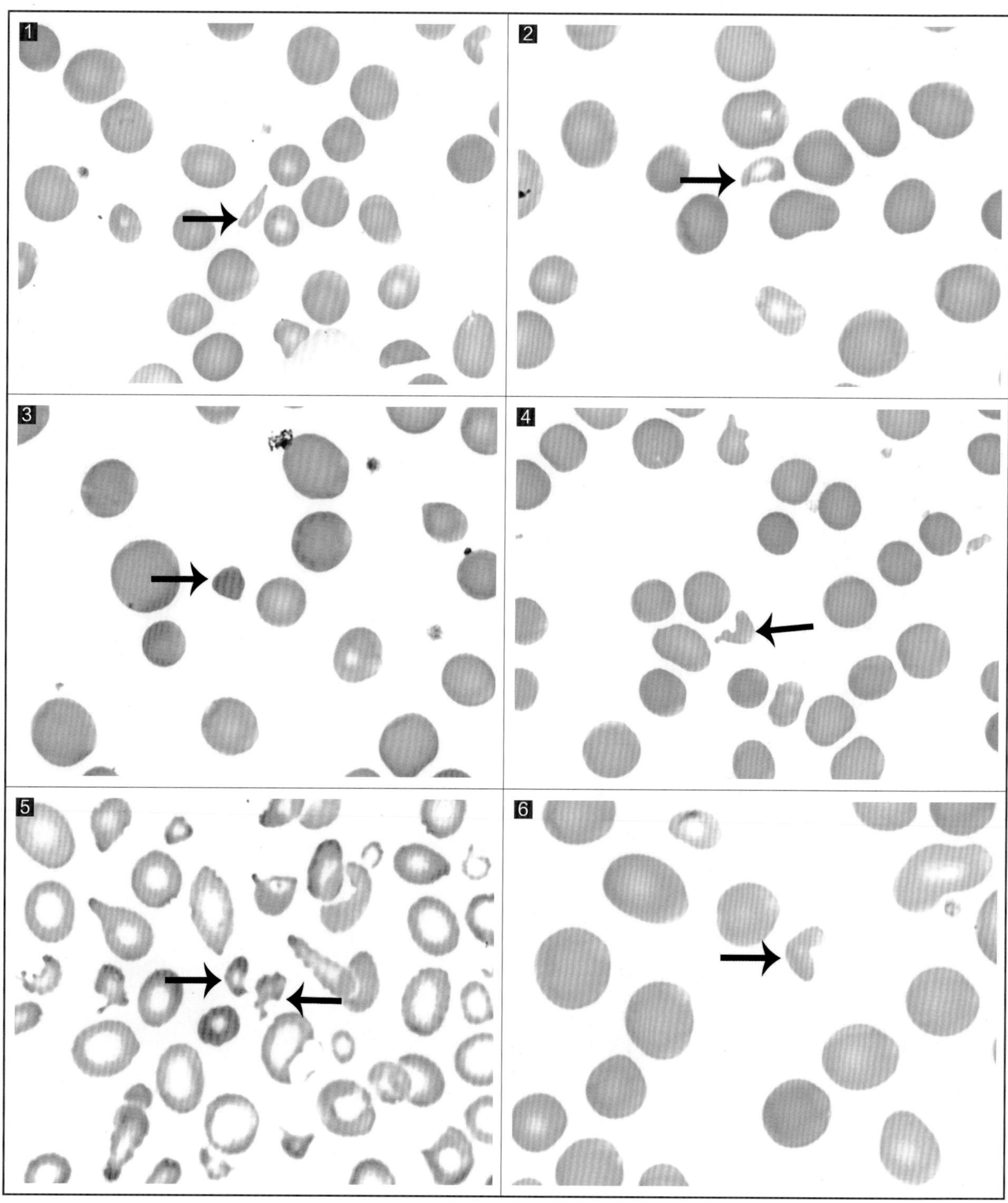

泪滴形红细胞的形态学特征

红细胞呈梨形或泪滴状，常见于骨髓纤维化、骨髓病性贫血等。

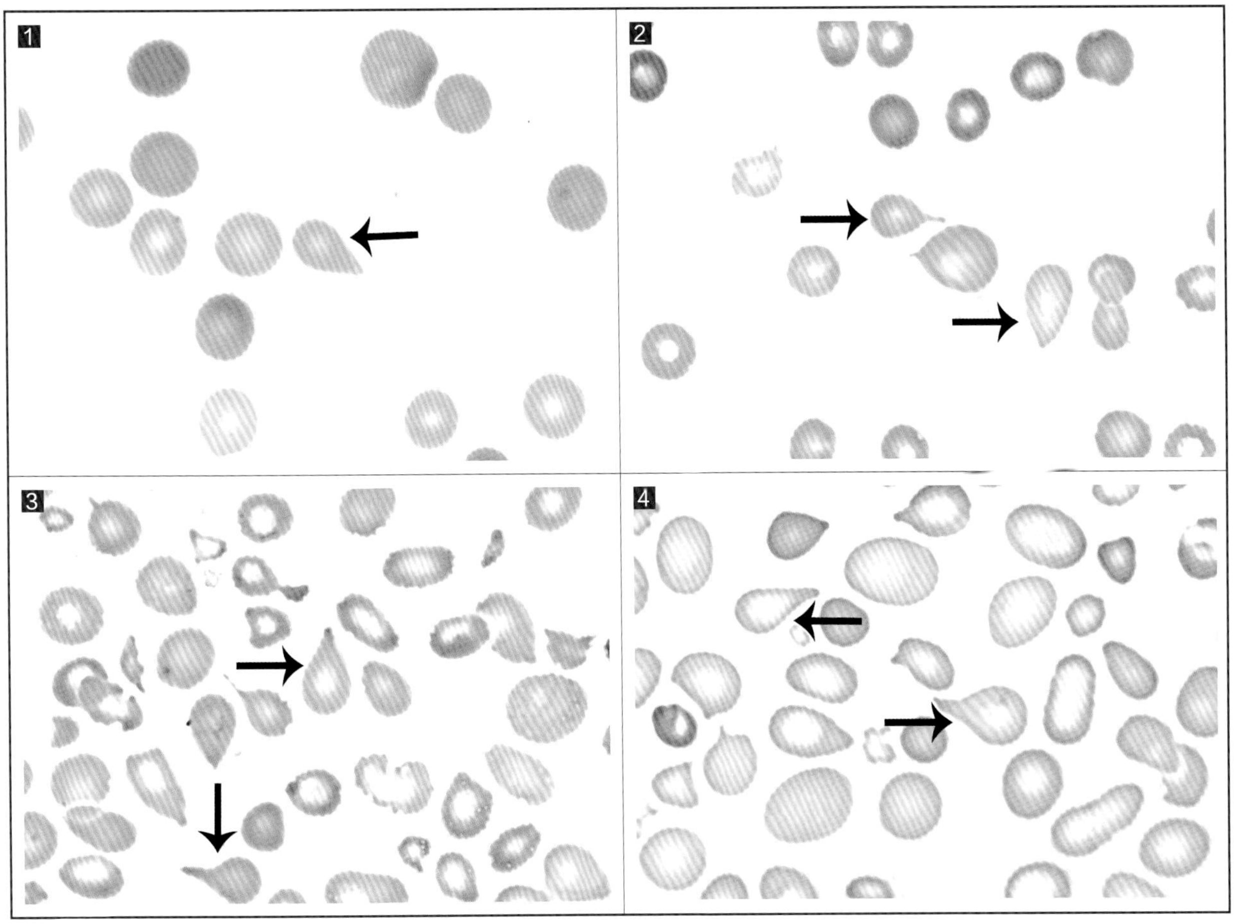

低色素性红细胞的形态学特征

中央淡染区扩大，严重者又称环形红细胞。见于缺铁性贫血、铁粒幼细胞贫血、珠蛋白生成障碍性贫血、慢性病贫血等。

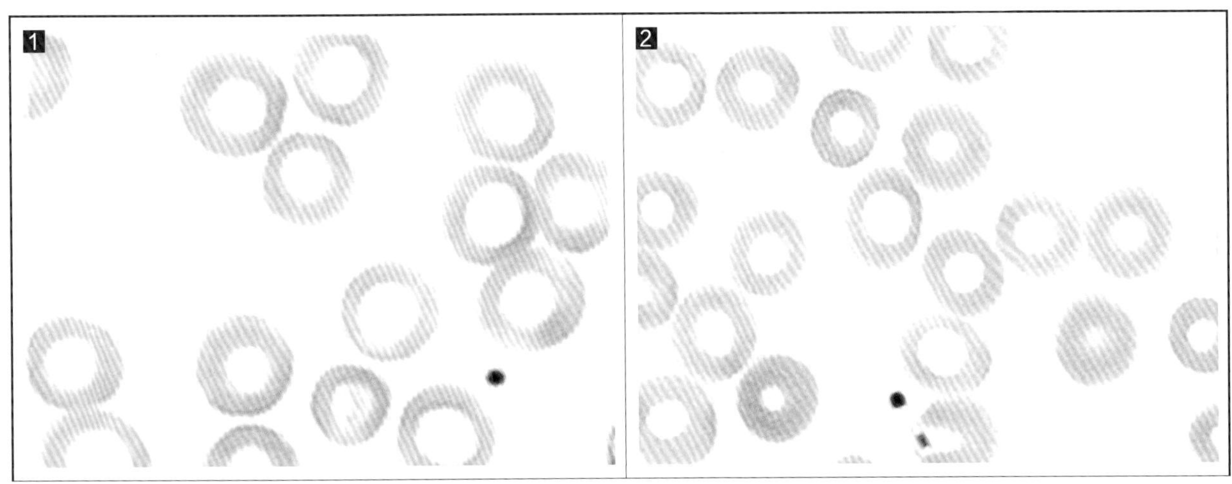

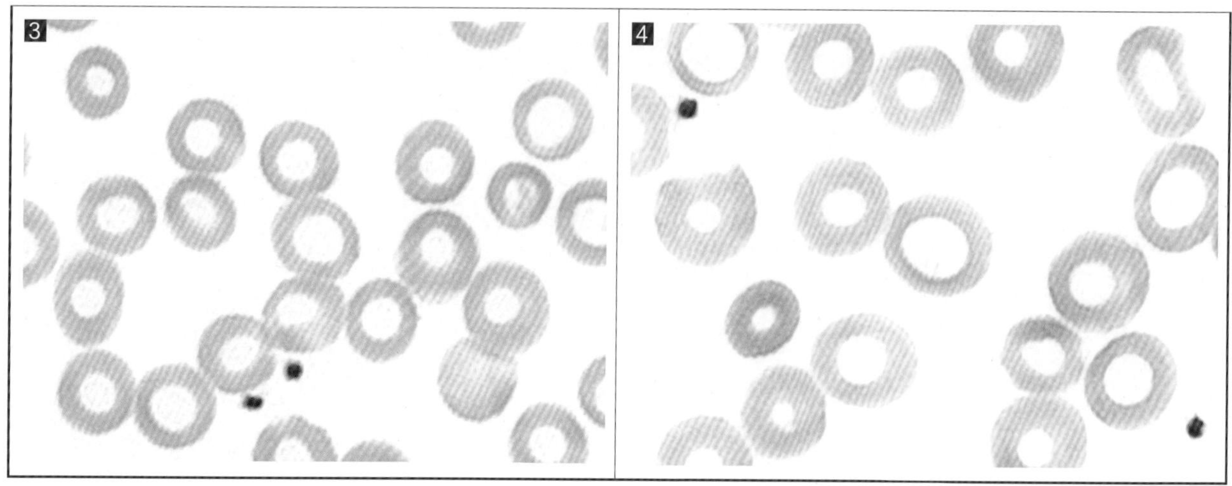

高色素性红细胞的形态学特征

红细胞着色加深，中央淡染区消失，常见于巨幼细胞性贫血、遗传性球形红细胞增多症等。下图为大细胞高色素性红细胞（↑）和小球形红细胞（↑）。

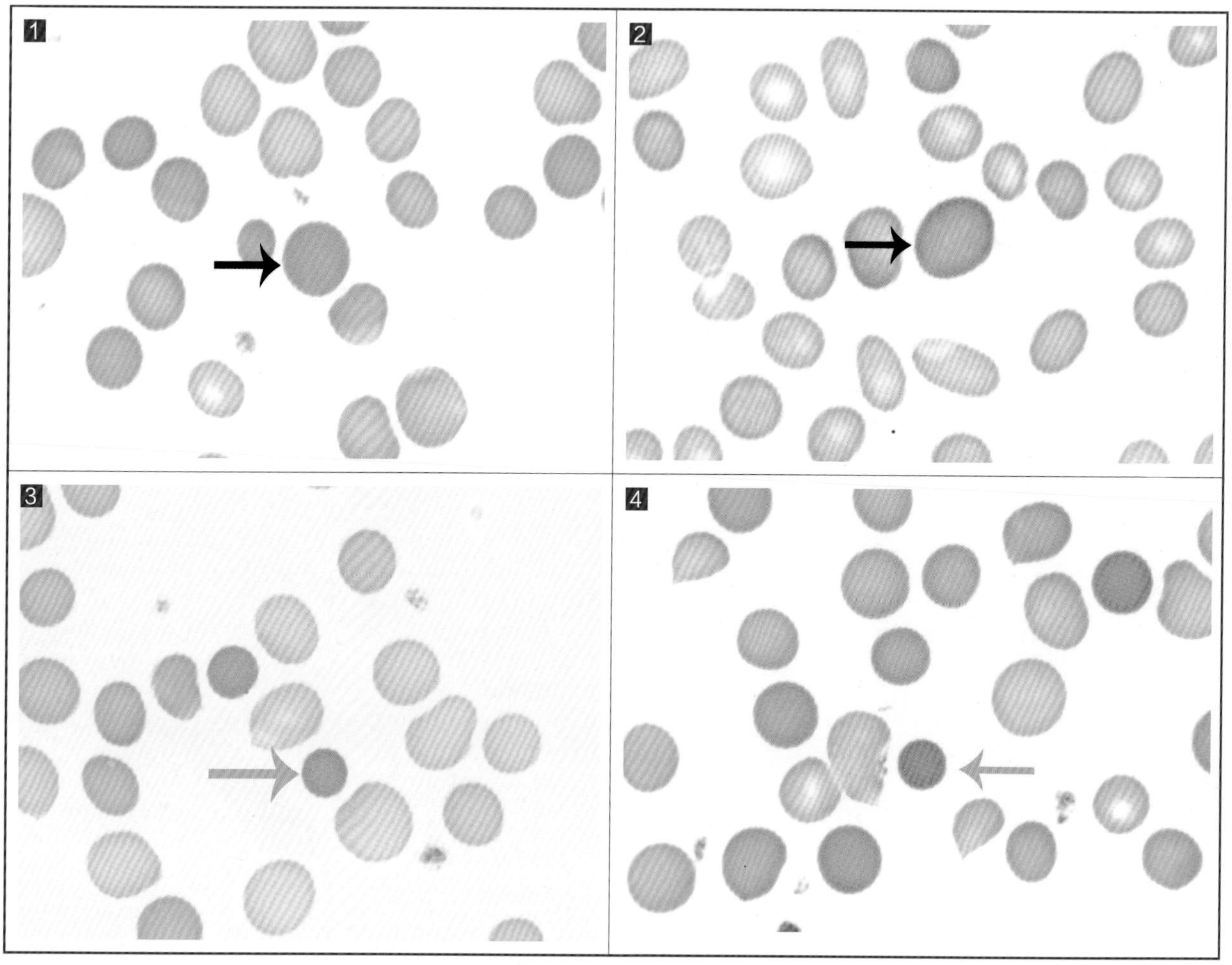

嗜多色性红细胞的形态学特征

胞体直径 8～10μm，比正常红细胞略大，胞质颜色呈灰蓝色或灰红色。增多则提示骨髓红细胞系统造血功能活跃，常见于溶血性贫血、急性失血、巨幼细胞性贫血、缺铁性贫血治疗后等。

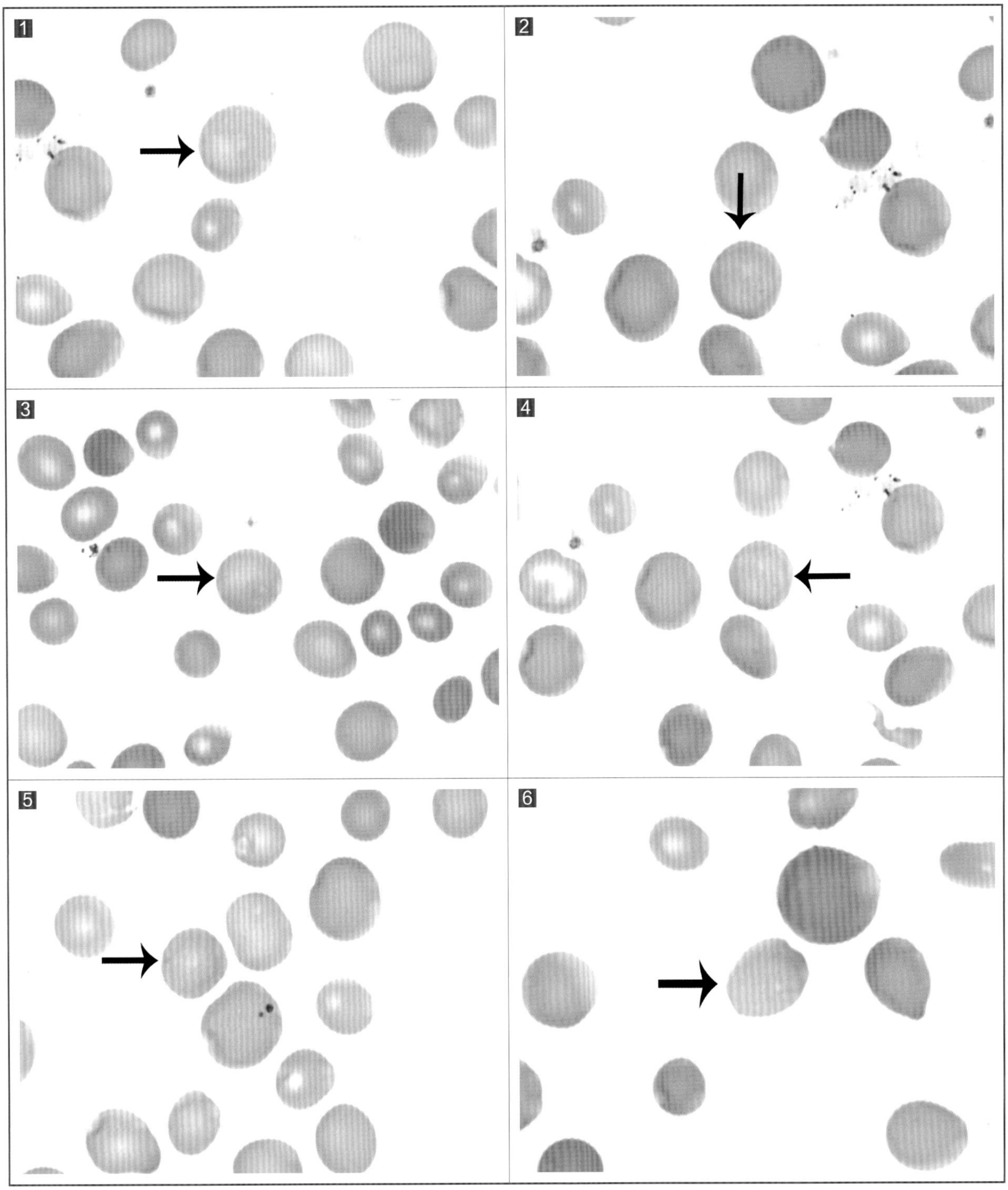

红细胞缗钱样排列的形态学特征

由于红细胞间的相互排斥力减弱，导致红细胞之间相互粘连、重叠，如缗钱状。常见于多发性骨髓瘤、巨球蛋白血症等。

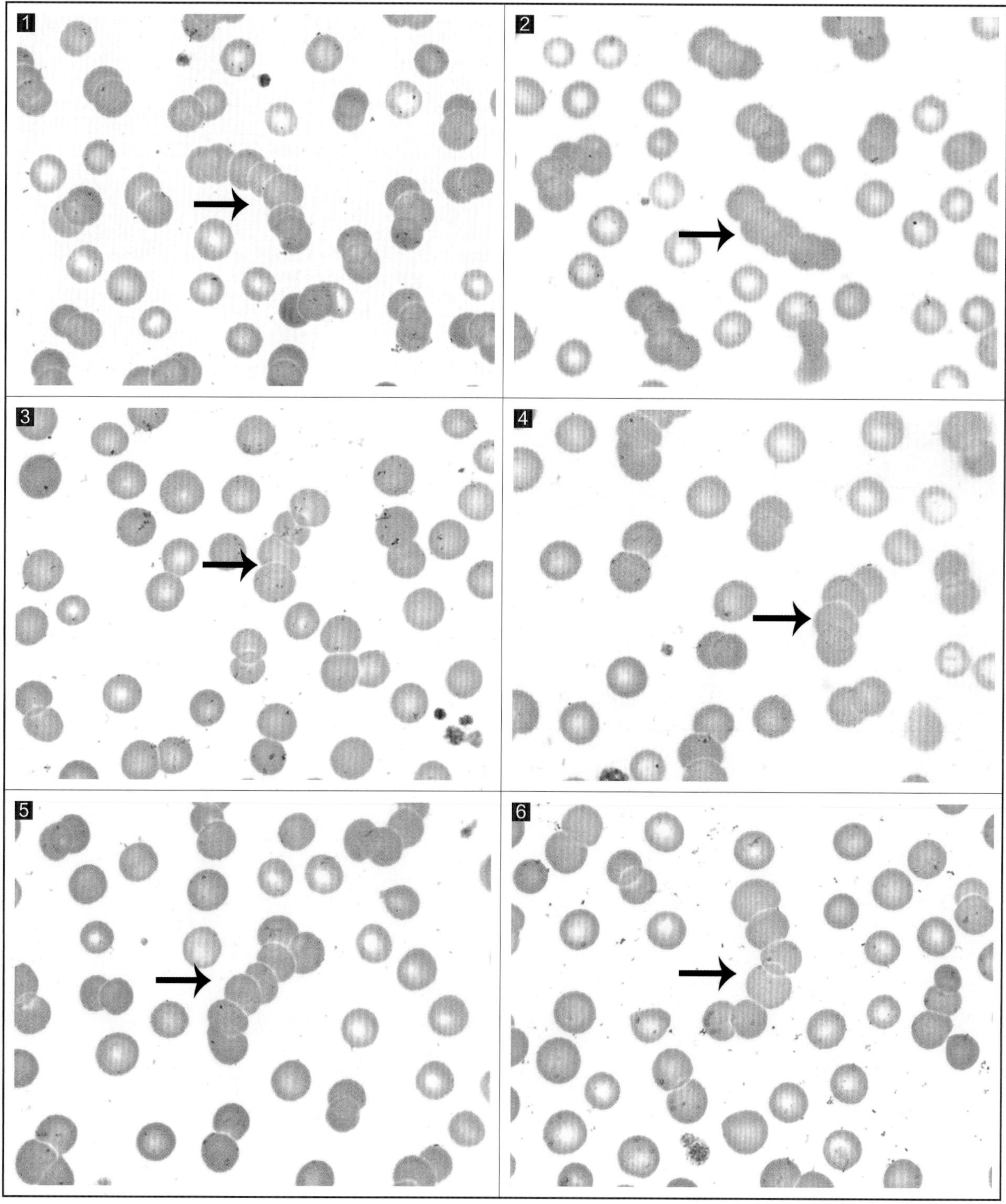

红细胞凝集的形态学特征

由于冷凝集素、免疫性因素等，导致红细胞凝集成团、成堆，常见于冷凝集素综合征、自身免疫性溶血性贫血、淋巴瘤等。

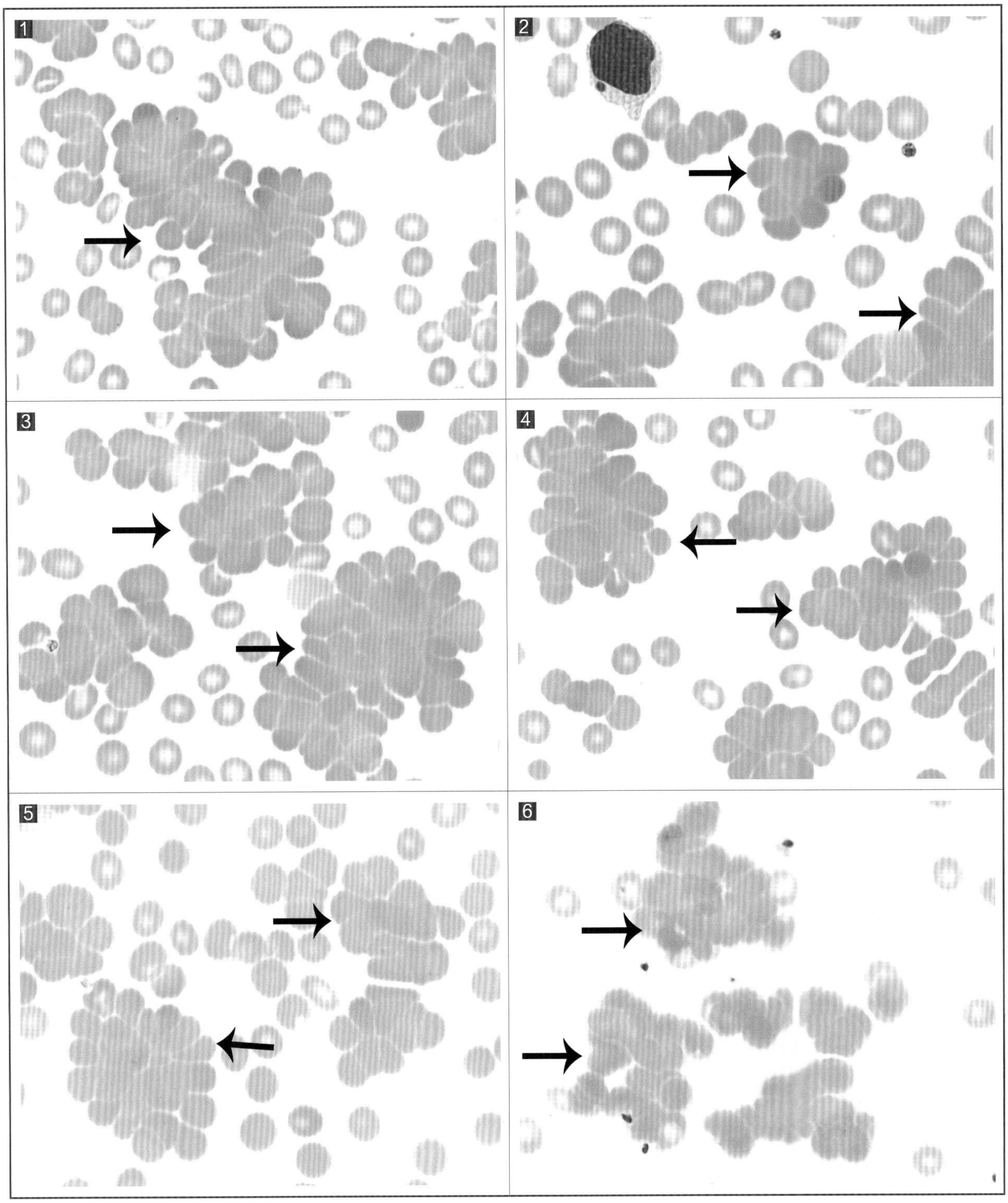

豪焦小体的形态学特征

红细胞的胞质内出现 1 个或多个直径 1～2μm 的紫红色圆形小体，是核碎裂或核溶解后的残余物。常见于脾功能减退、脾切除后、溶血性贫血、巨幼细胞性贫血。下图为成熟红细胞中的豪焦小体（↑）和有核红细胞中的豪焦小体（↑）。

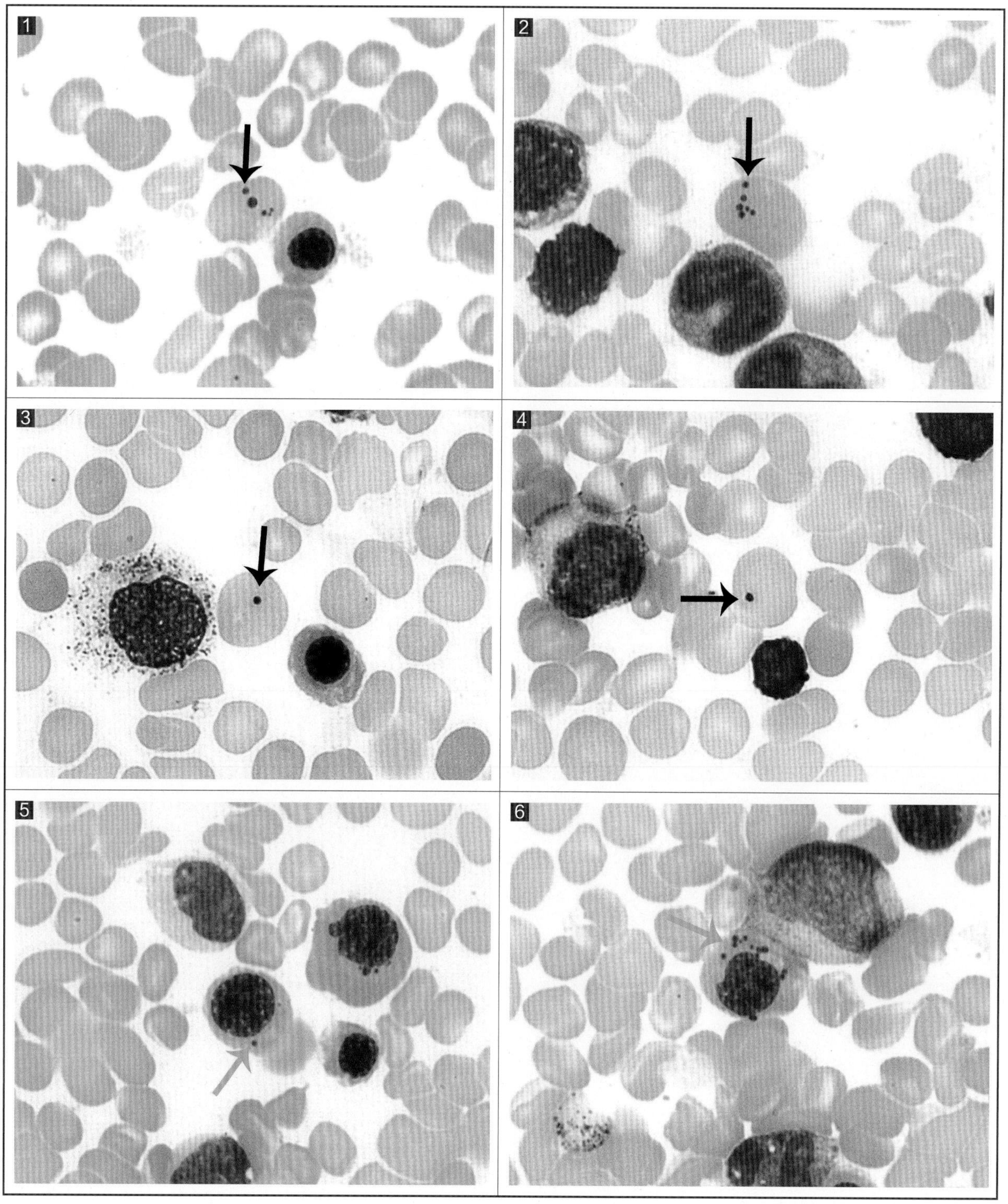

嗜碱性点彩红细胞的形态学特征

红细胞胞质内出现大小不一、多少不等的蓝色点状粗糙颗粒。常见于铅中毒、血红蛋白病、地中海贫血、溶血性贫血等。下图为嗜碱性点彩红细胞（↑）和嗜碱性点彩晚幼红细胞（↑）。

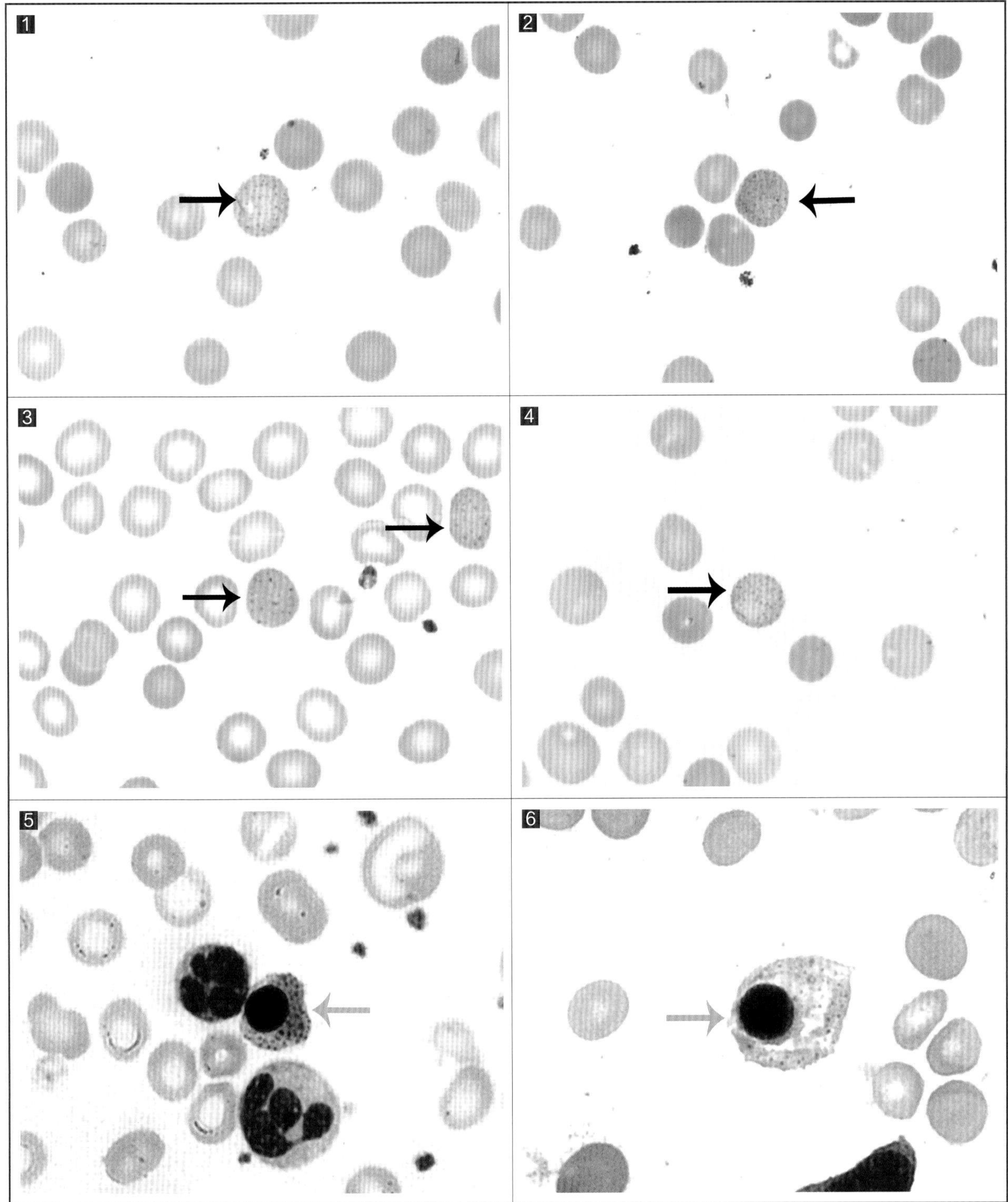

卡波环的形态学特征

红细胞胞质内出现紫红色线圈状或“8”字形结构，为纺锤体的残余物或脂蛋白变性物，可与豪焦小体并存，常见于溶血性贫血、巨幼细胞性贫血、铅中毒。下图为线圈状卡波环。

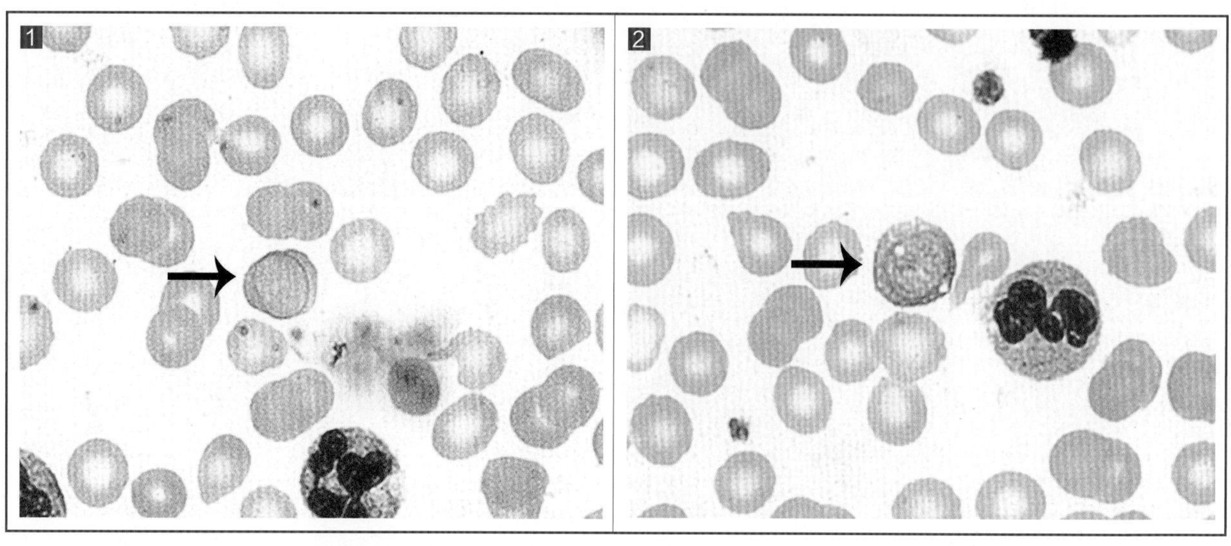

帕彭海默氏小体的形态学特征

红细胞胞质内出现一个或多个深紫红色的细小致密颗粒，呈球形或不规则形，多位于细胞边缘，为红细胞内的铁蛋白聚合物。常见于铁粒幼细胞性贫血、血红蛋白病、脾功能减退。

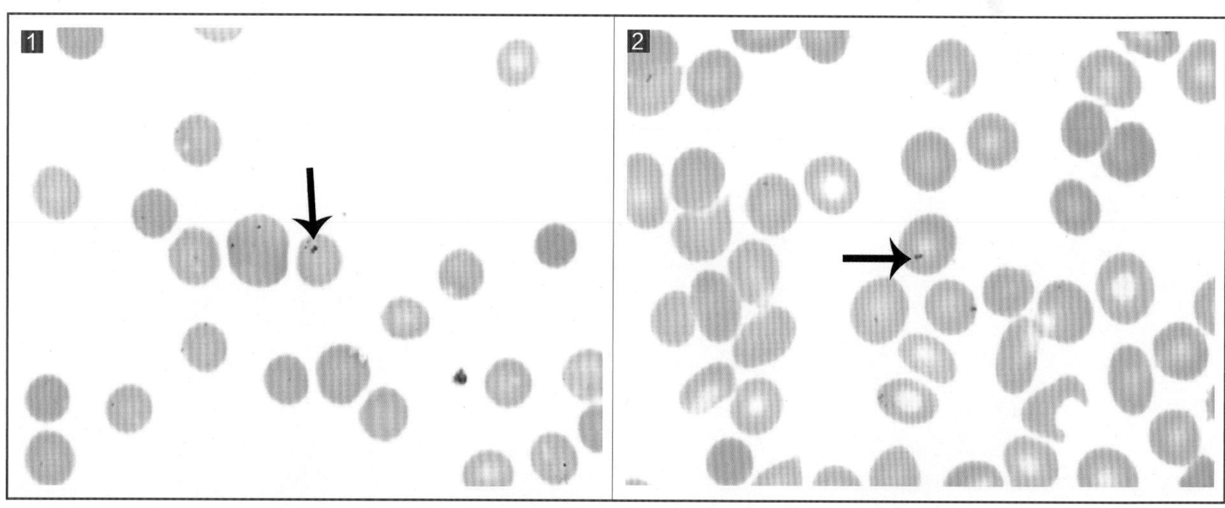

第二章　粒细胞系统

根据粒细胞胞质内的特异性颗粒的种类，分为三大类：中性粒细胞、嗜酸性粒细胞和嗜碱性粒细胞。按粒细胞的成熟过程可分为 6 个阶段：原始粒细胞、早幼粒细胞、中幼粒细胞、晚幼粒细胞、杆状核粒细胞和分叶核粒细胞。外周血中常见的是中性杆状核粒细胞、中性分叶核粒细胞、嗜酸性分叶核粒细胞和嗜碱性分叶核粒细胞。本章主要介绍粒细胞系统各发育阶段的正常细胞形态学特征和部分异常细胞形态学特征。

中性粒细胞系统各阶段示意图

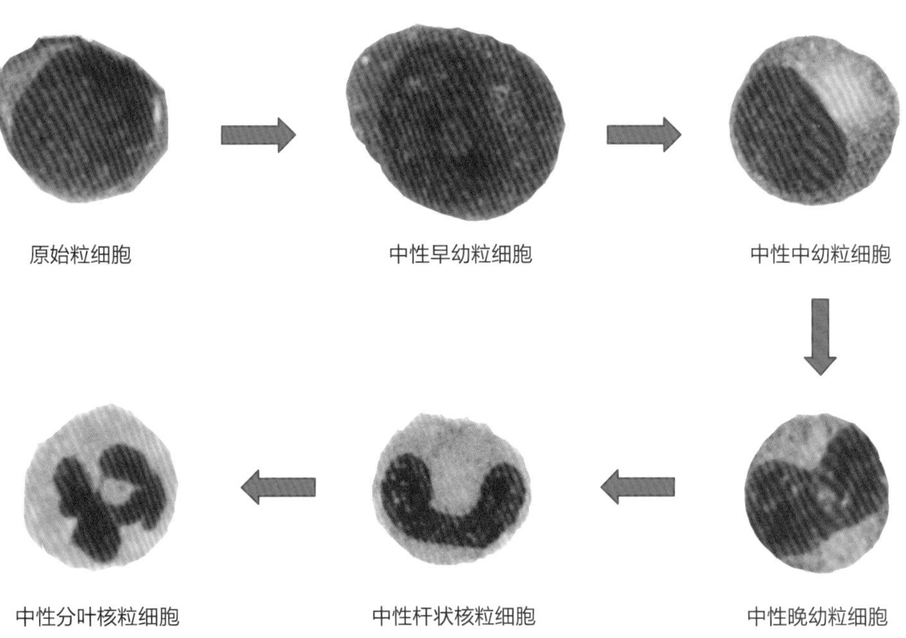

嗜酸性粒细胞系统各阶段示意图

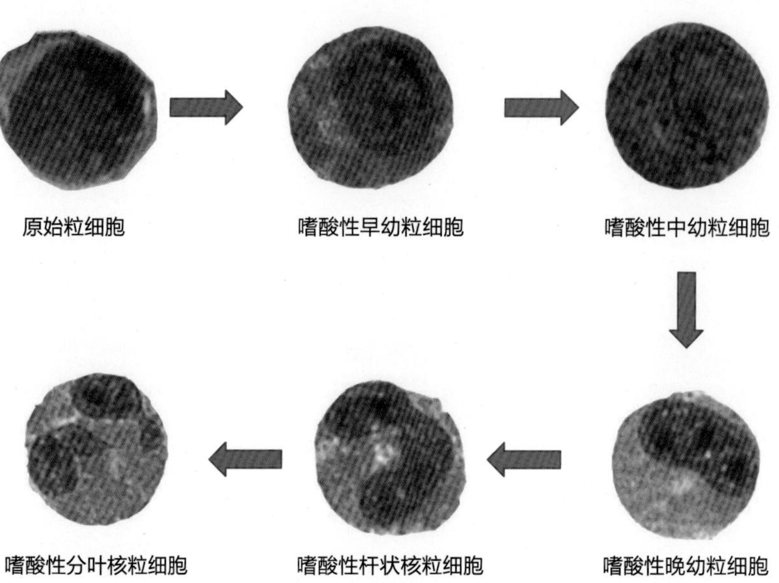

嗜碱性粒细胞系统各阶段示意图

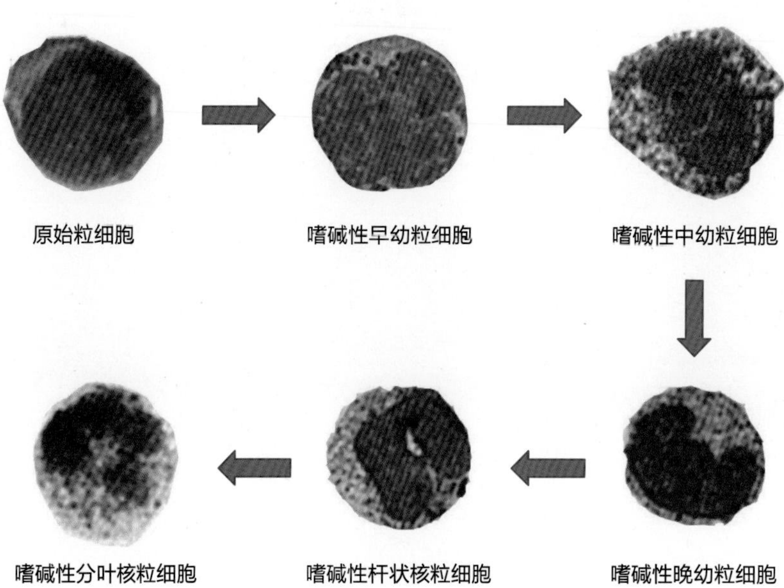

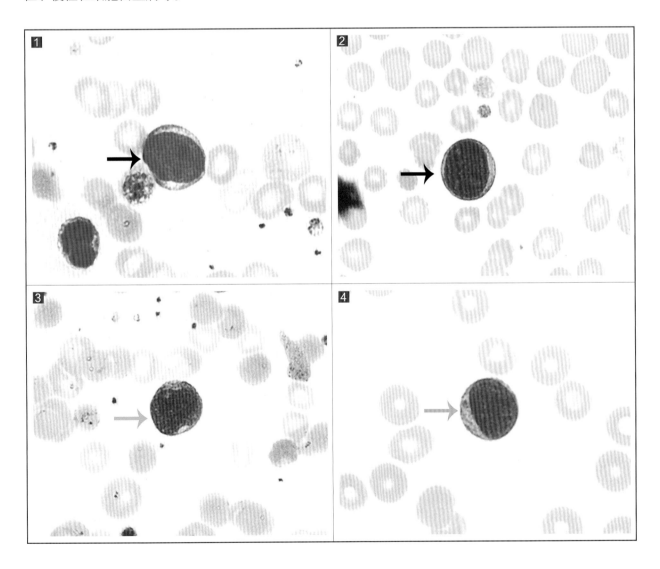

第一节　中性粒细胞系统的正常形态学特征

原始粒细胞的形态学特征

(1) 胞体：直径 10 ~ 20μm，为正常红细胞平均直径的 1.4 ~ 2.8 倍，圆形或类圆形。

(2) 胞核：较大，圆形或类圆形，核染色质呈细颗粒状，排列均匀，如一层薄纱。核仁 2 ~ 5 个，小且清楚，颜色呈淡蓝色。

(3) 胞质：量较少，颜色呈蓝色，有时胞核附近的胞质颜色较淡，胞质内无颗粒或有少许细小颗粒。根据颗粒的有无将原始粒细胞分为Ⅰ型和Ⅱ型：Ⅰ型为典型原始粒细胞，胞质内没有颗粒（↑）；Ⅱ型除具有典型原始粒细胞特点外，胞质内还有少量细小颗粒，颗粒个数< 20 个（↑）。

正常人外周血中无原始粒细胞。外周血中出现原始粒细胞可见于急性白血病、骨髓增生异常综合征、慢性粒细胞白血病等。

中性早幼粒细胞的形态学特征

（1）胞体：直径 12～25μm，为正常红细胞平均直径的 1.7～3.5 倍，比原始粒细胞的胞体大，圆形或卵圆形。

（2）胞核：胞核大，呈圆形、椭圆形或一侧有轻度凹陷，核偏位。核染色质较原始粒细胞粗，并开始聚集，核仁常清晰可见。

（3）胞质：量较多，颜色呈蓝色或深蓝色，胞质内含数量不等、大小形状不一、分布不均的紫红色非特异性颗粒，常在近核一侧先出现，也有少许覆盖在核上。有时在中性早幼粒细胞近核处有高尔基复合体发育的透亮区，颜色呈淡蓝色或无色，称为初质区（↑）。

正常人外周血中无中性早幼粒细胞。外周血中出现中性早幼粒细胞见于慢性粒细胞白血病、严重感染等。

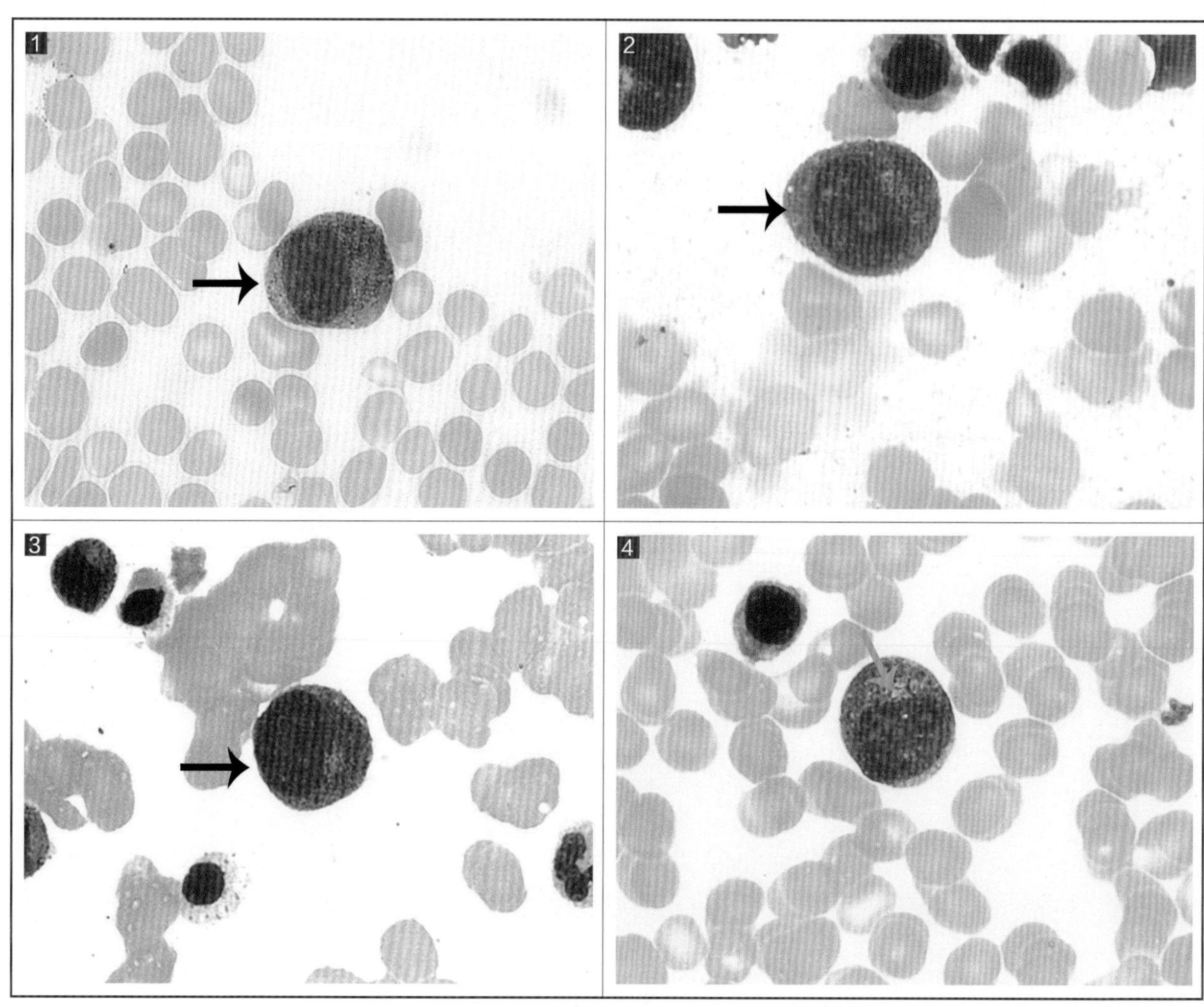

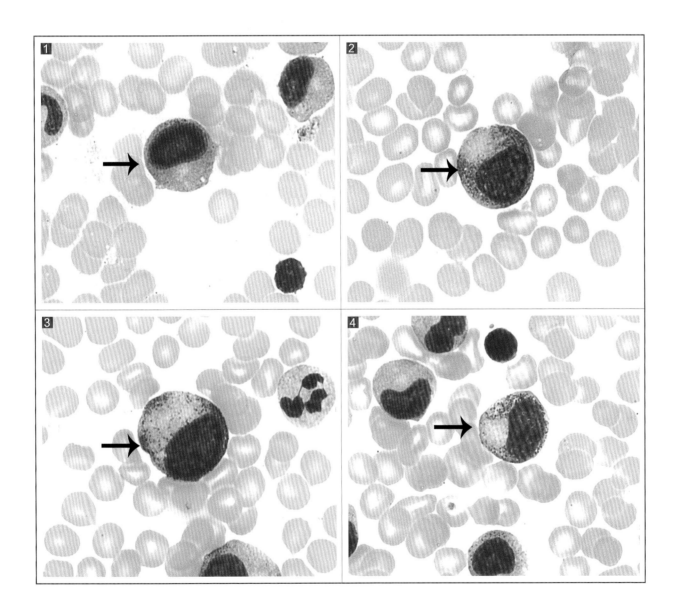

中性中幼粒细胞的形态学特征

(1) 胞体：直径 10 ~ 20μm，为正常红细胞平均直径的 1.4 ~ 2.8 倍，圆形或类圆形。

(2) 胞核：呈椭圆形、半圆形，一侧扁平或轻微凹陷，核常偏于一侧，占胞体的 1/2 ~ 2/3。核染色质呈索块状，常无核仁。

(3) 胞质：胞质多，颜色呈蓝色或淡蓝色，胞质内含有大小较一致、分布密集的淡红色或淡紫红色的特异性颗粒（中性颗粒），使胞质颜色呈现淡粉红色。中性颗粒常最先在近核处出现，因此以近核处胞质最为明显。胞质中的非特异性颗粒较少或无，常分布在细胞边缘。

正常人外周血中无中性中幼粒细胞。外周血中出现中性中幼粒细胞可见于慢性粒细胞白血病、严重感染等。

中性晚幼粒细胞的形态学特征

（1）胞体：直径 10～16μm，为正常红细胞平均直径的 1.4～2.2 倍，圆形或类圆形。

（2）胞核：呈肾形、半月形或马蹄形等，其核凹陷程度与假设核直径之比＜1/2，或核凹陷程度与假设圆形核直径之比为 1/2～3/4，胞核偏位。核染色质较粗糙，聚集呈小块状，出现副染色质，无核仁。

（3）胞质：胞质多，颜色呈淡蓝色，因胞质内充满中性颗粒而呈淡粉色，非特异性颗粒少或无。

正常人外周血中无中性晚幼粒细胞。外周血中出现中性晚幼粒细胞可见于慢性粒细胞白血病、严重感染等。

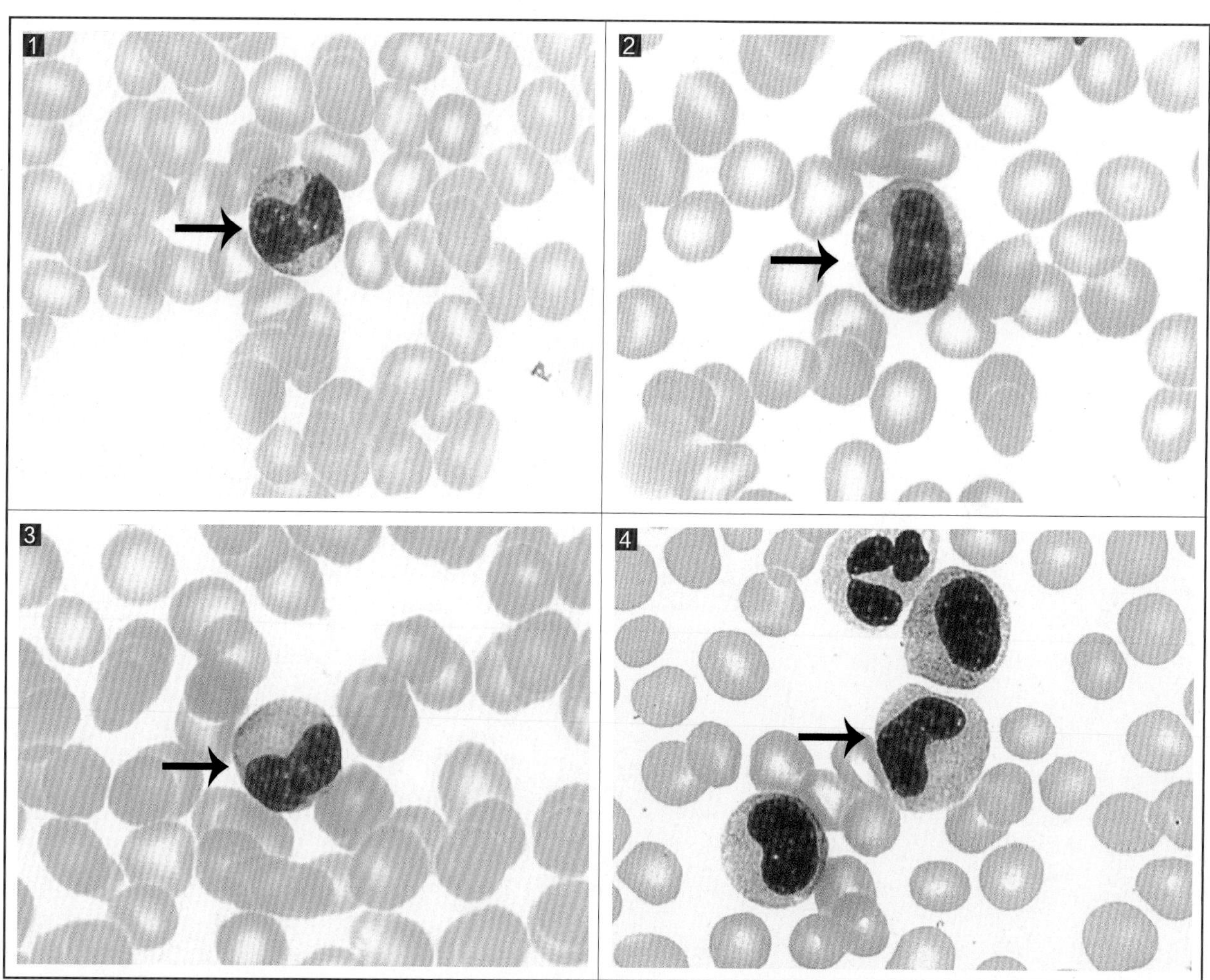

中性杆状核粒细胞的形态学特征

（1）胞体：直径 10 ~ 15μm，为正常红细胞平均直径的 1.4 ~ 2.1 倍，圆形或类圆形。

（2）胞核：在中性晚幼粒细胞胞核的基础上继续凹陷，凹陷程度与假设核直径之比＞1/2，或核凹陷程度与假设圆形核直径之比＞3/4。核弯曲，呈粗细均匀的带状，也可呈“S”形、“U”形或“E”形等。核染色质粗，聚集呈块状，副染色质明显，无核仁。

（3）胞质：丰富且呈淡蓝色，因胞质内充满中性颗粒而呈淡粉红色，无非特异性颗粒。

正常人外周血中可见少量中性杆状核粒细胞，占白细胞总数的 1% ~ 5%，增多可见于急性感染、组织损伤、急性中毒等。

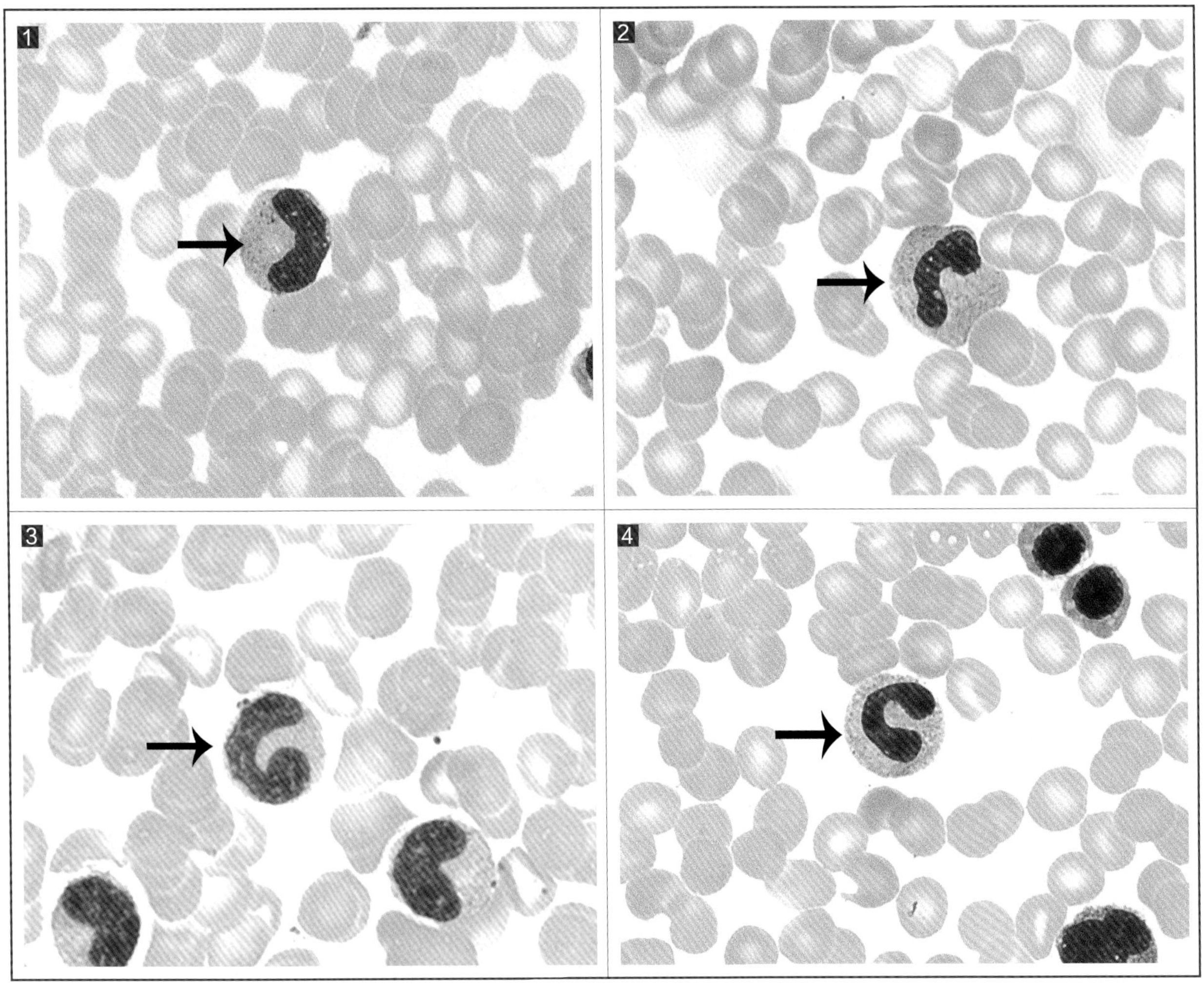

中性分叶核粒细胞的形态学特征

（1）胞体：直径 10～14μm，为正常红细胞平均直径的 1.4～2 倍，圆形或类圆形。

（2）胞核：呈分叶状，常分为 2～5 叶，核染色质粗，聚集呈块状，副染色质明显，无核仁。

（3）胞质：含有丰富的中性颗粒而呈淡粉红色。

正常人外周血中的中性分叶核粒细胞占白细胞总数的 50%～70%，增多可见于急性感染、组织损伤、急性失血、恶性肿瘤、急性中毒等。当外周血中中性分叶核粒细胞的比例增高时，需注意其是否合并其他形态学异常。

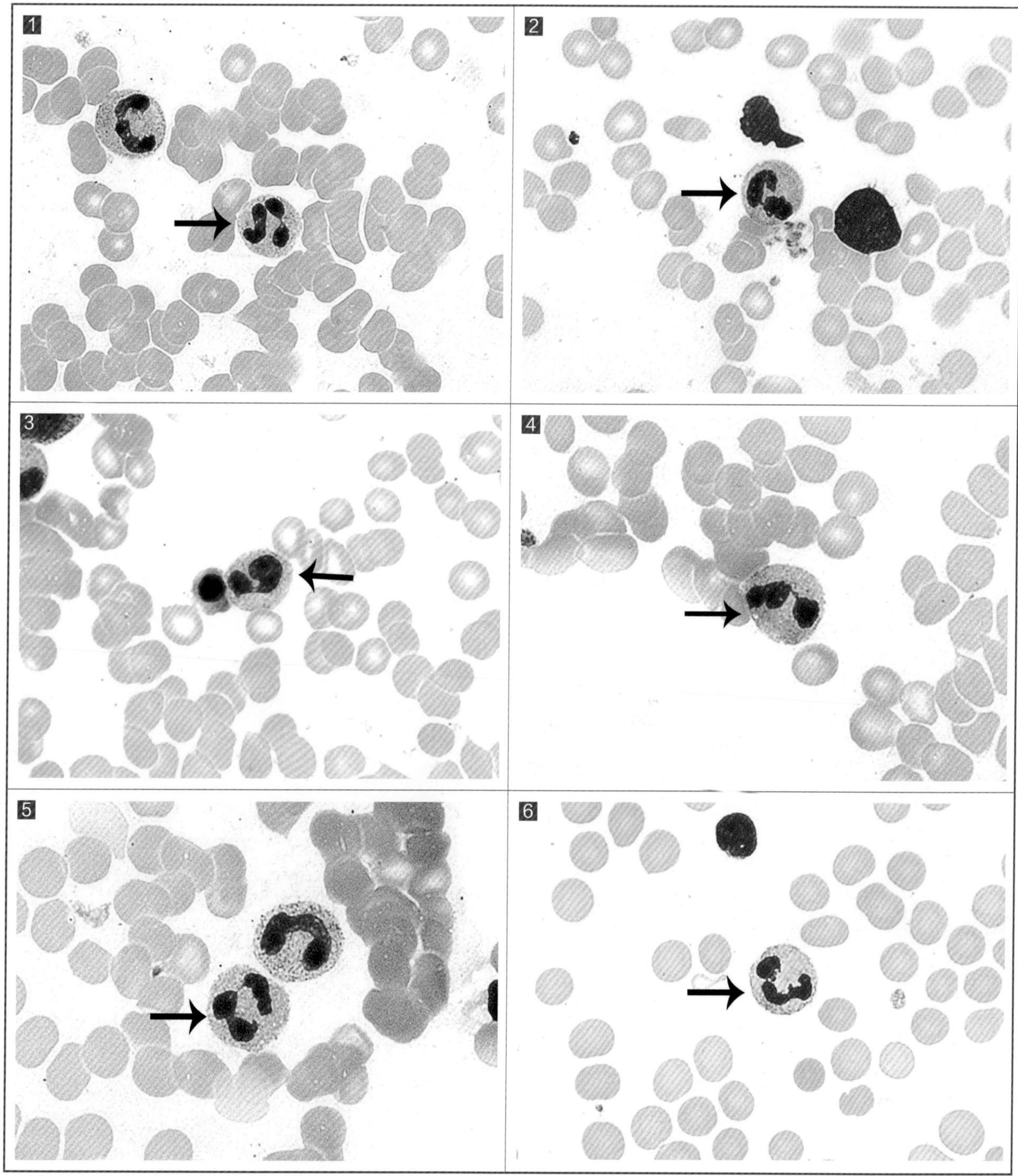

第二节　中性粒细胞系统的异常形态学特征

中性粒细胞的异常形态包括中性粒细胞的中毒性改变（空泡形成、中毒颗粒、杜勒小体），胞体变小，巨幼变和巨幼样变，分叶过少和过多，颗粒减少，核形态和数量异常，染色质异常，Auer 小体，异常早幼粒细胞，异常中幼粒细胞等。这些异常形态可以独立出现，也可以同时出现。

空泡形成的形态学特征

中性粒细胞的胞质内或胞核上出现 1 个或数个空泡，是中性粒细胞中毒性改变的一种形态。空泡的形成是由于细胞发生脂肪变性或颗粒缺失，常见于严重感染等。Jordan 畸形是一种家族性遗传病，由于机体脂肪代谢障碍，粒细胞的胞质内终身存在较多空泡。

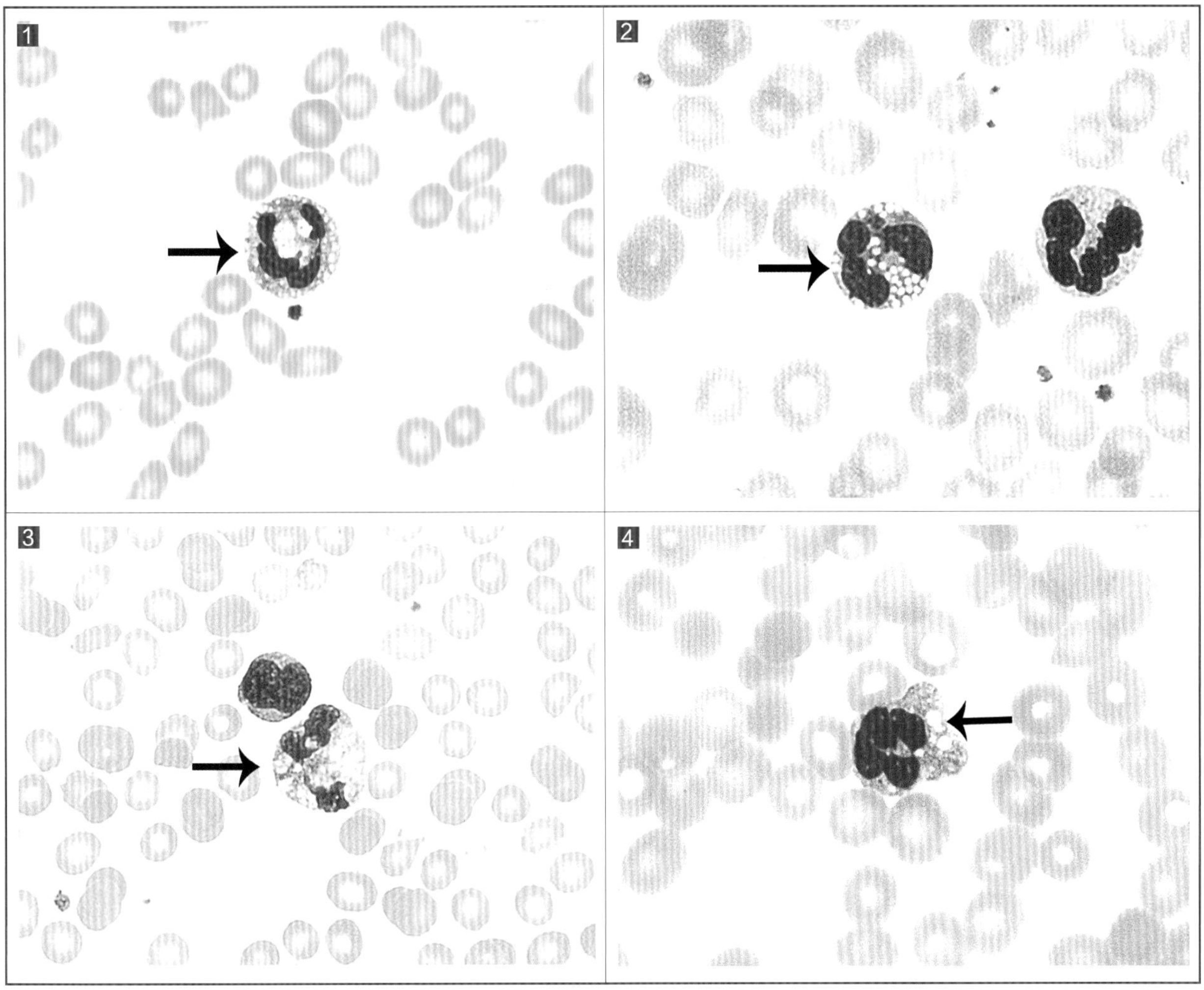

中毒颗粒的形态学特征

中性粒细胞中毒性改变的一种形态。中性粒细胞的胞质内出现比正常中性颗粒粗大、大小不等、分布不均的紫黑色或深紫褐色颗粒，称中毒颗粒。可能是由于中性粒细胞受刺激后引起中性颗粒变性而形成。含中毒颗粒的细胞在中性粒细胞中所占的比例称为中毒指数，中毒指数越大，中毒越严重。中毒颗粒可以与杜勒小体、空泡同时存在。

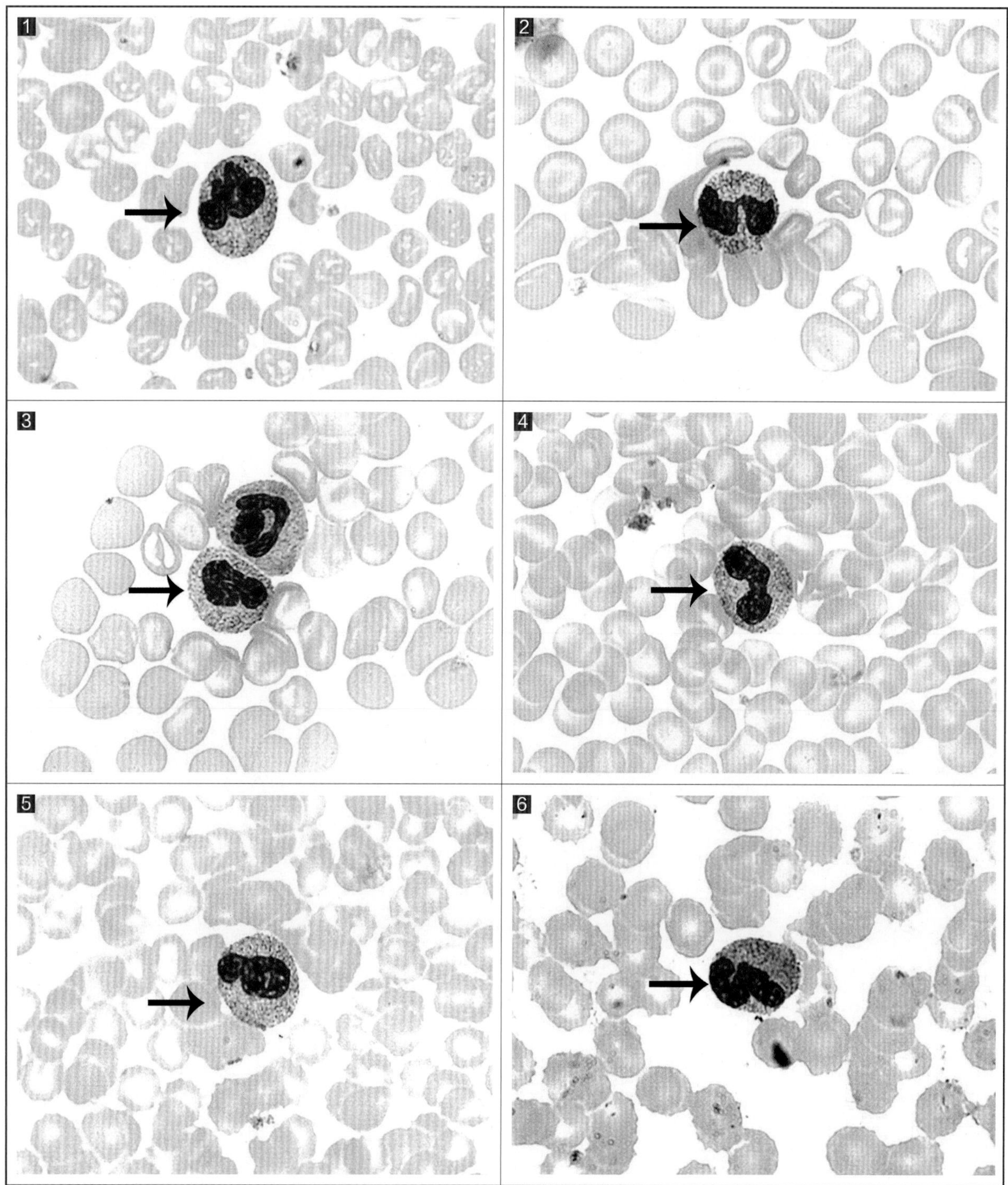

杜勒小体的形态学特征

中性粒细胞中毒性改变的一种形态。中性粒细胞因毒性变化而在胞质内保留的局部嗜碱性区域，呈圆形、梨形或云雾状，被染成天蓝色或蓝灰色，直径为1～2μm，最大可达5μm，单个或多个，常位于细胞的边缘。染色区域界限模糊，是胞质局部不成熟，即核质发育不平衡的表现。常见于严重感染，如肺炎、麻疹、败血症和烧伤等。

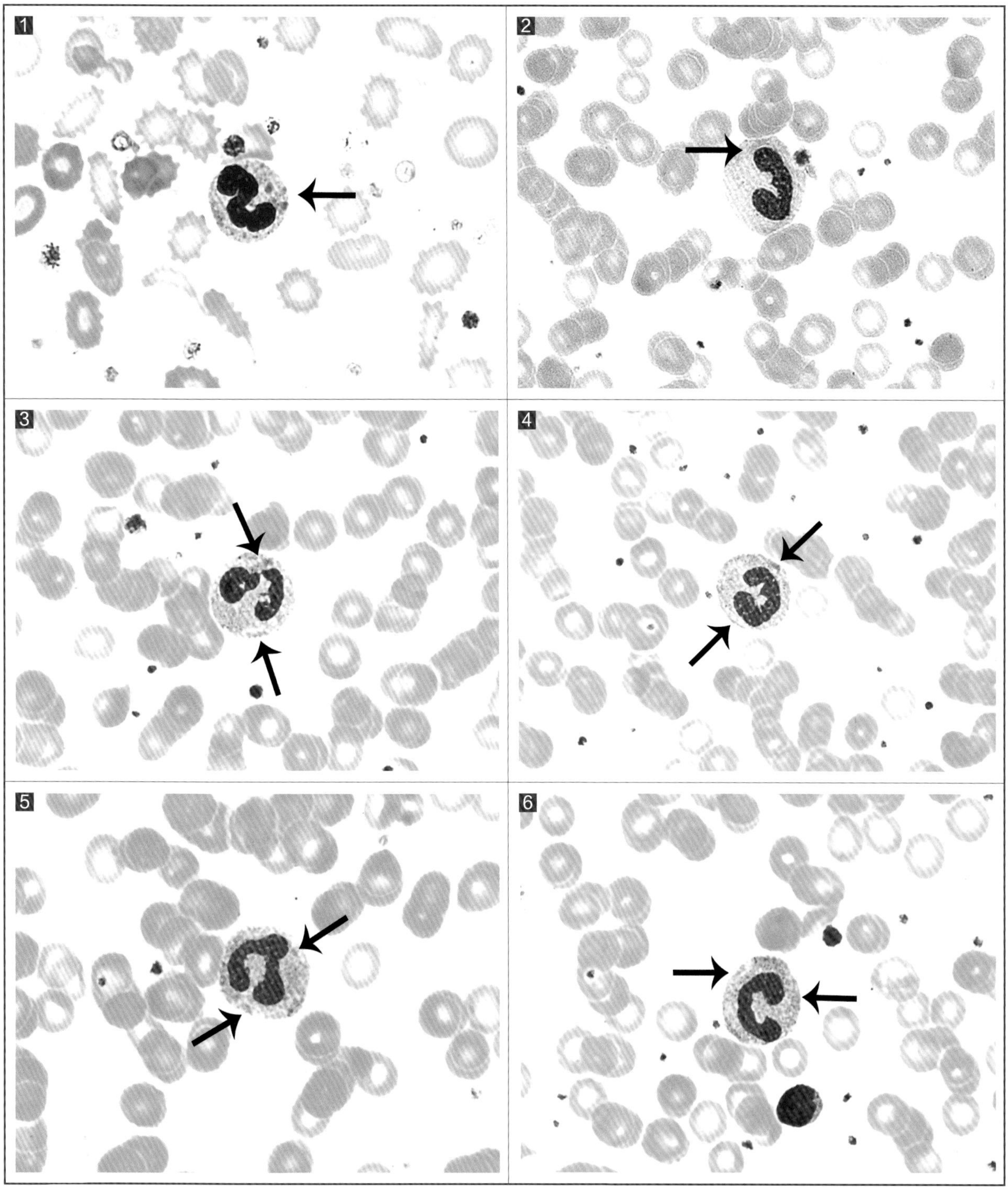

中性粒细胞胞体变小的形态学特征

中性粒细胞的胞体变小是一种异常形态。中性粒细胞的胞体大小甚至与红细胞大小一致，常见于骨髓增生异常综合征、恶性血液病等。

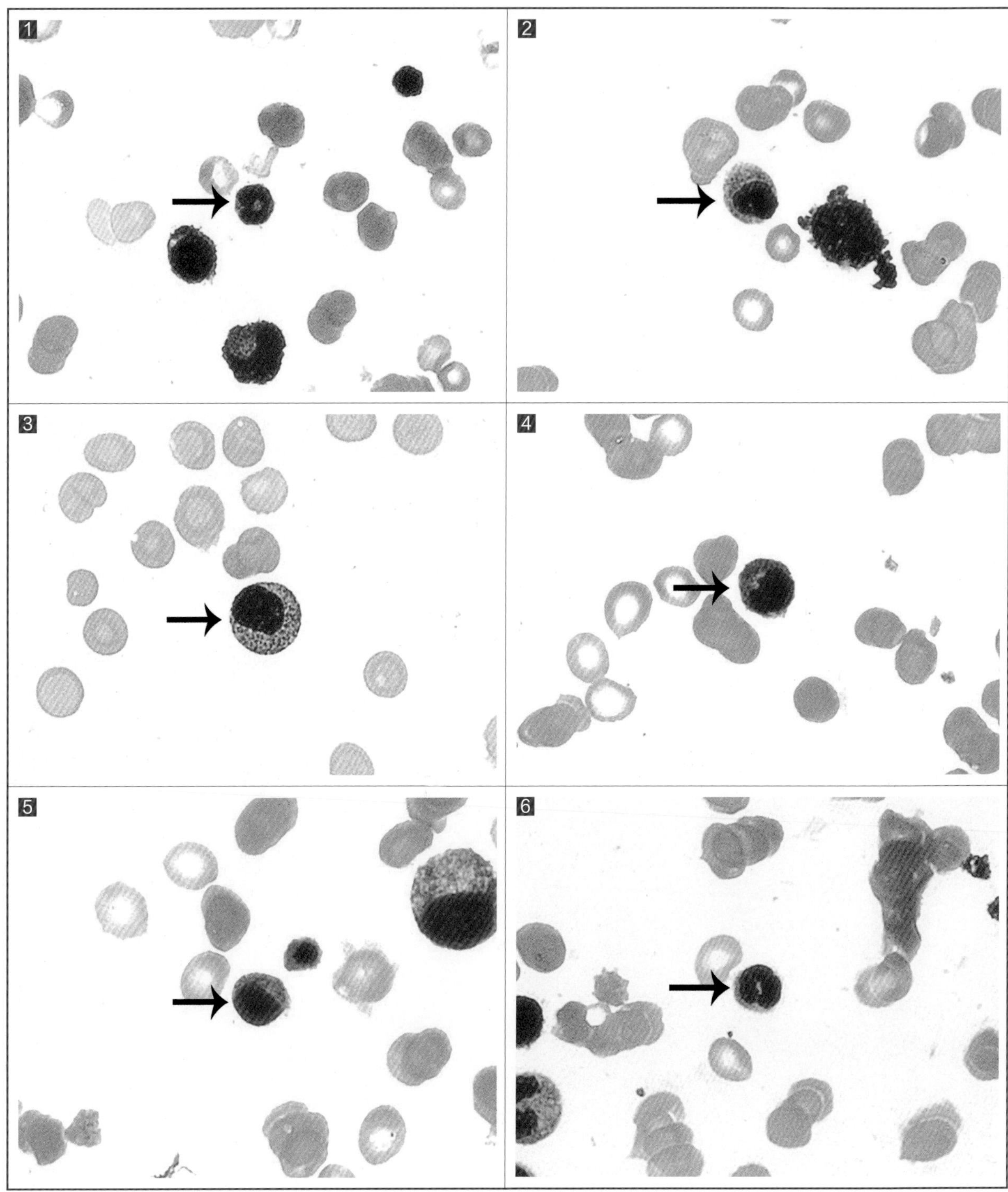

巨幼变和巨幼样变中性粒细胞的形态学特征

巨幼变多由于机体缺乏叶酸和维生素 B_{12}，而巨幼样变与叶酸和维生素 B_{12} 的缺乏无关，但在形态上却类似于巨幼变。巨幼变和巨幼样变多发生在中性晚幼粒细胞（↑）和中性杆状核粒细胞阶段（↑）。胞体可增大至 30μm，染色质略细致，着色变浅，胞核呈肾形、肥大杆状或特长带状。常见于巨幼细胞性贫血、骨髓增生异常综合征等。

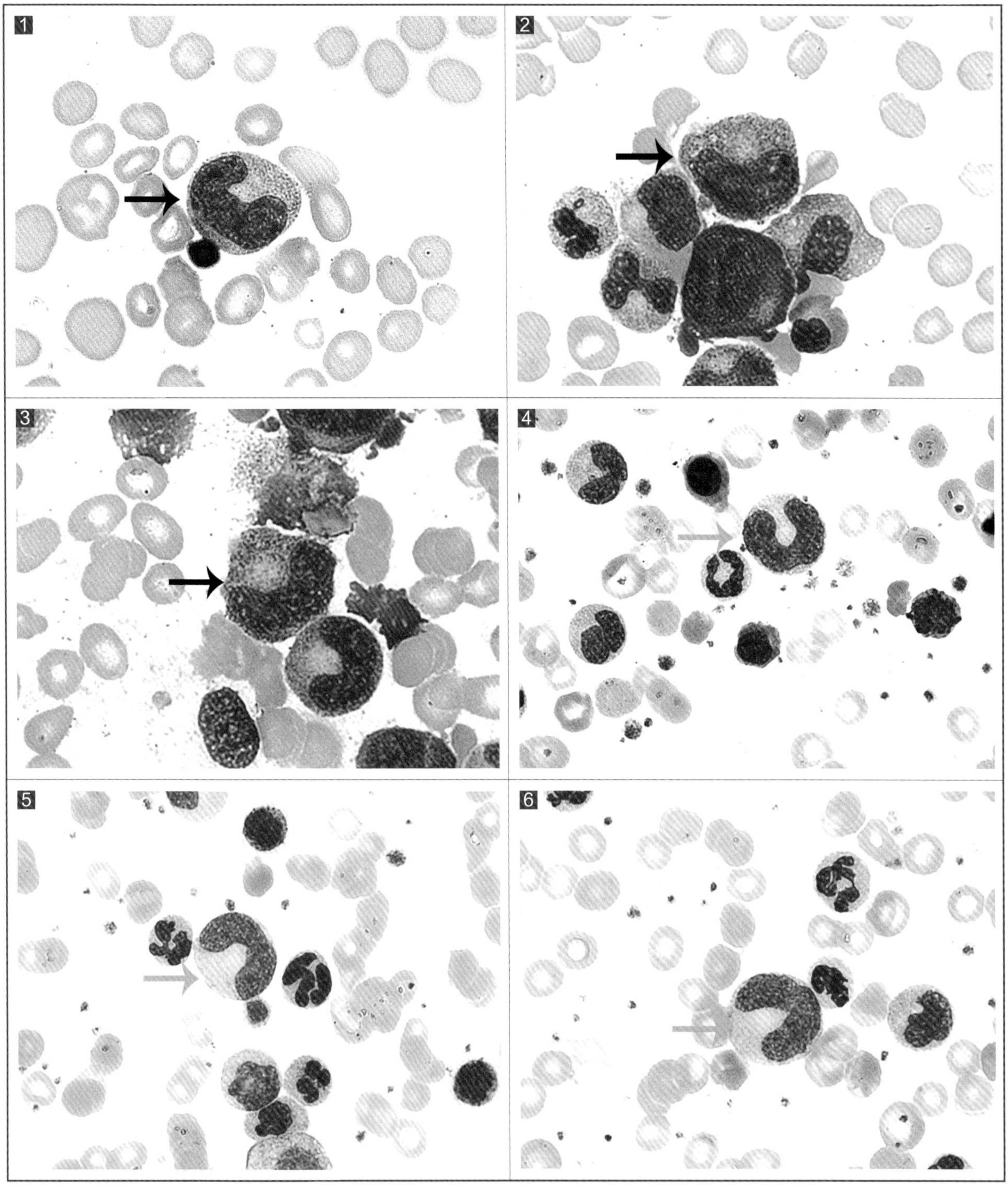

1 2 3 4 5 6

Pelger-Huët 畸形的形态学特征

成熟中性粒细胞的核分叶能力减退，细胞核常呈圆形、肾形、眼镜形或两个大叶。核染色质致密、深染，聚集呈小块状或条索状，其间有空白间隙，是一种家族遗传性粒细胞异常疾病。假性 Pelger-Huët 畸形的形态同 Pelger-Huët 畸形，但没有家族遗传的基因学异常。常见于严重感染、骨髓增生异常综合征、急性髓系白血病，偶见于原发性骨髓纤维化、慢性粒细胞白血病。

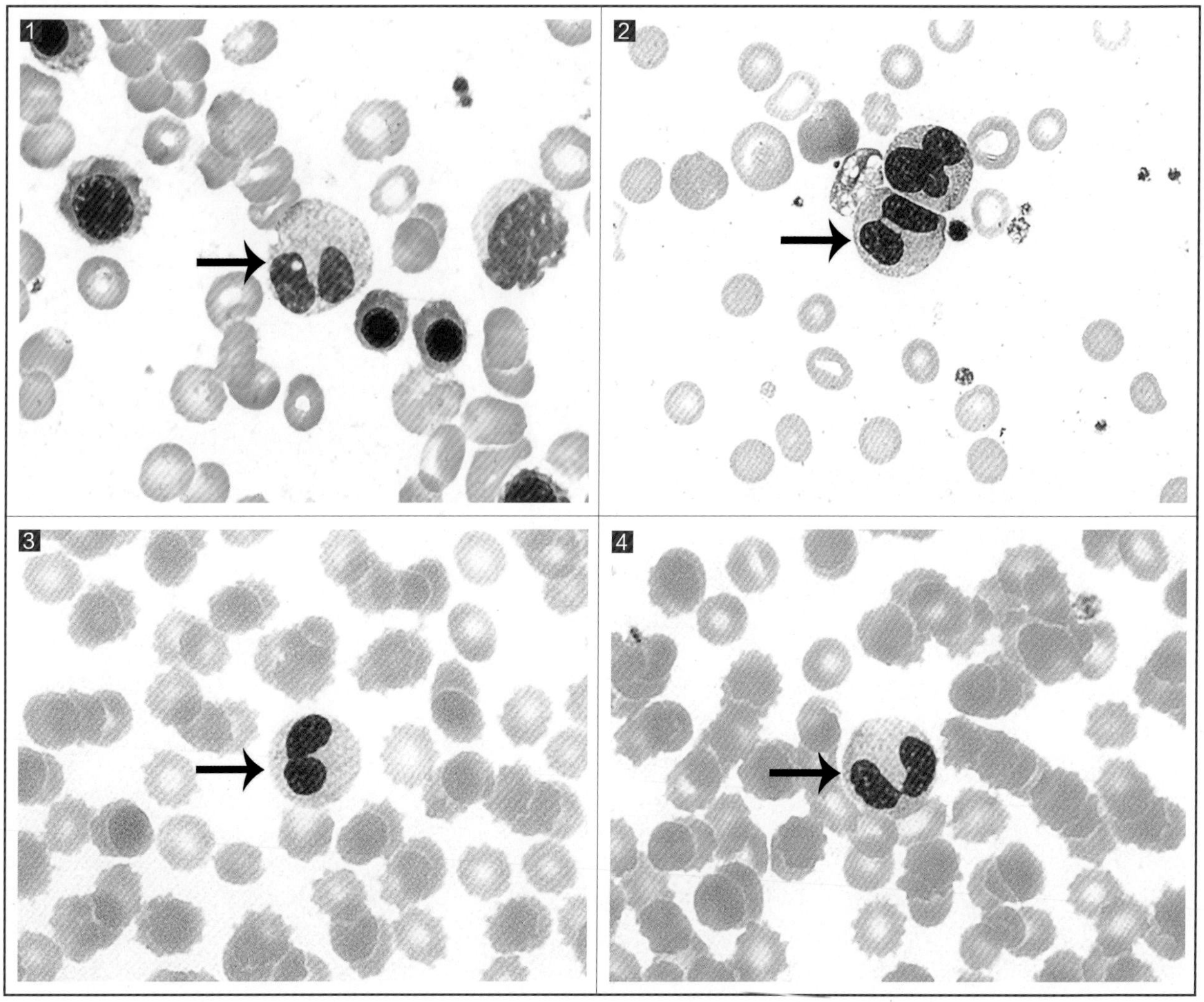

多分叶核中性粒细胞的形态学特征

多分叶核中性粒细胞的核分叶多为 5 ~ 9 叶，甚至 10 叶以上。各叶的大小差异很大，核染色质较疏松，伴或不伴有细胞胞体的增大。常见于严重感染、巨幼细胞性贫血等。

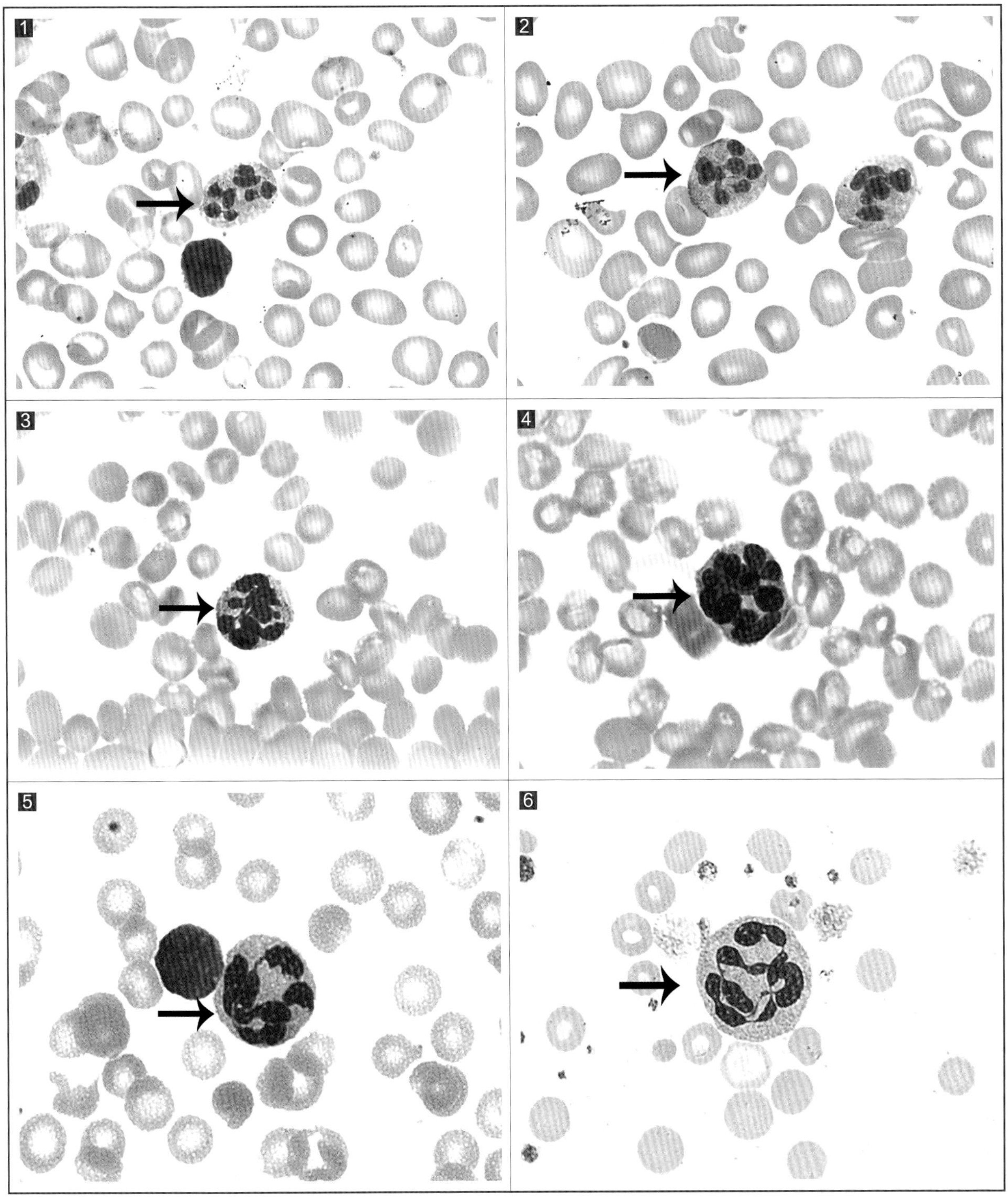

1 2 3 4 5 6

颗粒减少或缺失的形态学特征

中性粒细胞的核质发育不平衡，胞质内的非特异性颗粒或特异性颗粒（中性颗粒）明显减少，不足正常颗粒总数的 1/3，称为颗粒减少或缺失。颗粒减少或缺失的中性粒细胞胞质颜色呈淡蓝色，需要与单核细胞相鉴别。常见于骨髓增生异常综合征、急性髓系白血病等。

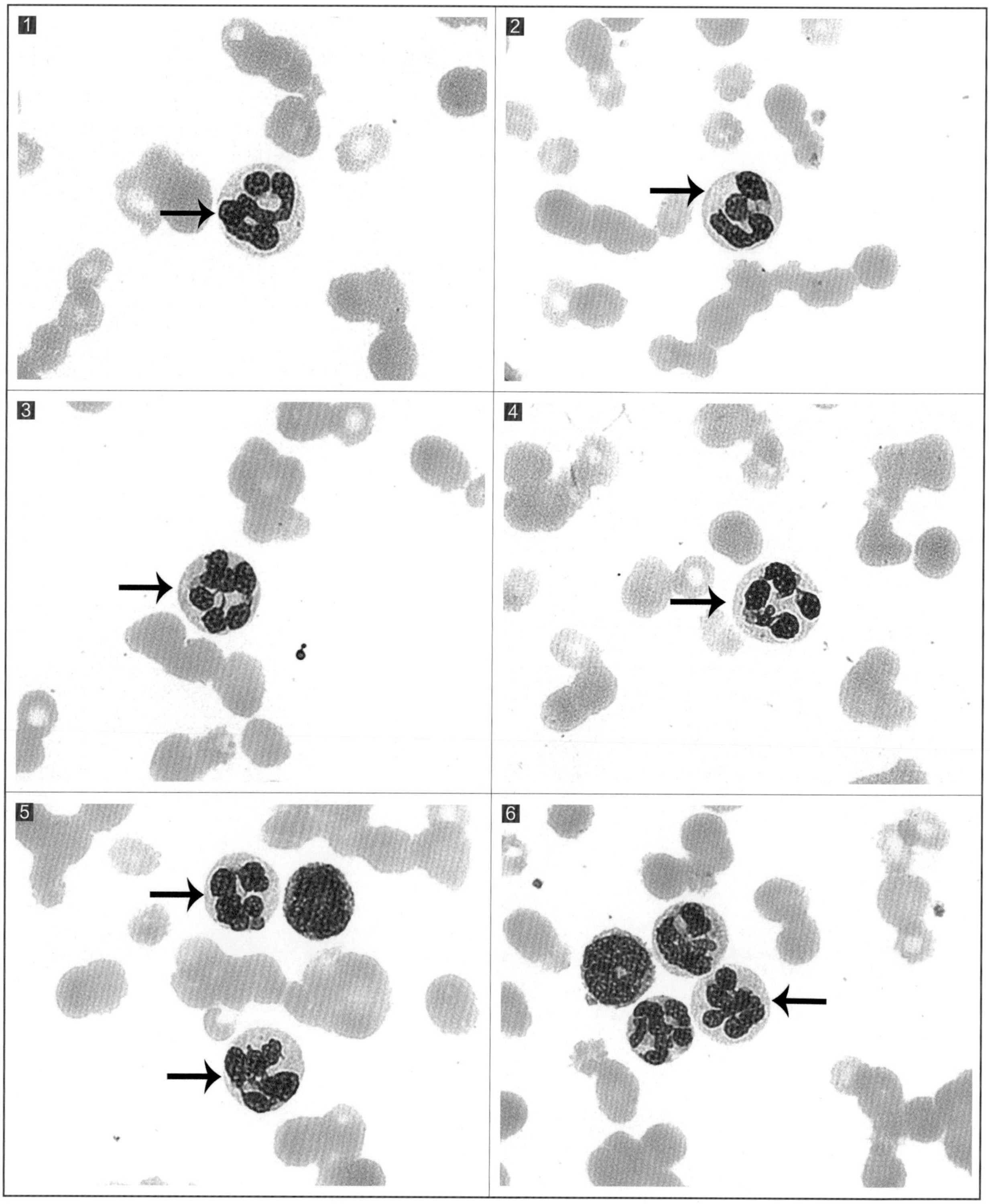

1

2

3

4

5

6

核形态异常的形态学特征

中性粒细胞的胞体增大，圆形或类圆形。细胞核形态不规则，分叶畸形，核染色质疏松。胞质内颗粒缺失，或同正常成熟中性粒细胞。常见于骨髓增生异常综合征、白血病、化疗后等。

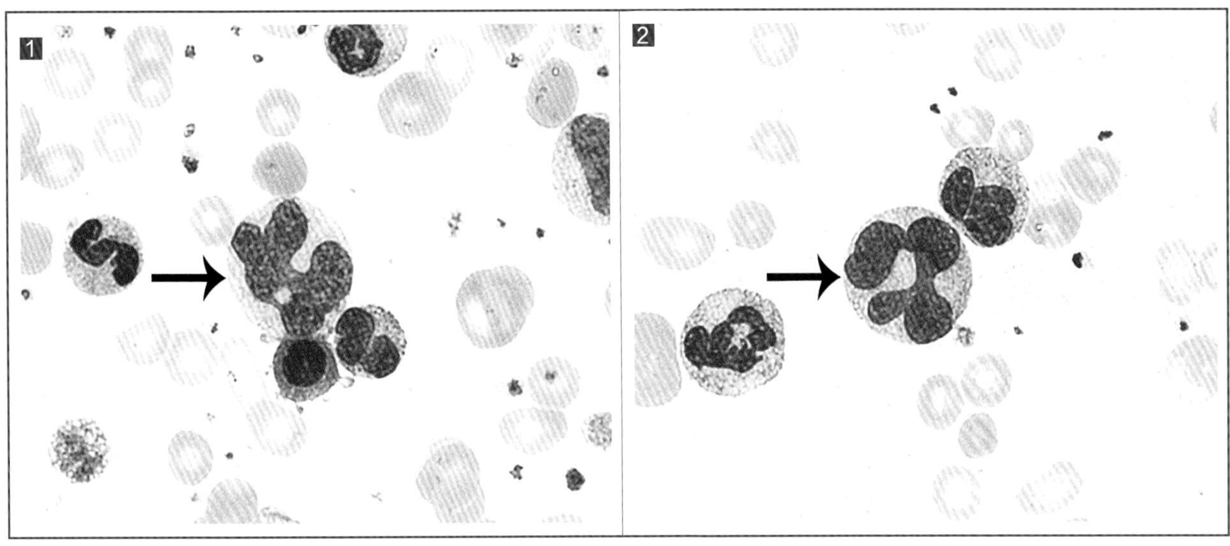

环形杆状核粒细胞的形态学特征

环形杆状核粒细胞的细胞核呈“面包圈样”，胞质同正常中性杆状核粒细胞。常见于骨髓增生异常综合征、急性髓系白血病和巨幼细胞性贫血等。

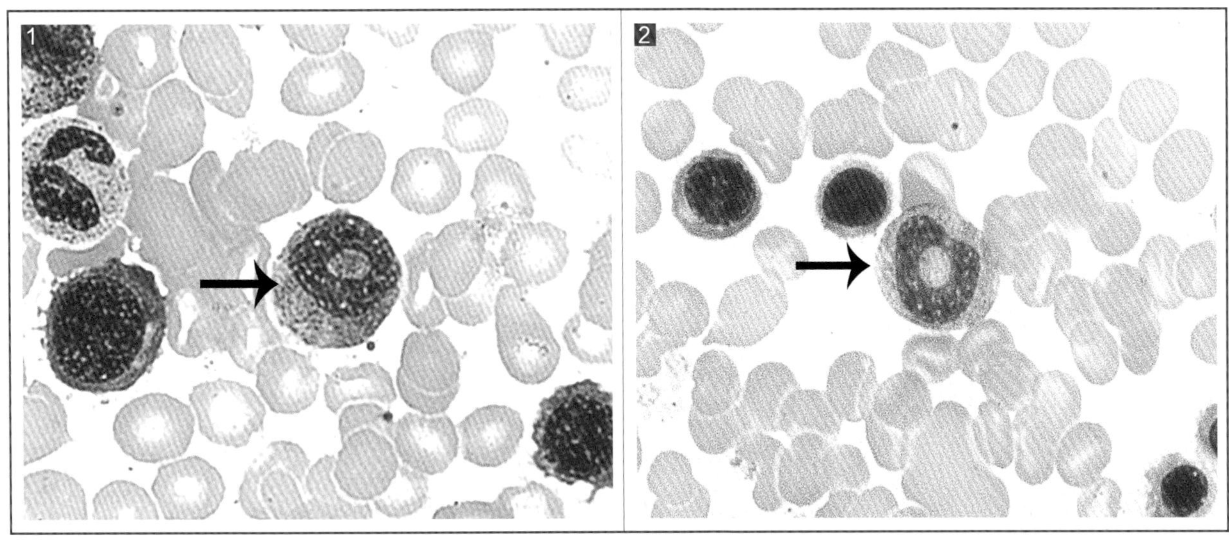

双核粒细胞的形态学特征

有两个独立的细胞核，这两个细胞核可以是相同发育阶段的，也可以是不同发育阶段的。常见于骨髓增生异常综合征、骨髓增生异常 / 骨髓增殖性肿瘤、急性髓系白血病、化疗后等。

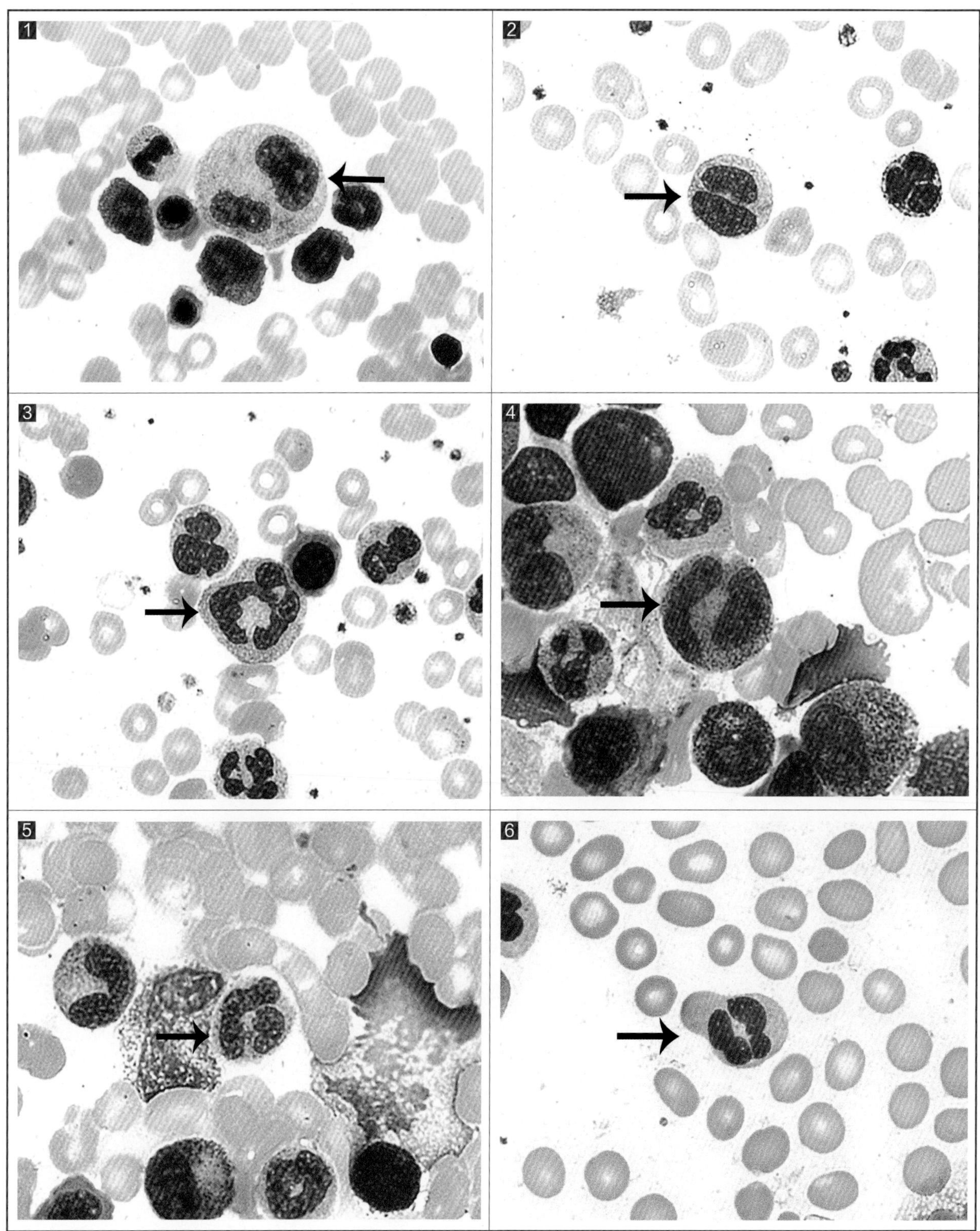

杯口细胞的形态学特征

细胞核呈“杯口样”，有明显的核内陷且程度大于核的25%，称为“杯口细胞”或“鱼嘴样细胞”。常见于伴有NPM1基因突变的急性髓系白血病，且比例常大于10%。国外报道其常见于急性粒单核细胞白血病或急性单核细胞白血病，但国内一些学者则认为其在急性粒细胞白血病和急性单核细胞白血病中比较常见，在急性早幼粒细胞白血病、急性淋巴细胞白血病中偶见。

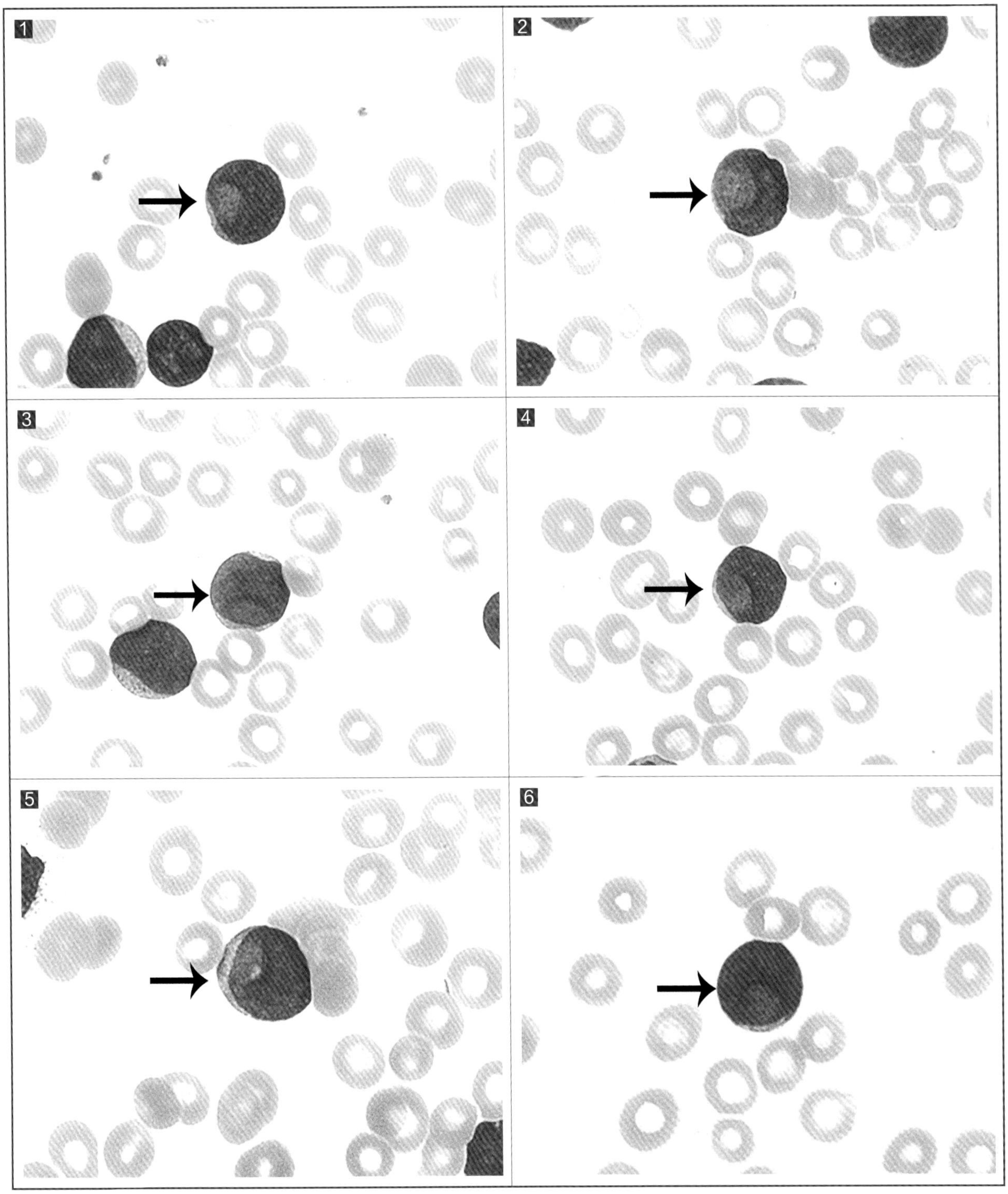

异常染色质凝集的形态学特征

异常染色质凝集是一种中性粒细胞核质变性的形态。核染色质聚集呈大块状，有清亮区分隔，形似凋亡的细胞核。常见于骨髓增生异常综合征、急性白血病等。

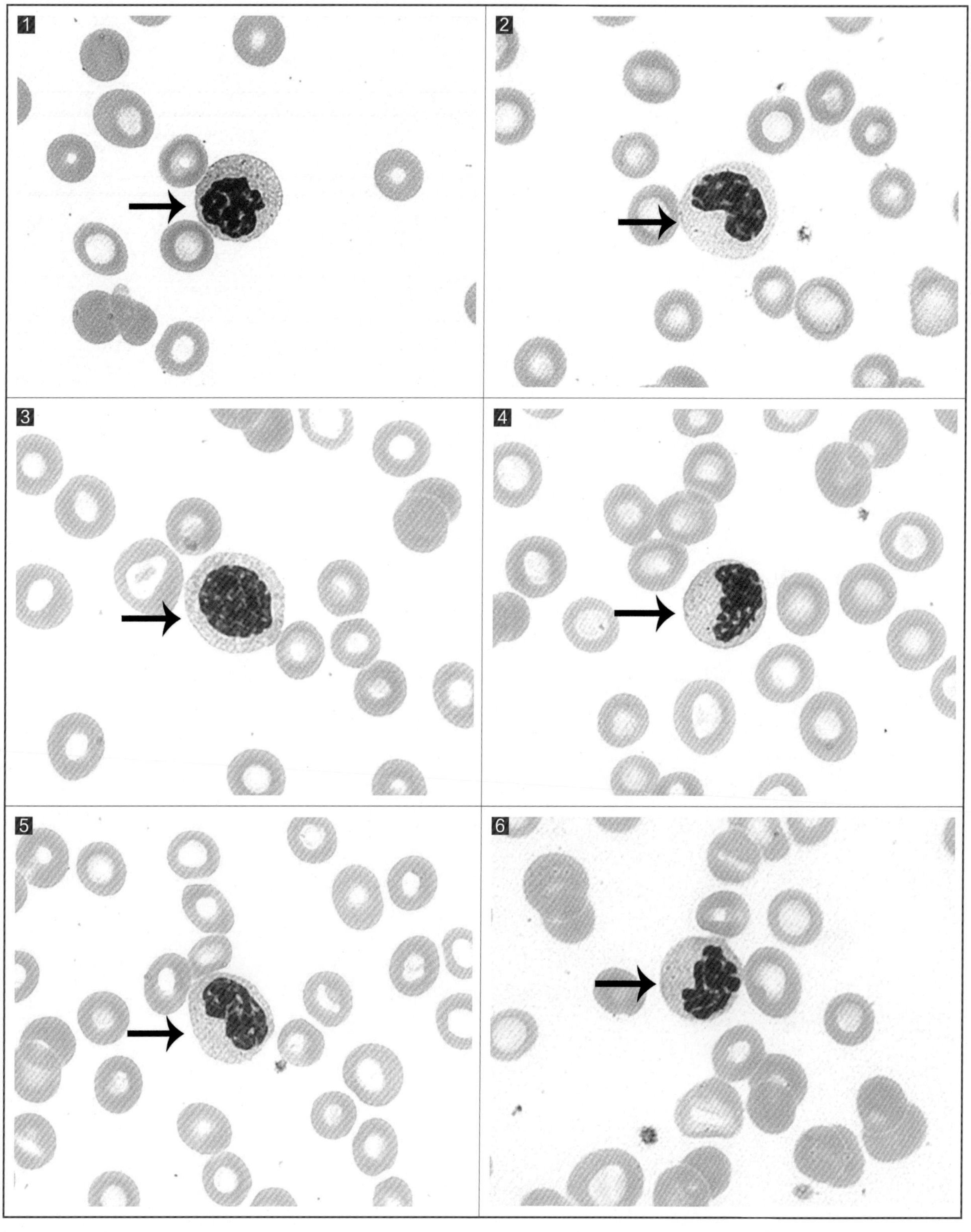

Auer 小体的形态学特征

瑞氏染色呈紫红色或红色的棒状小体，常见于急性髓系白血病的原始细胞胞质内。由嗜天青颗粒融合而成，主要含核糖核酸和脂类，髓过氧化物酶染色呈阳性。在急性髓系白血病中，Auer 小体可以单个或多个（↑）；在急性早幼粒细胞白血病中，Auer 小体可呈柴捆样堆积（↑）；有时 Auer 小体也可呈圆形或类圆形（↑）。

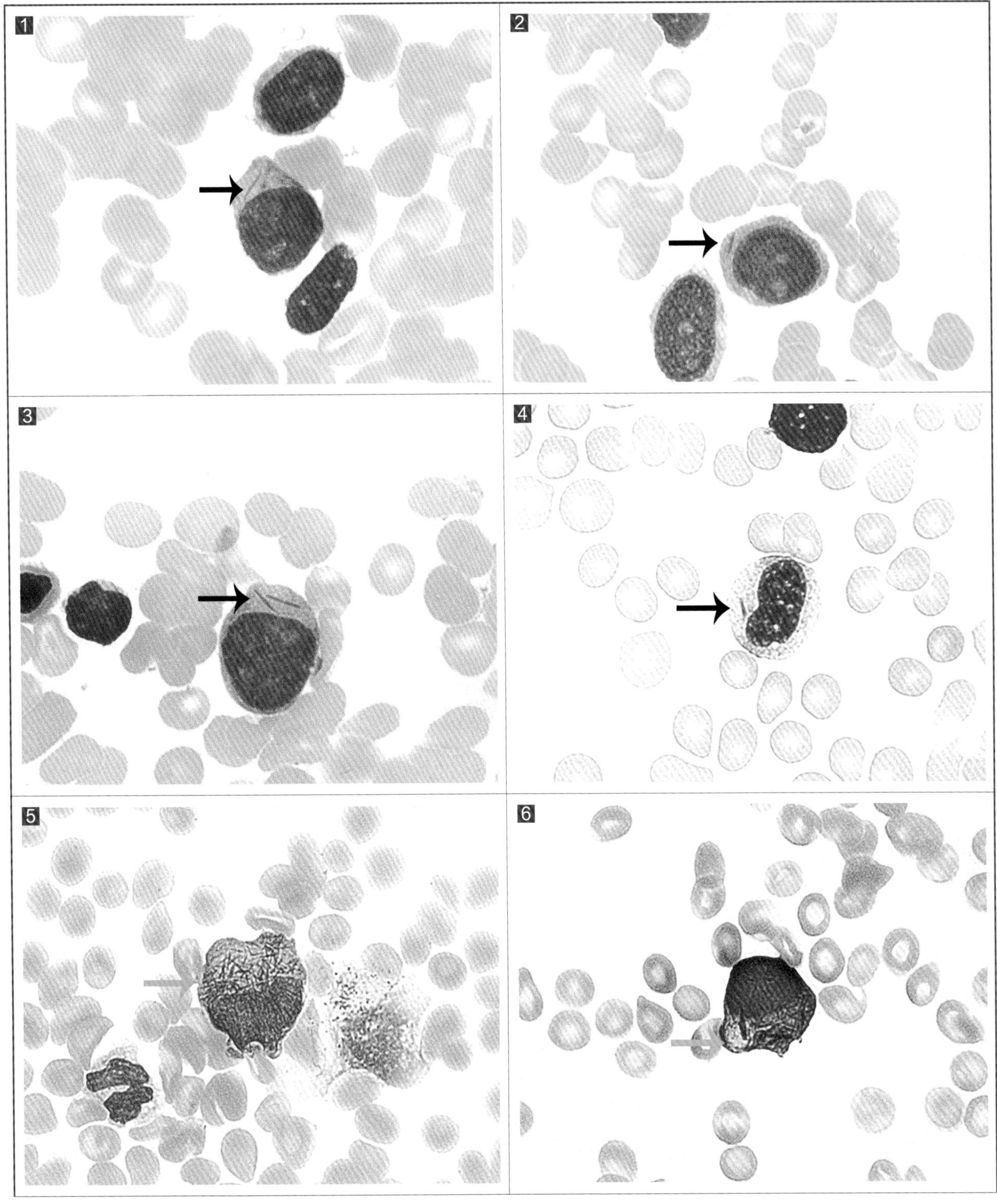

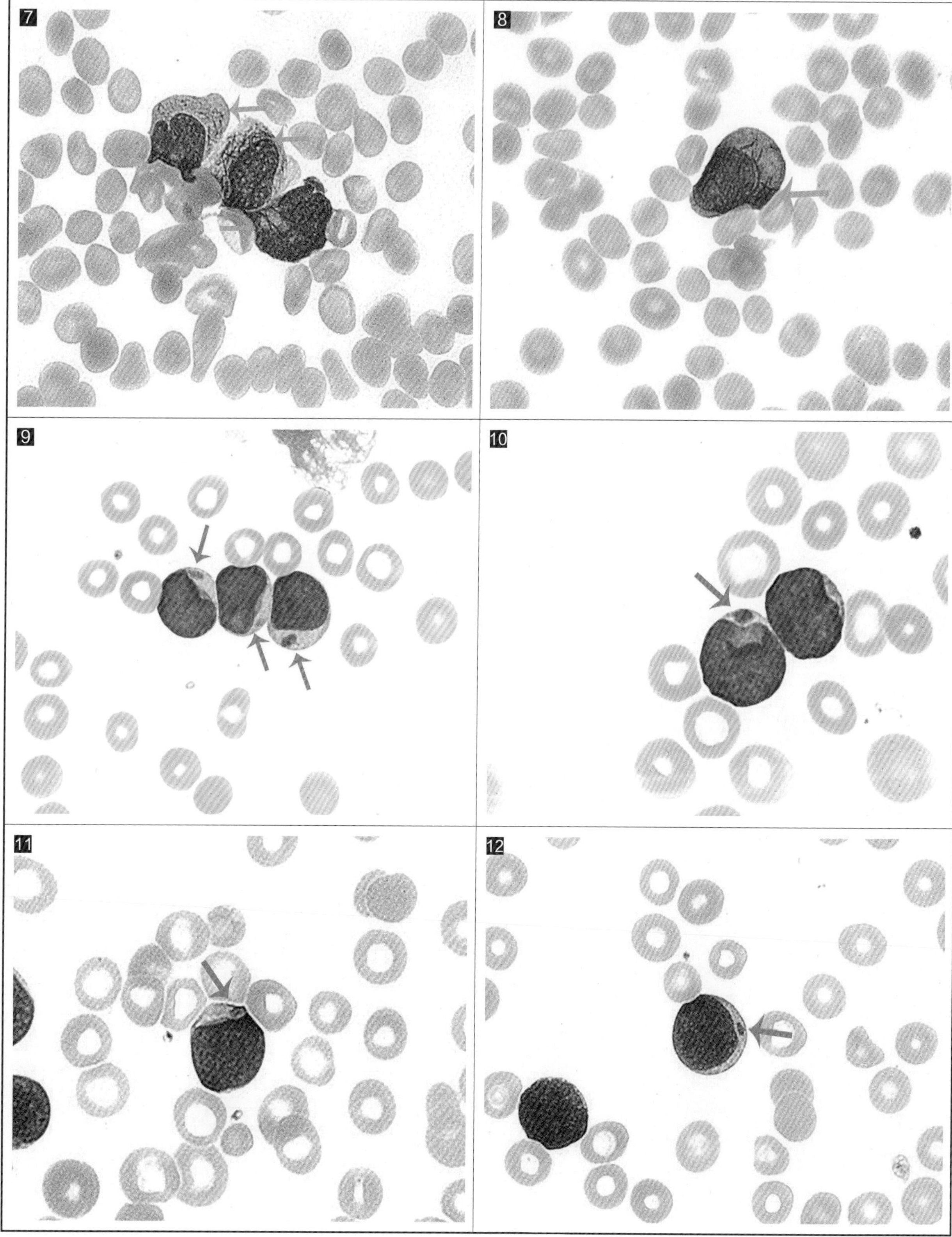
7
8
9
10
11
12

鼓槌小体的形态学特征

中性分叶核粒细胞的细胞核边缘处有小圆球样的突出物，一般呈鼓槌状或球拍状，称为鼓槌小体。

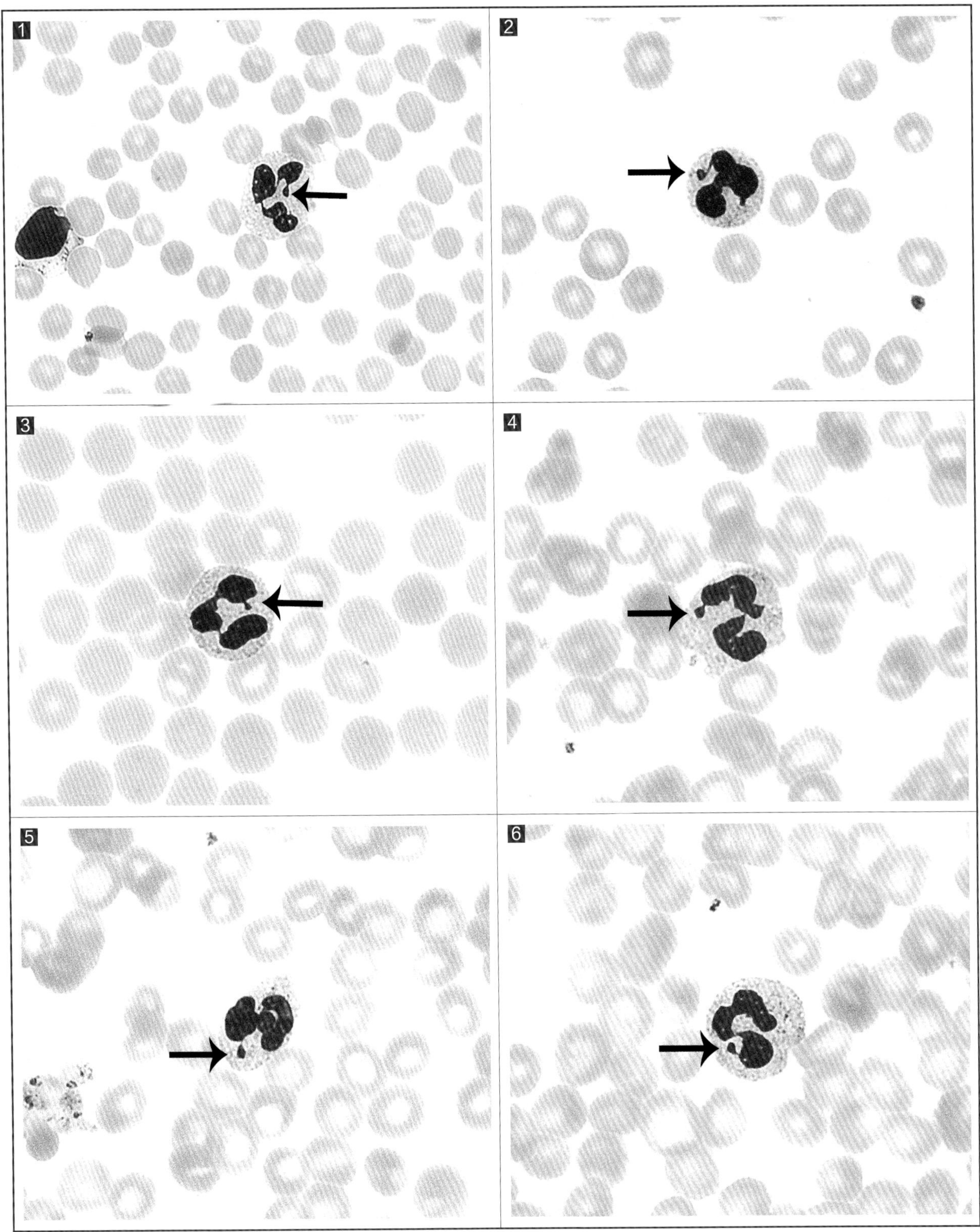

中性粒细胞吞噬现象的形态学特征

中性粒细胞具有吞噬功能，下图为中性粒细胞吞噬血小板。

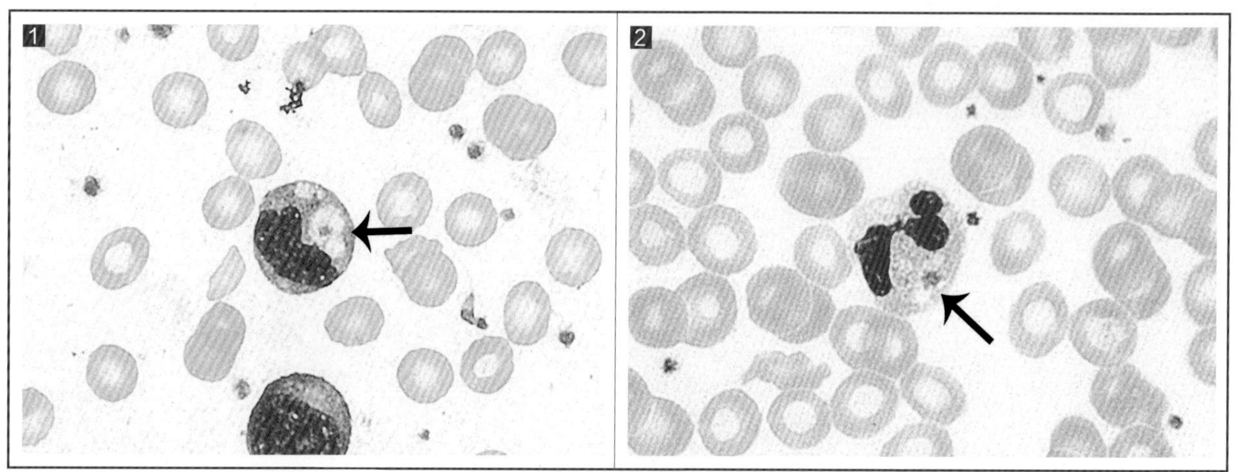

蝴蝶样核的形态学特征

异常早幼粒细胞的一种常见核形态，细胞核呈蝴蝶状、屁股瓣样。下图取自急性早幼粒细胞白血病治疗恢复阶段（↑）。

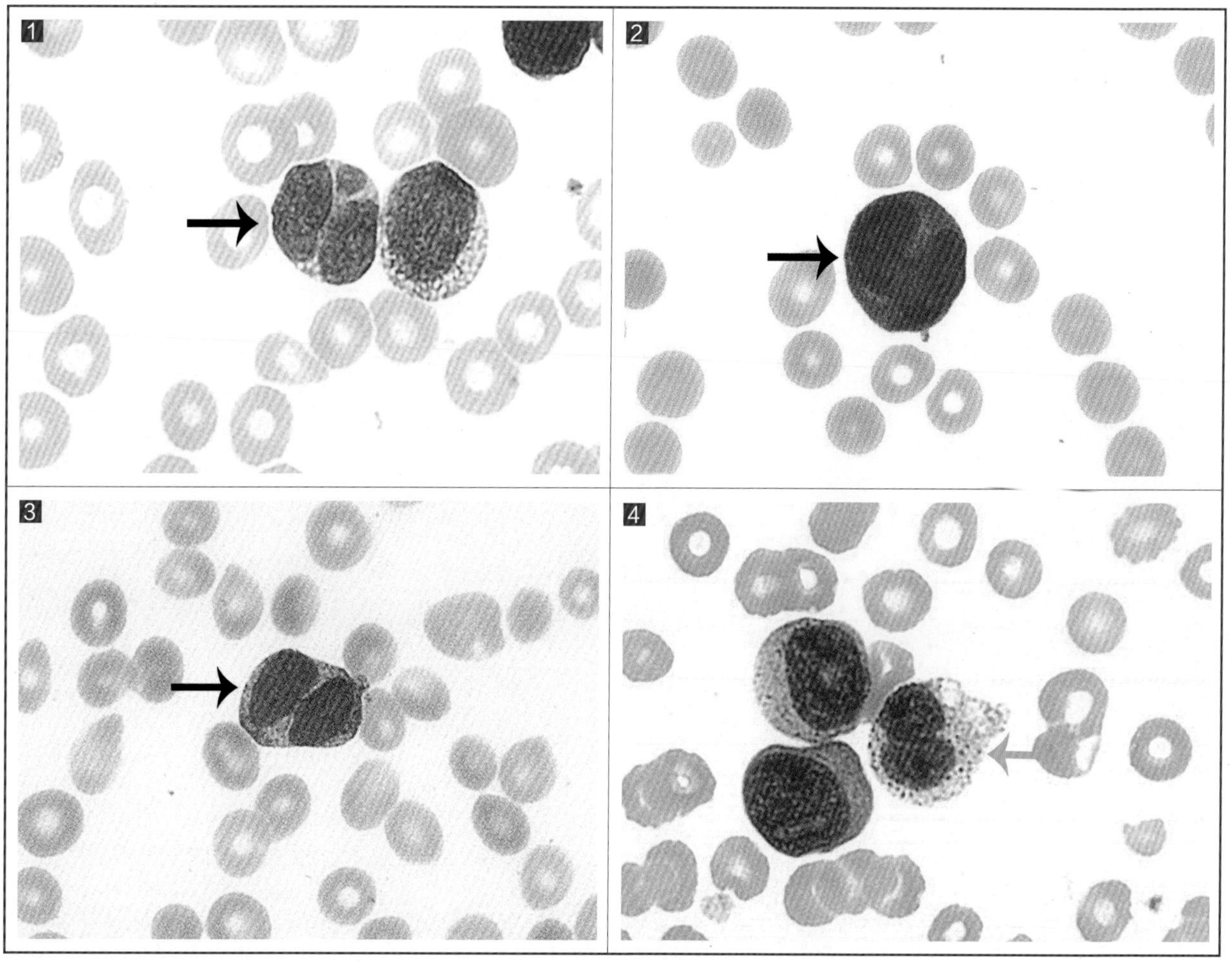

内外浆的形态学特征

异常早幼粒细胞的一种常见形态。由于胞质内颗粒分布不均，形态上将胞质分为内浆和外浆。内浆呈红色，充满紫红色嗜天青颗粒，有时颗粒粗大并覆盖于细胞核上。外浆呈透明的淡蓝色，常位于胞质边缘，多呈伪足样突起。

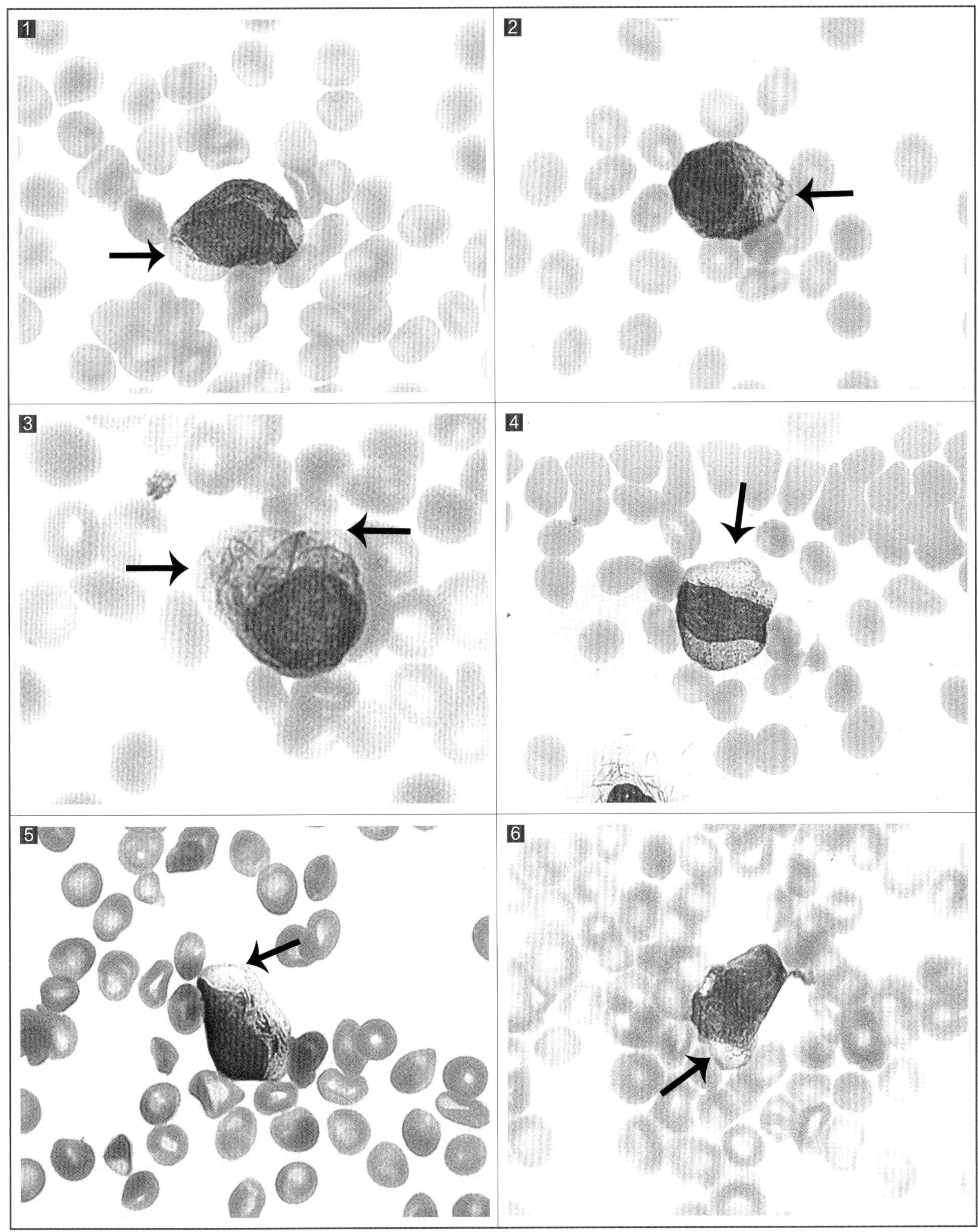

异常早幼粒细胞的形态学特征

异常早幼粒细胞常见于急性早幼粒细胞白血病，“蝴蝶样”核、内外浆、柴捆小体都是异常早幼粒细胞的形态学特征，有时在细胞核上可见白色的细杆状小体（↑）。根据异常早幼粒细胞胞质内的颗粒，可分为粗颗粒型、细颗粒型和无颗粒型。胞质颗粒粗大时，看不清核的结构；颗粒细小或无颗粒时，易将其误认成单核细胞（↑）。

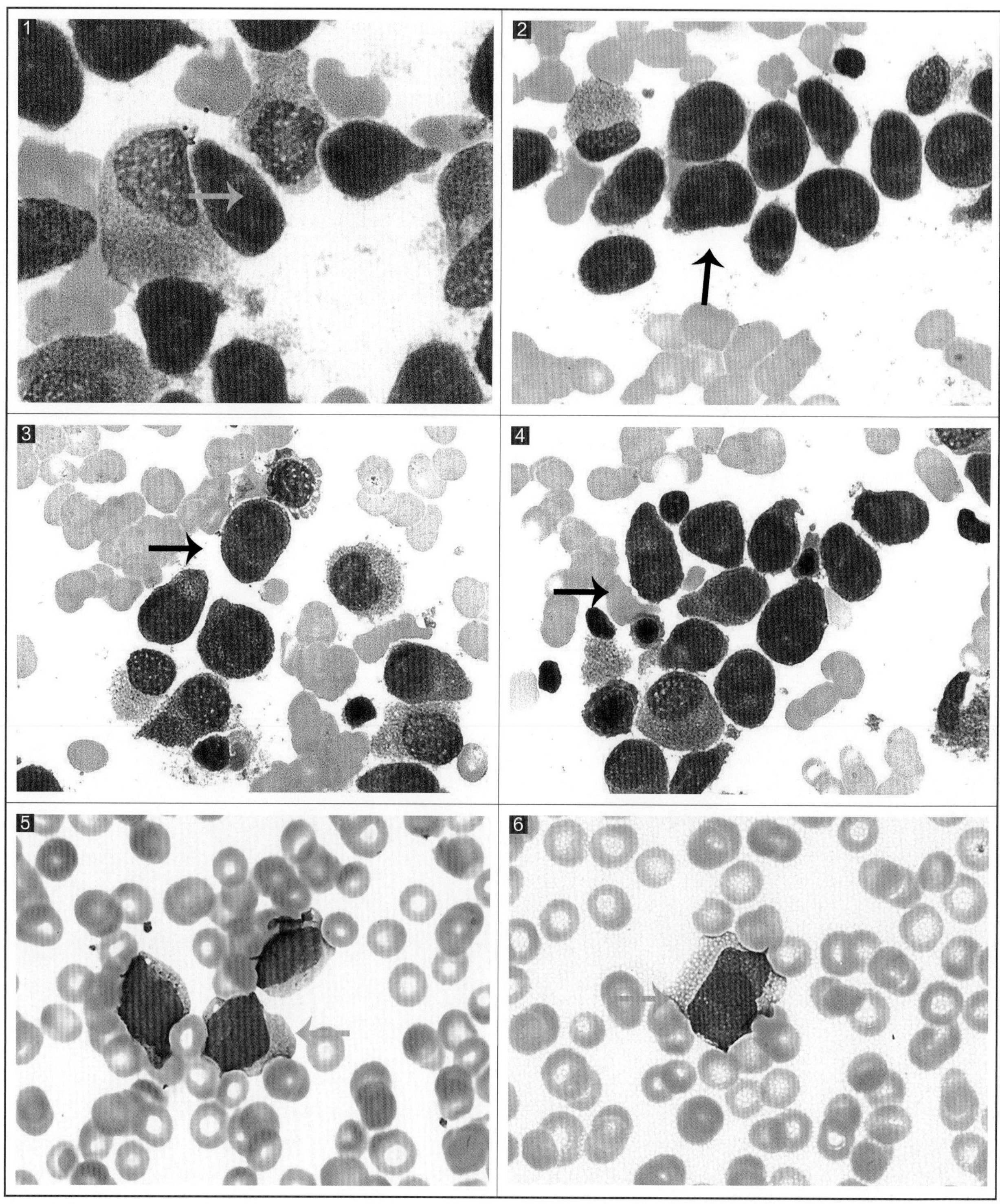

异常中性中幼粒细胞的形态学特征

异常中性中幼粒细胞的细胞核形状同正常中性中幼粒细胞，部分可见轻微凹陷，核染色质细致疏松，可见核仁。胞质颜色呈“朝阳红色”，不同于正常中性中幼粒细胞的胞质颜色，胞质内可见“黄沙样”颗粒，有明显的核质发育不平衡。细胞计数时，其等同于原始细胞，常见于急性髓系白血病(M2b)。

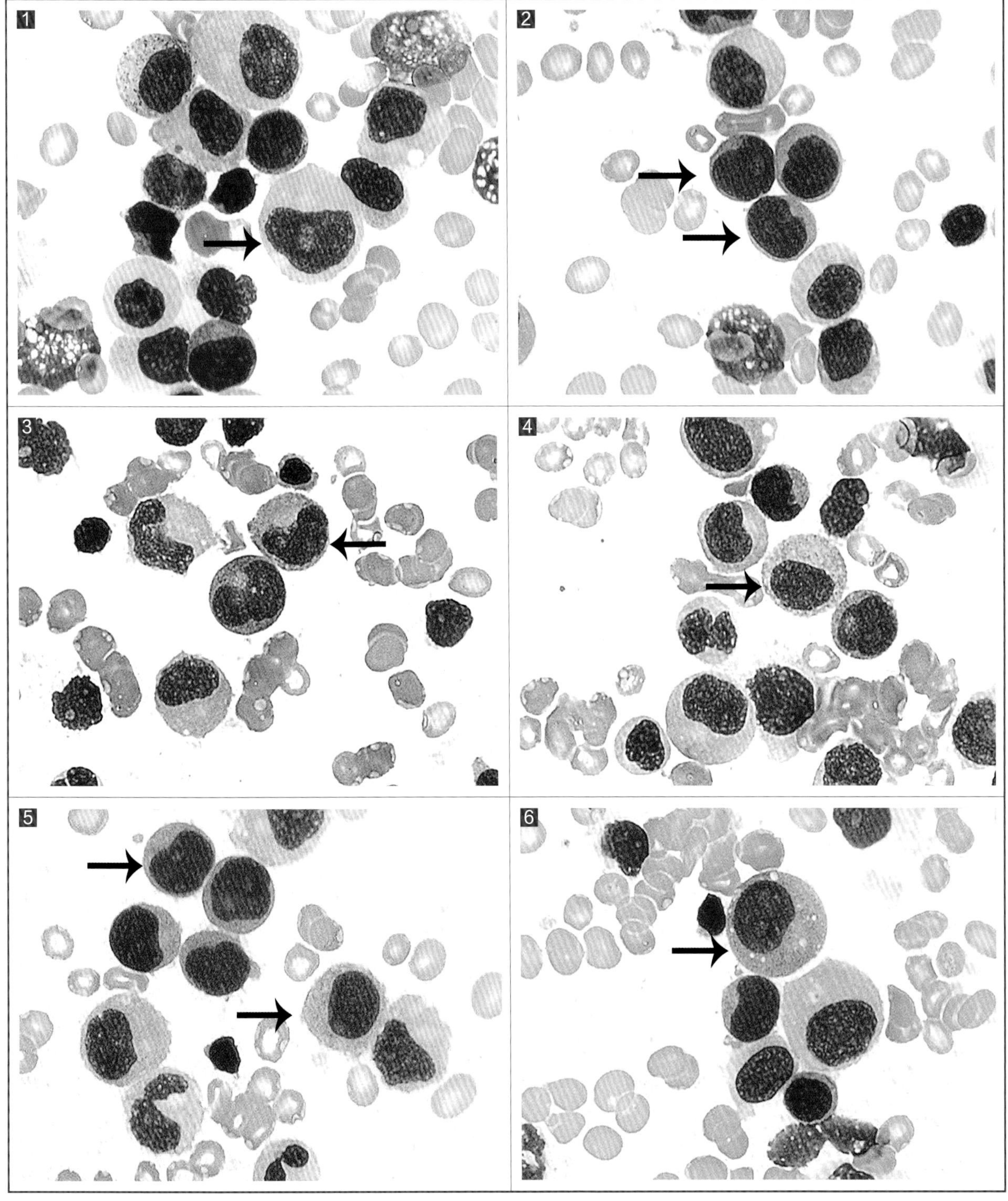

白细胞聚集的形态学特征

正常外周血细胞涂片中，白细胞呈独立分散排布。白细胞聚集是一种类似于血小板聚集的异常形态。白细胞成群聚集在一起，会影响血常规中白细胞计数结果的准确性，造成白细胞总数假性偏低。

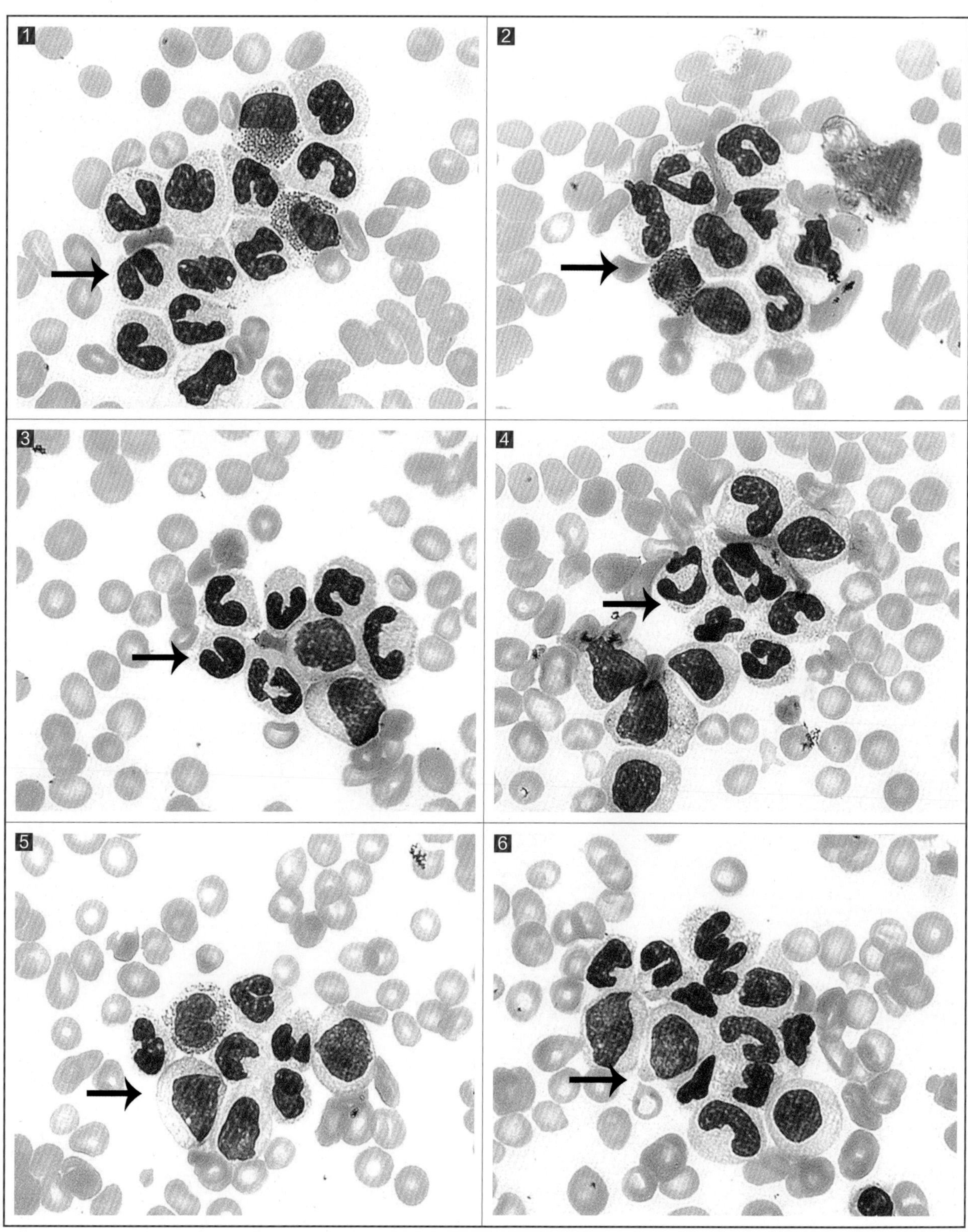

退行性变的形态学特征

中性粒细胞发生胞体肿大、边缘模糊、不清楚、核固缩、核肿胀和核溶解（核染色质模糊、疏松）等现象，常见于衰老和发生病变的细胞。

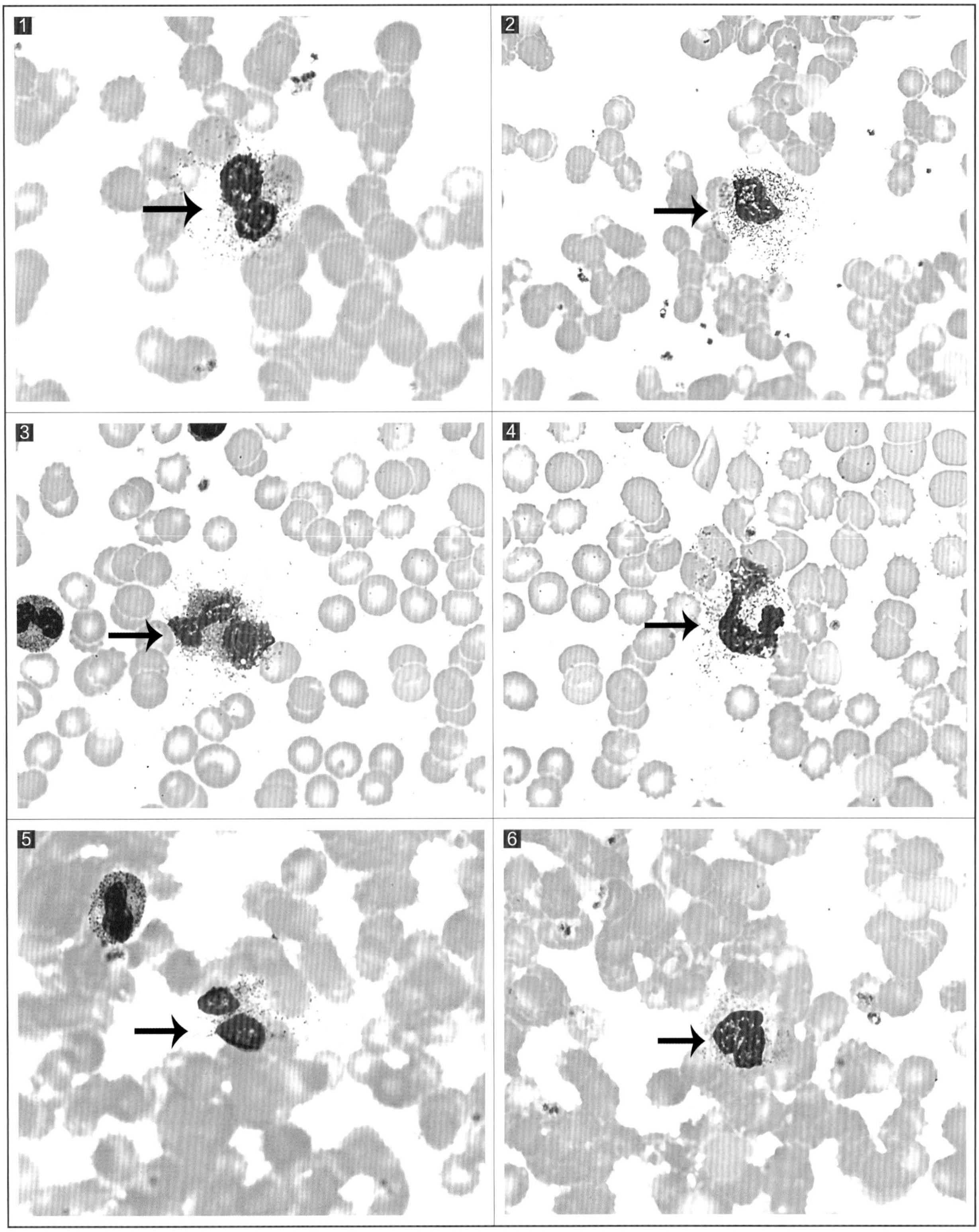

凋亡细胞的形态学特征

凋亡是指由凋亡基因控制的细胞自发地有序死亡。凋亡细胞的细胞结构清晰，胞体较小，呈圆形。细胞核固缩，呈小球状，有时可碎裂成大小不一、数量不等的小体。胞质的特征与凋亡前细胞的胞质特征相同。因此，可根据细胞胞质的形态学特征来判断凋亡细胞的来源。在外周血涂片中，可见少量的凋亡细胞。

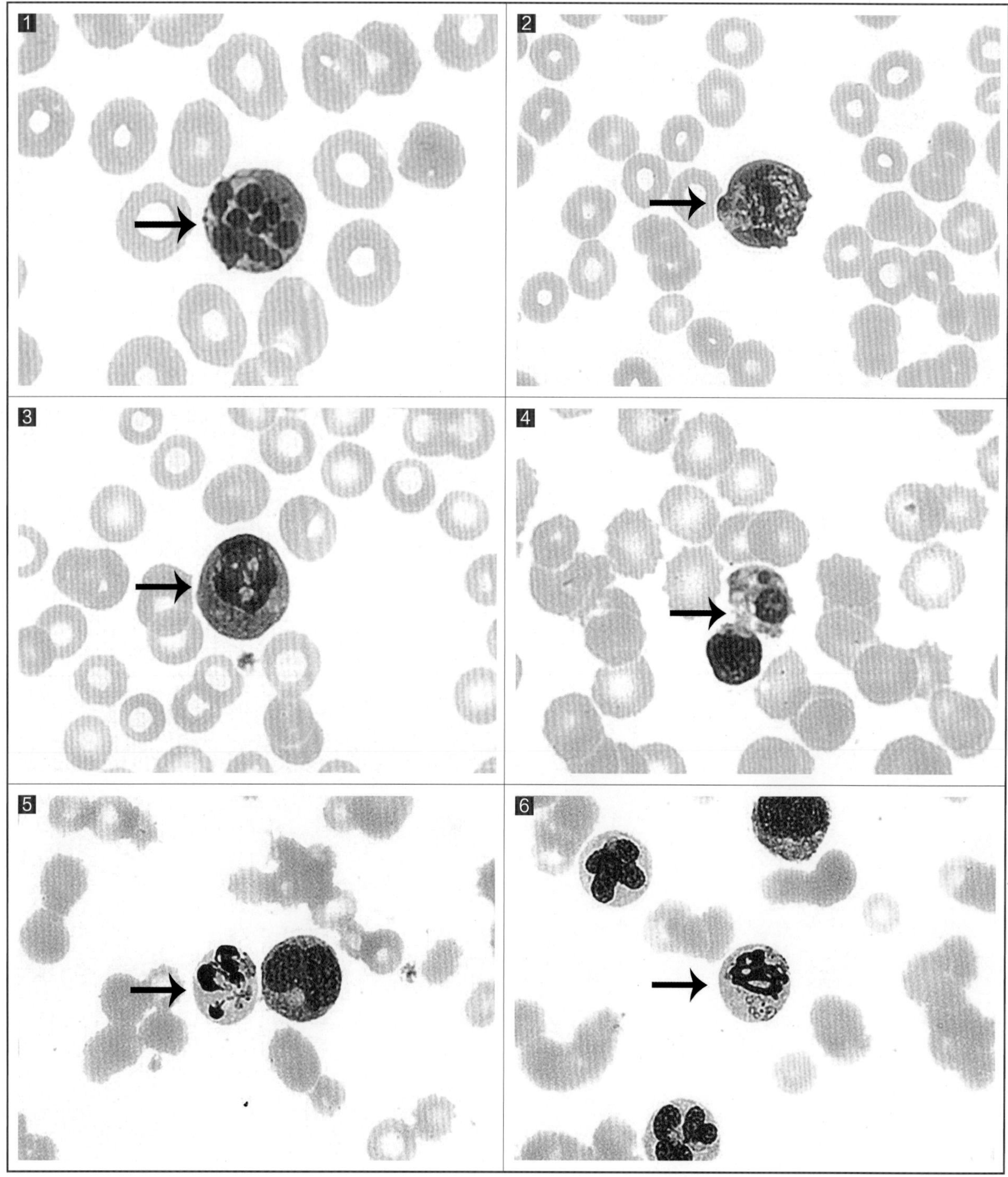

第三节　嗜酸性粒细胞系统的正常形态学特征

嗜酸性早幼粒细胞的形态学特征

（1）胞体：直径 15～25μm，为正常红细胞平均直径的 2.1～3.5 倍，圆形或类圆形。

（2）胞核：同中性早幼粒细胞的细胞核。

（3）胞质：多呈蓝色，内含丰富的、圆形且大小一致、排列紧密的橘红色嗜酸性颗粒，像裂开的石榴。有的胞质内含有紫黑色颗粒，形态似嗜碱性颗粒，这种嗜酸性粒细胞称为双染性嗜酸性粒细胞。这种形态多见于中晚幼阶段的嗜酸性粒细胞。

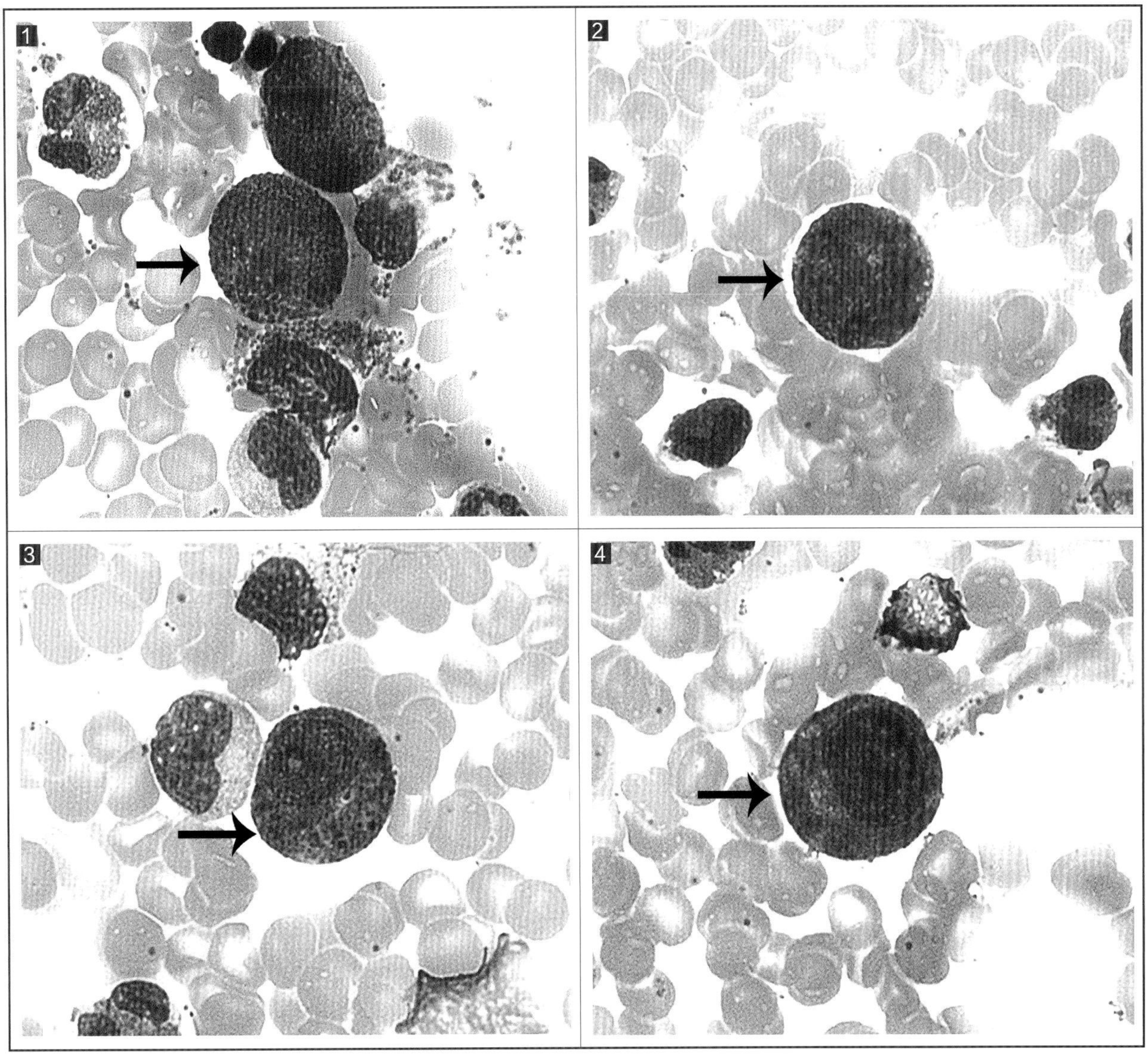

嗜酸性中幼粒细胞的形态学特征

（1）胞体：直径 15 ~ 20μm，为正常红细胞平均直径的 2.1 ~ 2.8 倍，圆形或类圆形。

（2）胞核：同中性中幼粒细胞的细胞核。

（3）胞质：量多且呈蓝色，内含丰富的、大小一致、圆形、排列紧密的、橘红色、粗大的嗜酸性颗粒，有立体感及折光性。这个阶段可以出现双染性嗜酸性粒细胞。

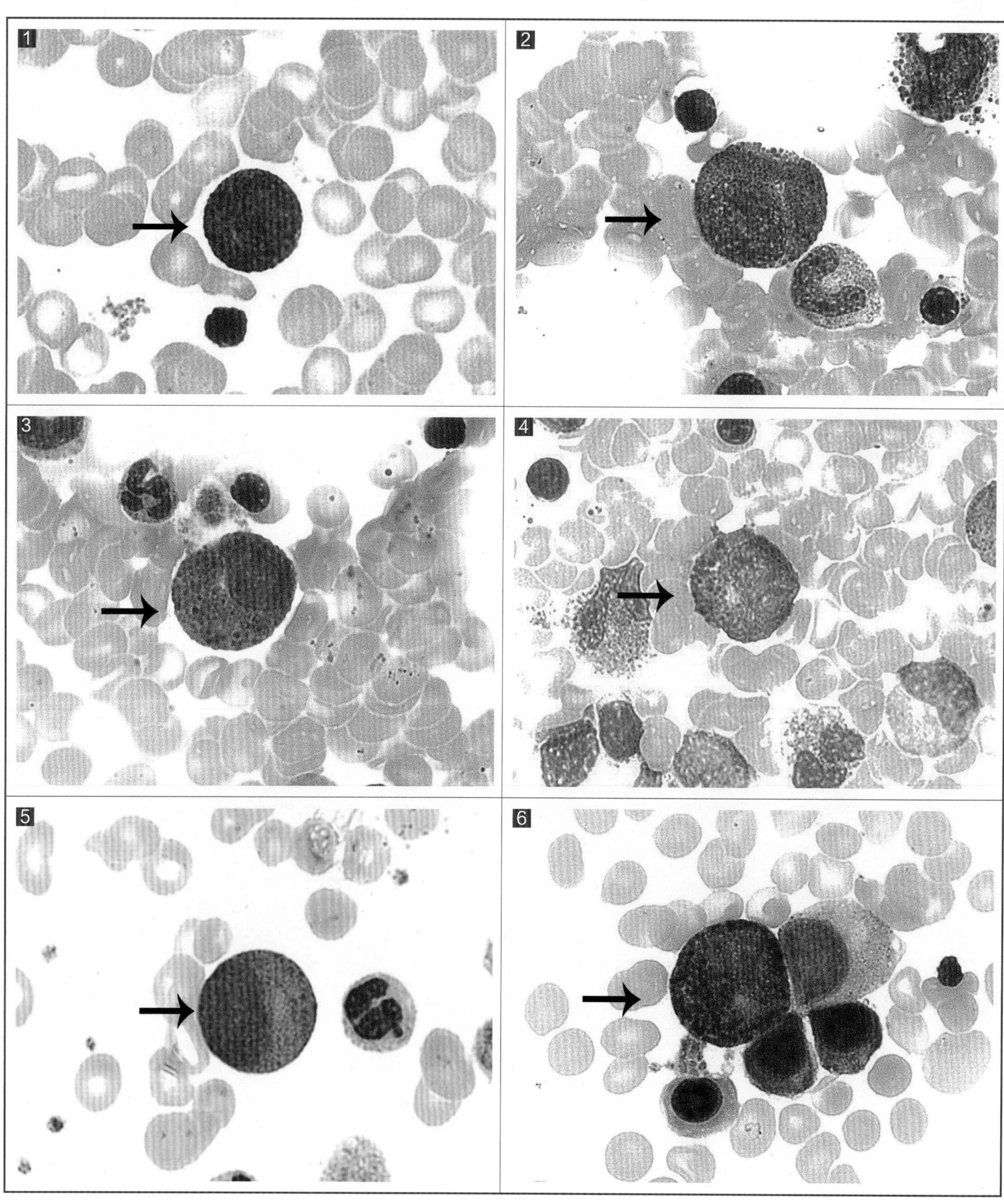

嗜酸性晚幼粒细胞的形态学特征

（1）胞体：直径 10 ~ 16μm，为正常红细胞平均直径的 1.4 ~ 2.2 倍，圆形或类圆形。

（2）胞核：同中性晚幼粒细胞的细胞核。

（3）胞质：充满嗜酸性颗粒，像裂开的石榴。

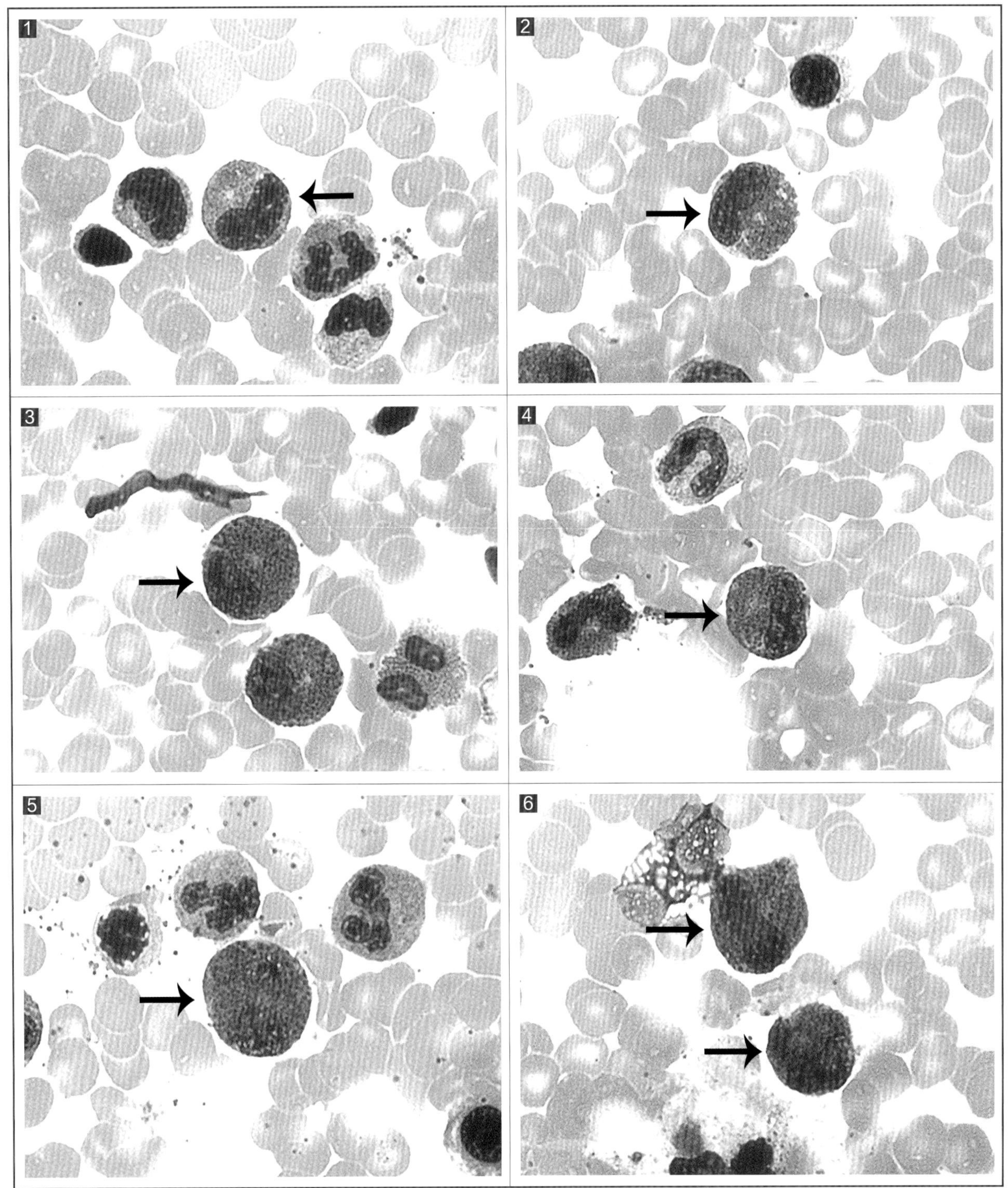

嗜酸性杆状核粒细胞的形态学特征

(1) 胞体：直径 11～16μm，为正常红细胞平均直径的 1.5～2.2 倍，圆形或类圆形。

(2) 胞核：同中性杆状核粒细胞。

(3) 胞质：充满嗜酸性颗粒。

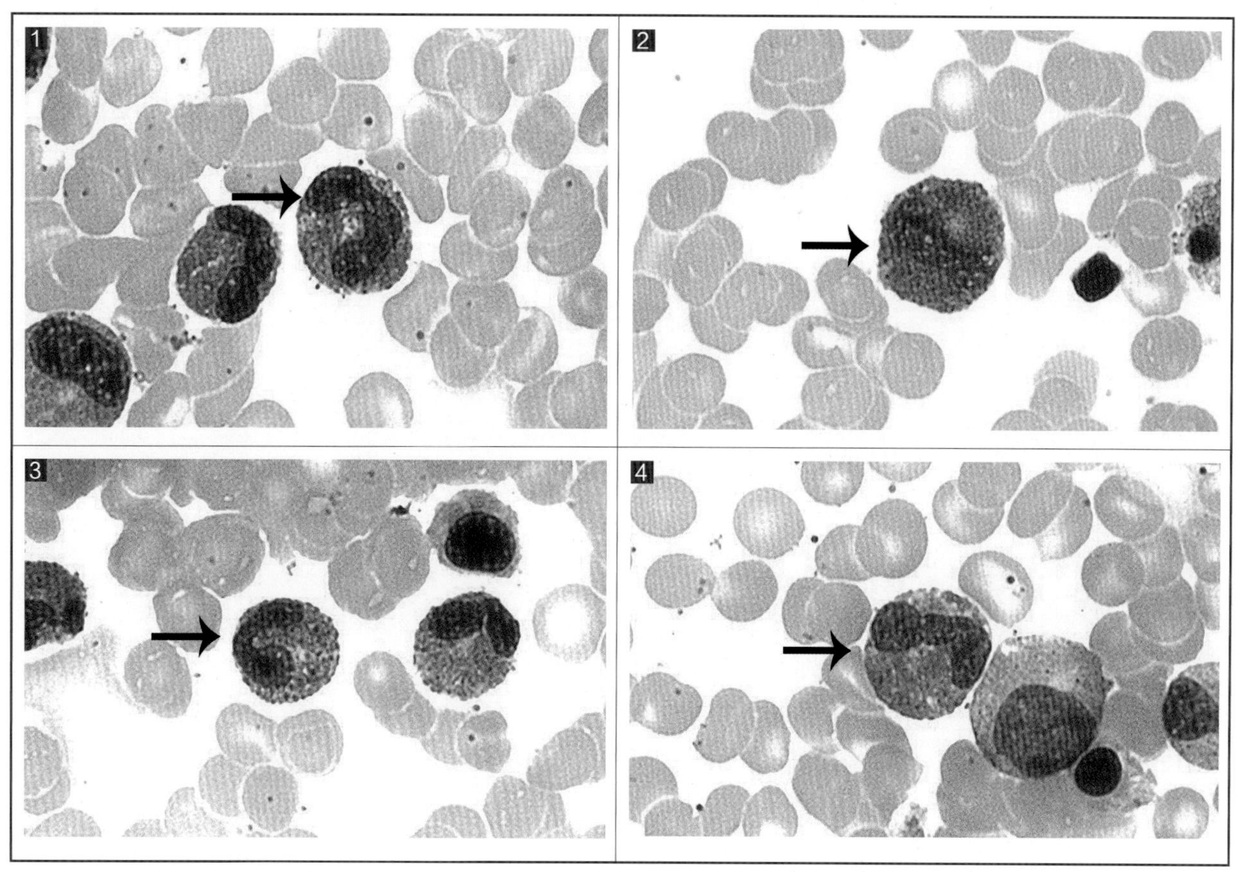

嗜酸性分叶核粒细胞的形态学特征

(1) 胞体：直径 11～16μm，为正常红细胞平均直径的 1.5～2.2 倍，圆形或类圆形。

(2) 胞核：常分为两叶，如眼睛或耳麦。

(3) 胞质：充满嗜酸性颗粒。

正常人外周血中可见少量嗜酸性分叶核粒细胞，占白细胞总数的 0.5%～5%，增多可见于过敏、皮肤病、寄生虫病等。

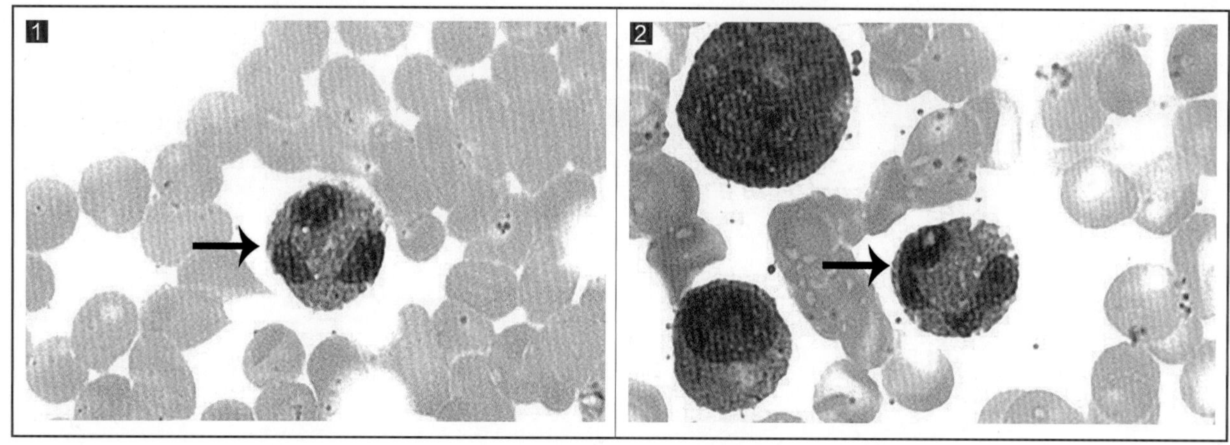

第四节　嗜酸性粒细胞系统的异常形态学特征

嗜酸性粒细胞浆质体的形态学特征

幼稚细胞极度增生时，其胞质逸出而形成一个圆球形或近球形的小体，无细胞核，又称浆逸出体或胞浆球。直径一般为正常红细胞平均直径的 1～1.5 倍，有些直径略大，下图为嗜酸性粒细胞的浆质体。

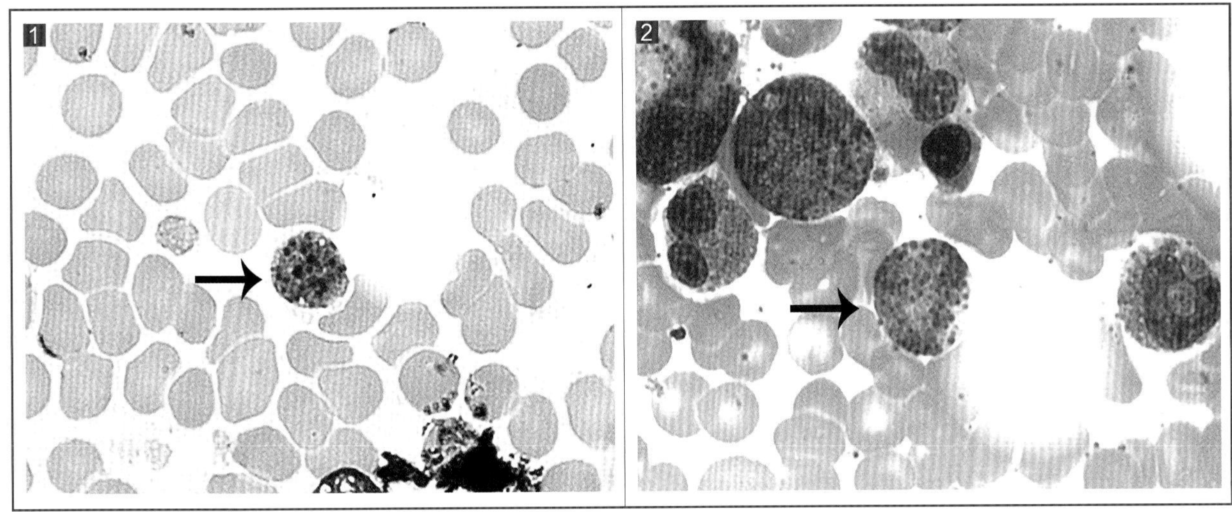

异常嗜酸性粒细胞的形态学特征

异常嗜酸性粒细胞的嗜酸性颗粒比正常未成熟嗜酸性粒细胞的颗粒更大，呈紫黑色，部分颗粒密集导致无法看清细胞核结构，常见于急性髓系白血病（M4Eo）。

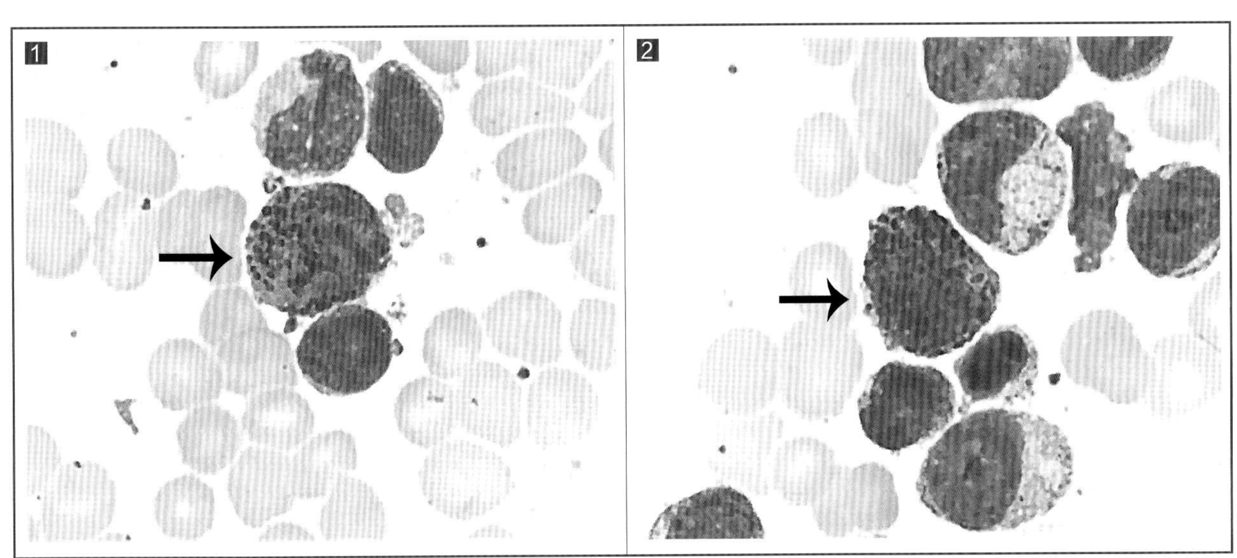

嗜酸性粒细胞颗粒缺失的形态学特征

正常嗜酸性粒细胞胞质内的嗜酸性颗粒如石榴子一样饱满，当颗粒缺失时，局部胞质颜色呈淡蓝色。颗粒缺失的嗜酸性粒细胞有时可能会干扰血液分析仪检测外周血白细胞分类的准确性。

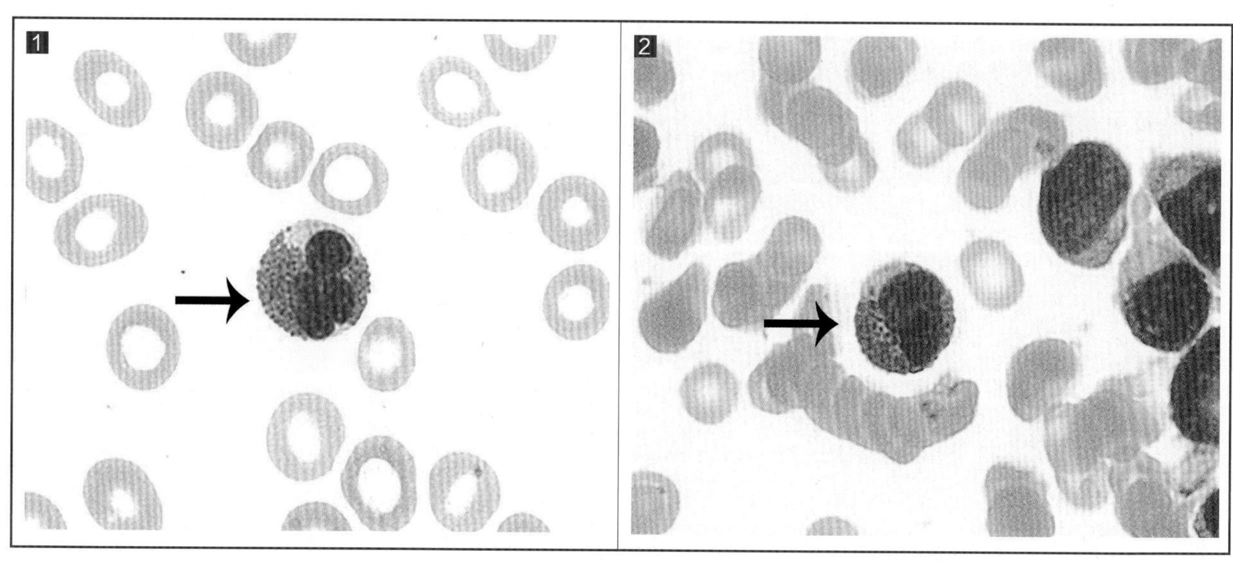

退化的嗜酸性粒细胞的形态学特征

嗜酸性粒细胞发生胞体肿大、边缘不清、结构模糊、核肿胀、核溶解、核固缩、嗜酸性颗粒溢出细胞质等现象，常见于衰老和发生病变的嗜酸性粒细胞。

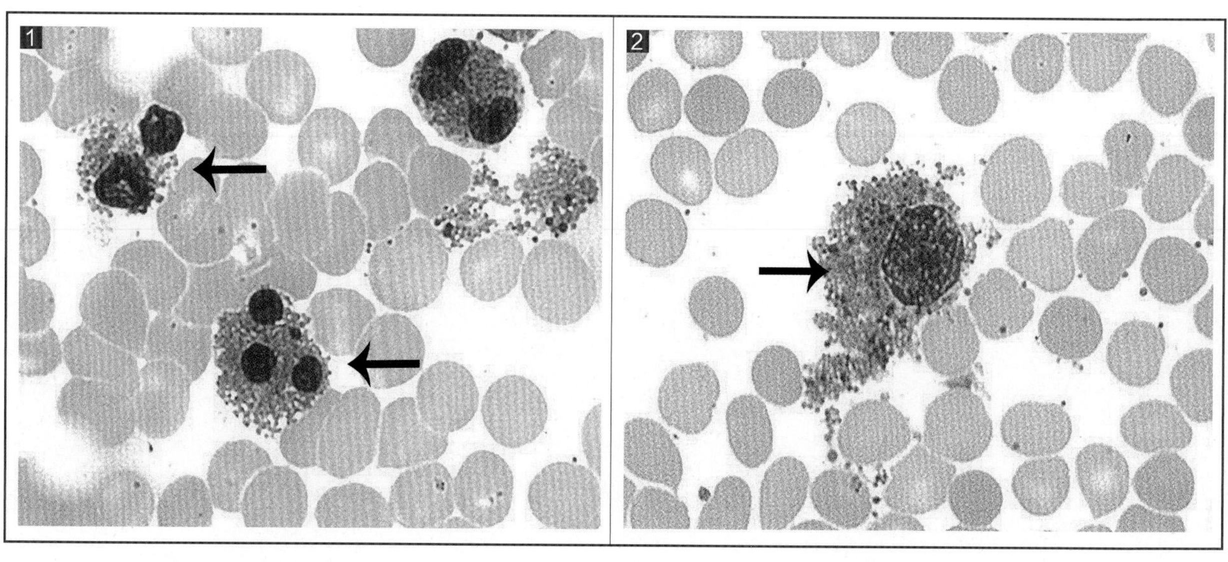

第五节　嗜碱性粒细胞系统的正常形态学特征

嗜碱性早幼粒细胞的形态学特征

（1）胞体：圆形或类圆形。

（2）胞核：椭圆形或近椭圆形，但轮廓不清楚，核染色质较模糊。

（3）胞质：量较少，颜色呈淡蓝色或淡红色，胞质内和细胞核上含有数量较少、粗大、大小不一、形态不同、排列凌乱的嗜碱性颗粒，呈深紫黑色或深紫红色。

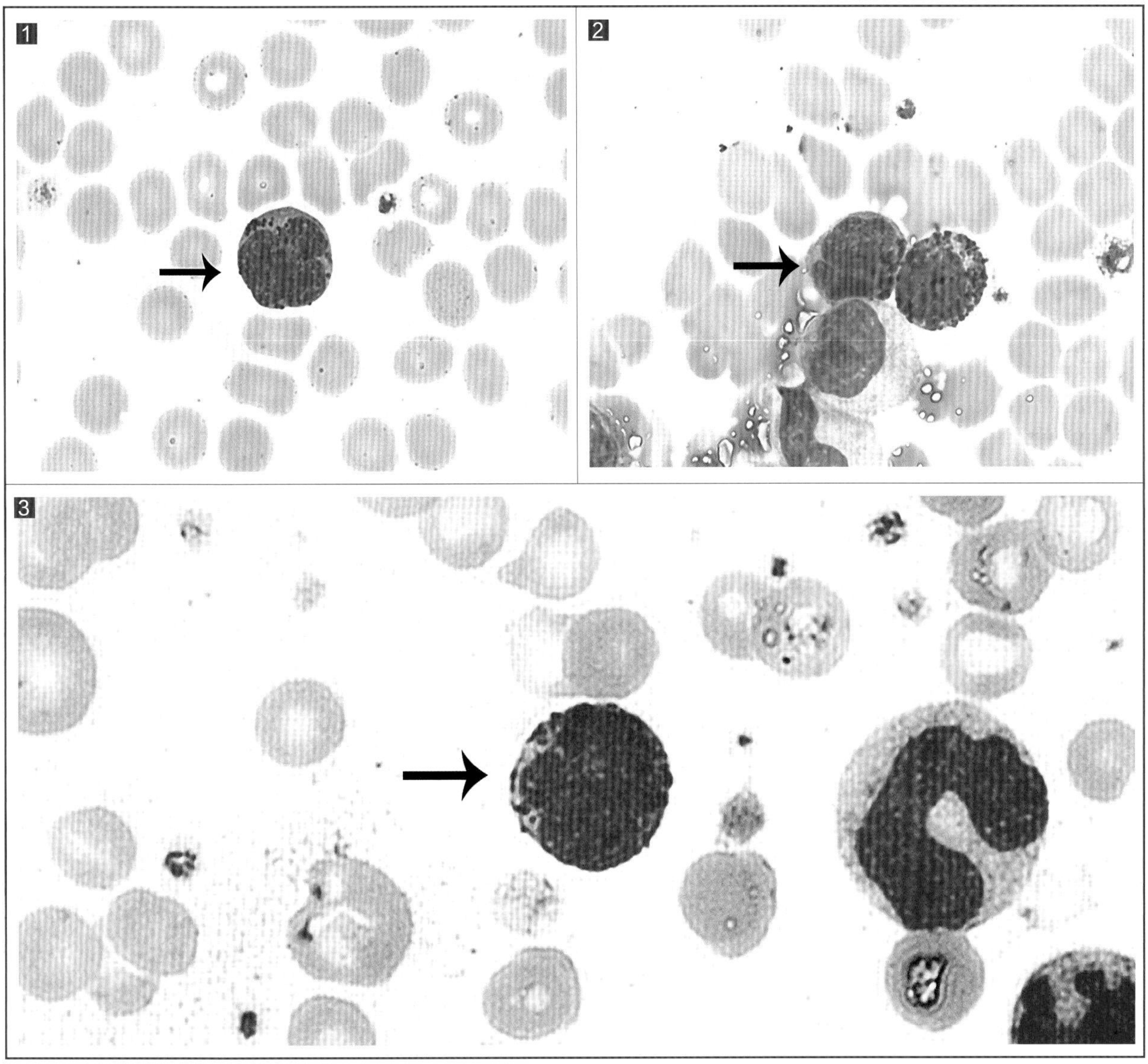

嗜碱性中幼粒细胞的形态学特征

（1）胞体：直径 10～15μm，为正常红细胞平均直径的 1.4～2.1 倍，比中性中幼粒细胞的胞体略小。

（2）胞核：形状同中性中幼粒细胞的细胞核，但轮廓不清楚，核染色质较模糊。

（3）胞质：量中等，颜色呈淡蓝色或淡红色，胞质内和细胞核上含有数量较少、粗大、大小不一、形态不同、排列凌乱的嗜碱性颗粒，呈深紫黑色或深紫红色。

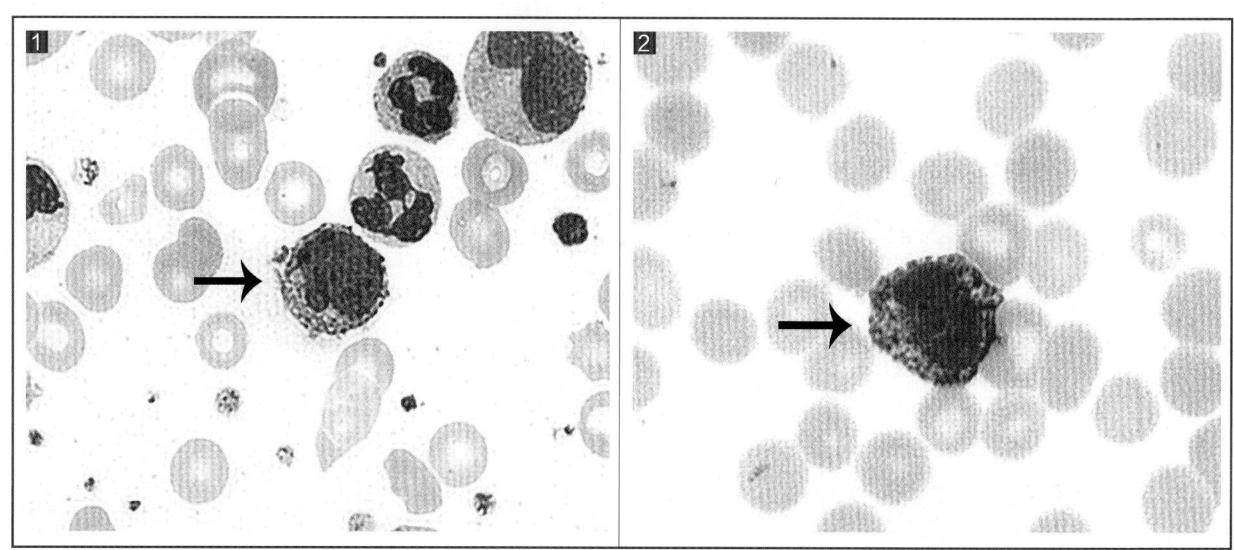

嗜碱性晚幼粒细胞的形态学特征

（1）胞体：直径 10～14μm，为正常红细胞平均直径的 1.4～2 倍，圆形或类圆形。

（2）胞核：形状同中性晚幼粒细胞的细胞核，轮廓不清楚。

（3）胞质：量较少，颜色呈淡蓝色或淡红色，胞质内和细胞核上含有数量较少、粗大、大小不一、形态不同、排列凌乱的嗜碱性颗粒，呈深紫黑色或深紫红色。

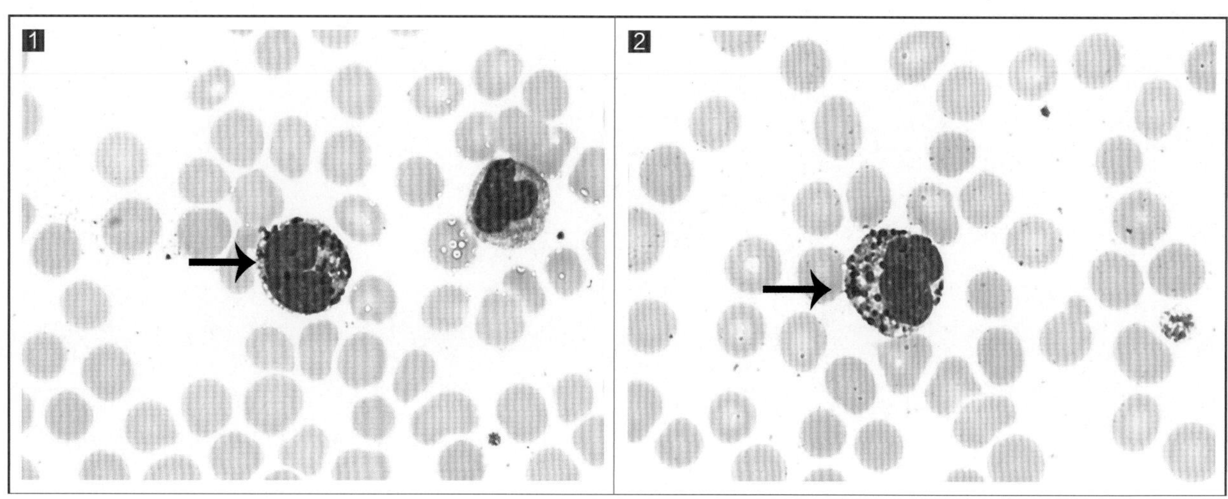

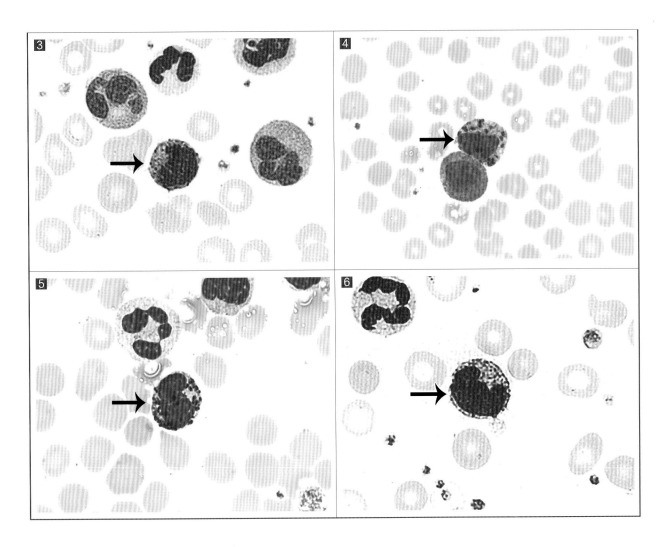

嗜碱性杆状核粒细胞的形态学特征

（1）胞体：直径 10～12μm，为正常红细胞平均直径的 1.4～1.7 倍，圆形或类圆形。

（2）胞核：呈模糊杆状。

（3）胞质：胞质内和细胞核上常覆盖紫黑色的、数量不等、大小不均的嗜碱性颗粒。

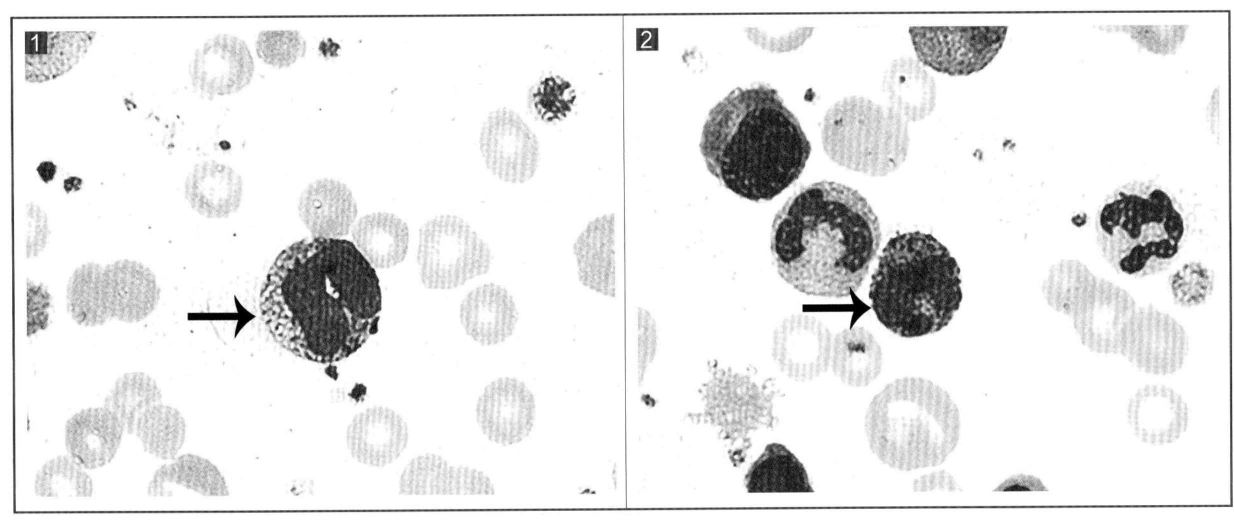

嗜碱性分叶核粒细胞的形态学特征

（1）胞体：直径 10～12μm，为正常红细胞平均直径的 1.4～1.7 倍，圆形或类圆形。

（2）胞核：常分 3～4 叶，核轮廓不清。

（3）胞质：量常较少，颜色呈淡蓝色或淡红色，胞质内和细胞核上常有大小不一、分布不均的紫黑色嗜碱性颗粒。

正常人外周血中可见少量嗜碱性分叶核粒细胞，占白细胞总数的 0～1%，增多可见于慢性粒细胞白血病、骨髓纤维化、恶性肿瘤等。

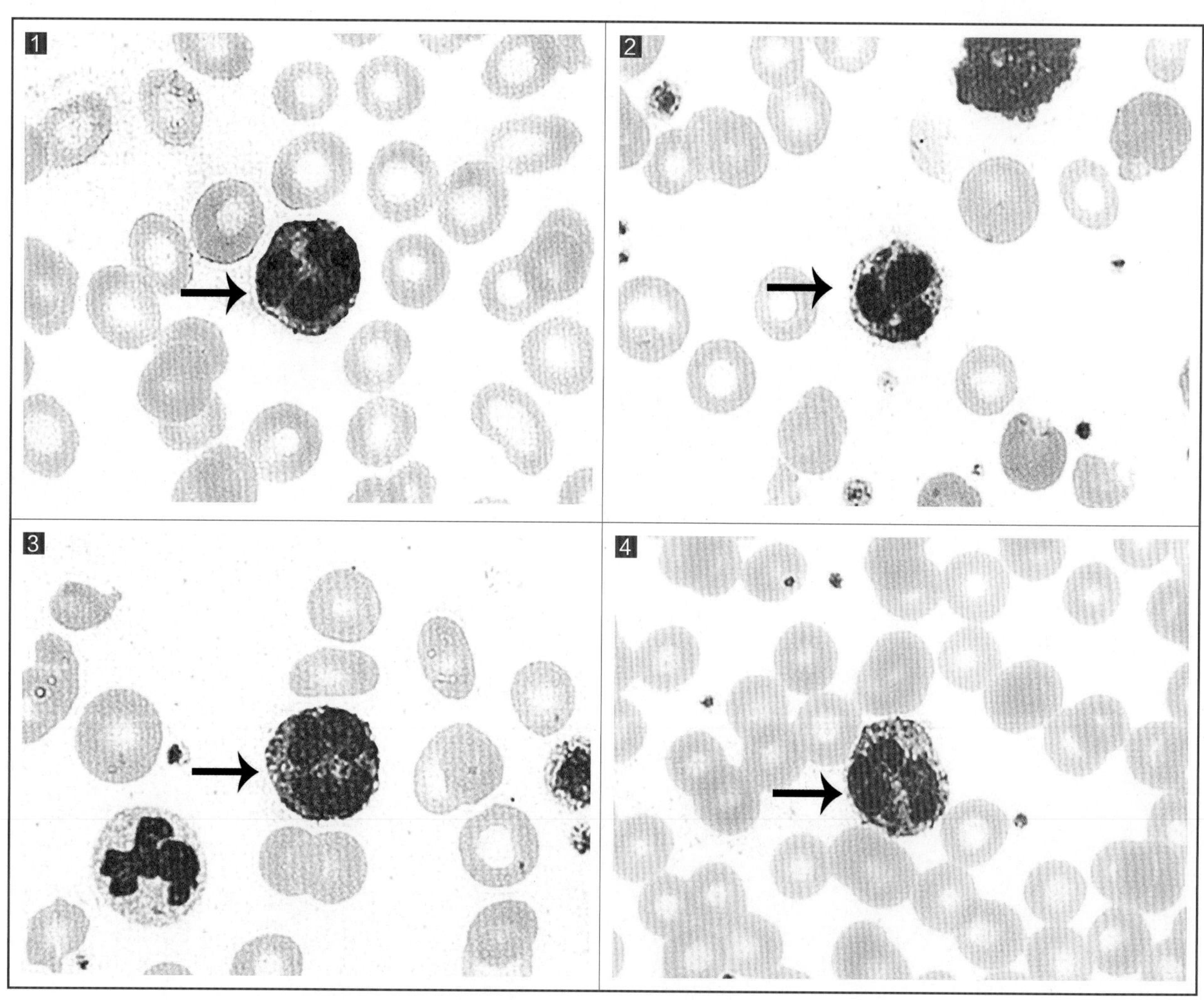

第六节 嗜碱性粒细胞系统的异常形态学特征

嗜碱性粒细胞胞体变小的形态学特征

嗜碱性粒细胞的胞体变小，甚至与红细胞大小一致。

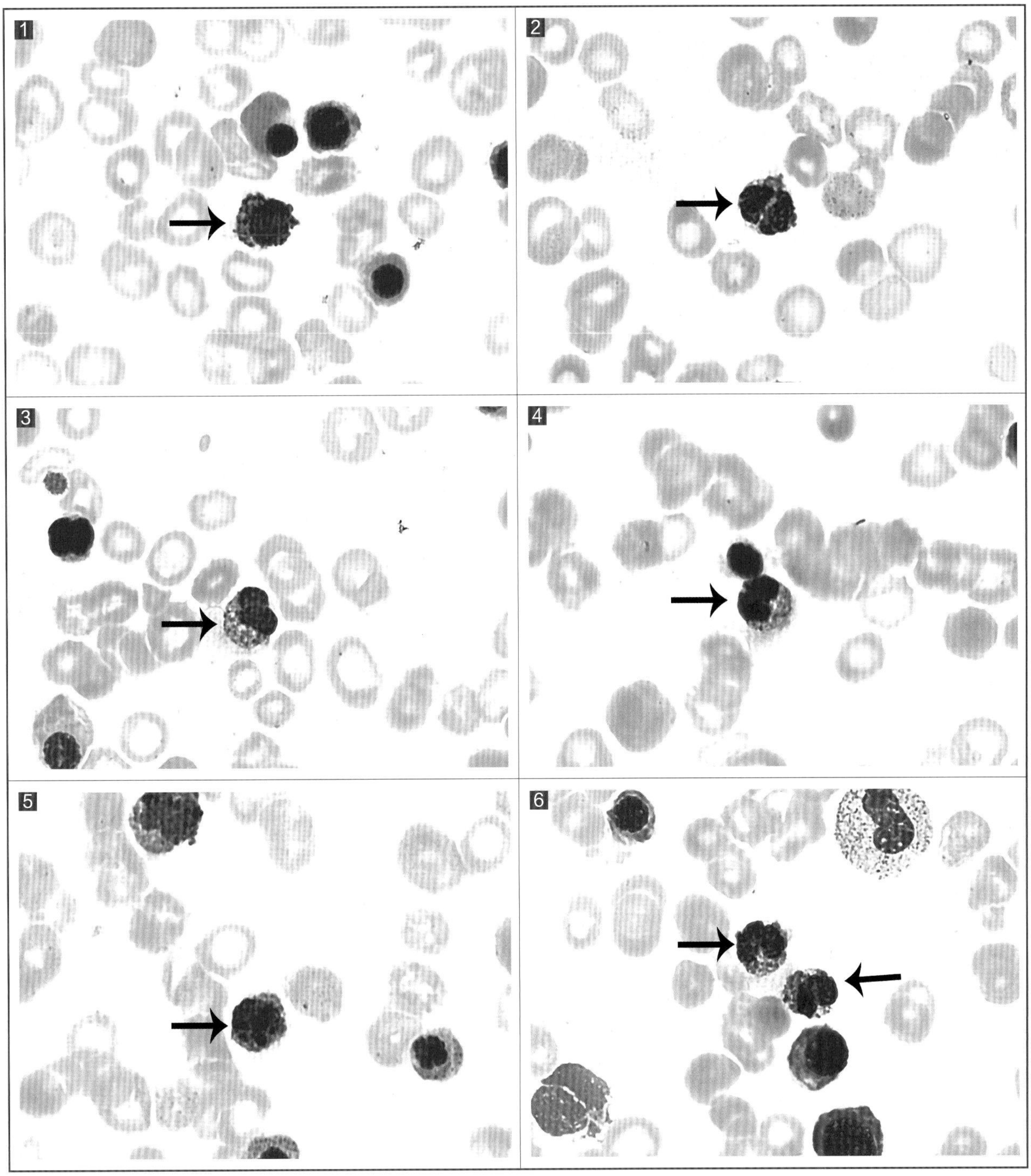

1 2 3 4 5 6

第三章　巨核细胞系统

巨核细胞系统包括：原始巨核细胞、幼稚巨核细胞、颗粒型巨核细胞、产血小板型巨核细胞、裸核型巨核细胞和血小板。巨核细胞产生的血小板在外周血中散在分布，正常人外周血中无巨核细胞。本章主要介绍巨核细胞系统的正常细胞形态学特征和部分异常细胞形态学特征。

巨核细胞系统各阶段示意图

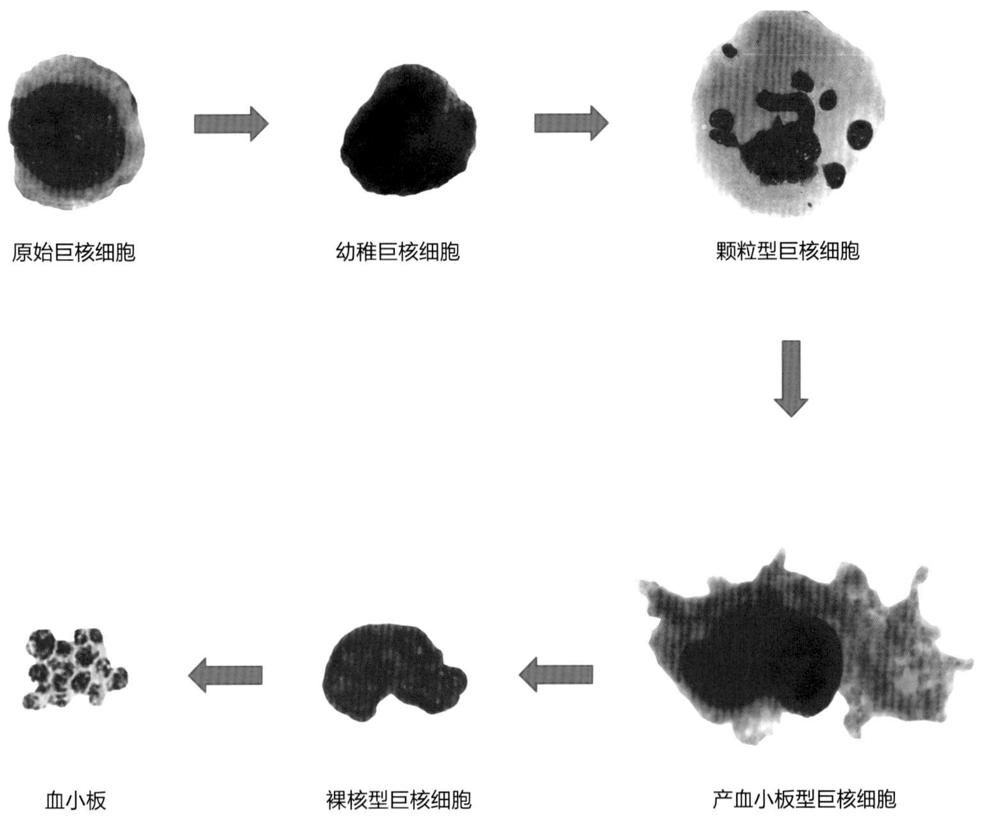

第一节　巨核细胞系统的正常形态学特征

原始巨核细胞的形态学特征

（1）胞体：直径 15～30μm，为正常红细胞平均直径的 2.1～4.2 倍，圆形或不规则形，胞体边缘常见指状突起，有时细胞周边可见血小板附着。

（2）胞核：常为 1 个，圆形、椭圆形或不规则形，核染色质比其他系统原始细胞粗，排列紧密且不均匀，核仁 2～3 个，常不清晰，颜色呈淡蓝色。

（3）胞质：较少，颜色呈深蓝色或蓝色，无颗粒。

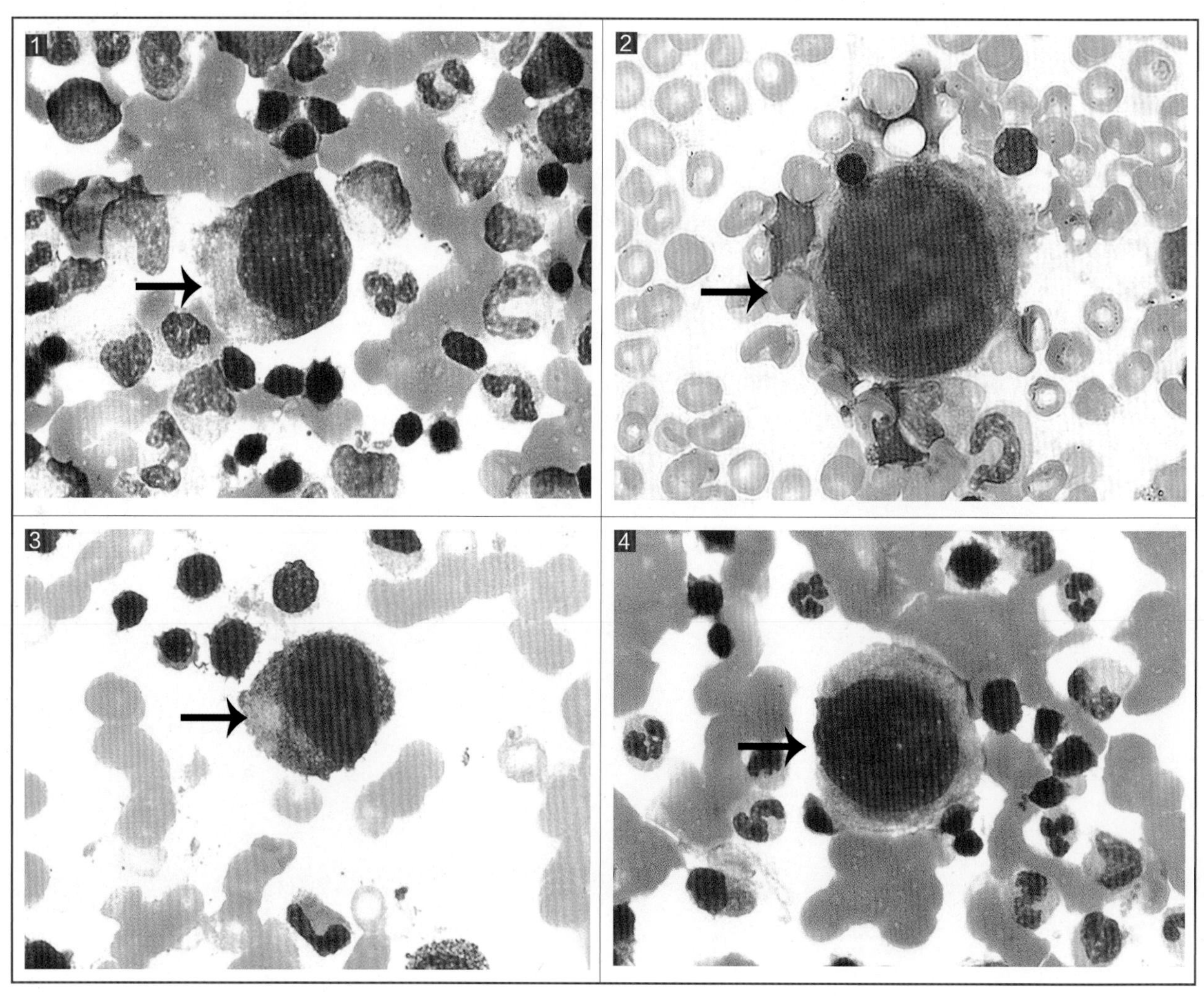

幼稚巨核细胞的形态学特征

(1) 胞体：直径 30 ~ 50μm，为正常红细胞平均直径的 4.2 ~ 6.9 倍，形状不规则，胞体边缘常见伪足状突起，有时细胞周围可见血小板附着。

(2) 胞核：不规则，核染色质聚集呈小块状，排列紧密，常无核仁。有时胞质颜色很深，核结构不清楚。

(3) 胞质：较丰富，颜色呈深蓝色或蓝色，近核处可见少许细小且大小一致的淡紫红色颗粒。

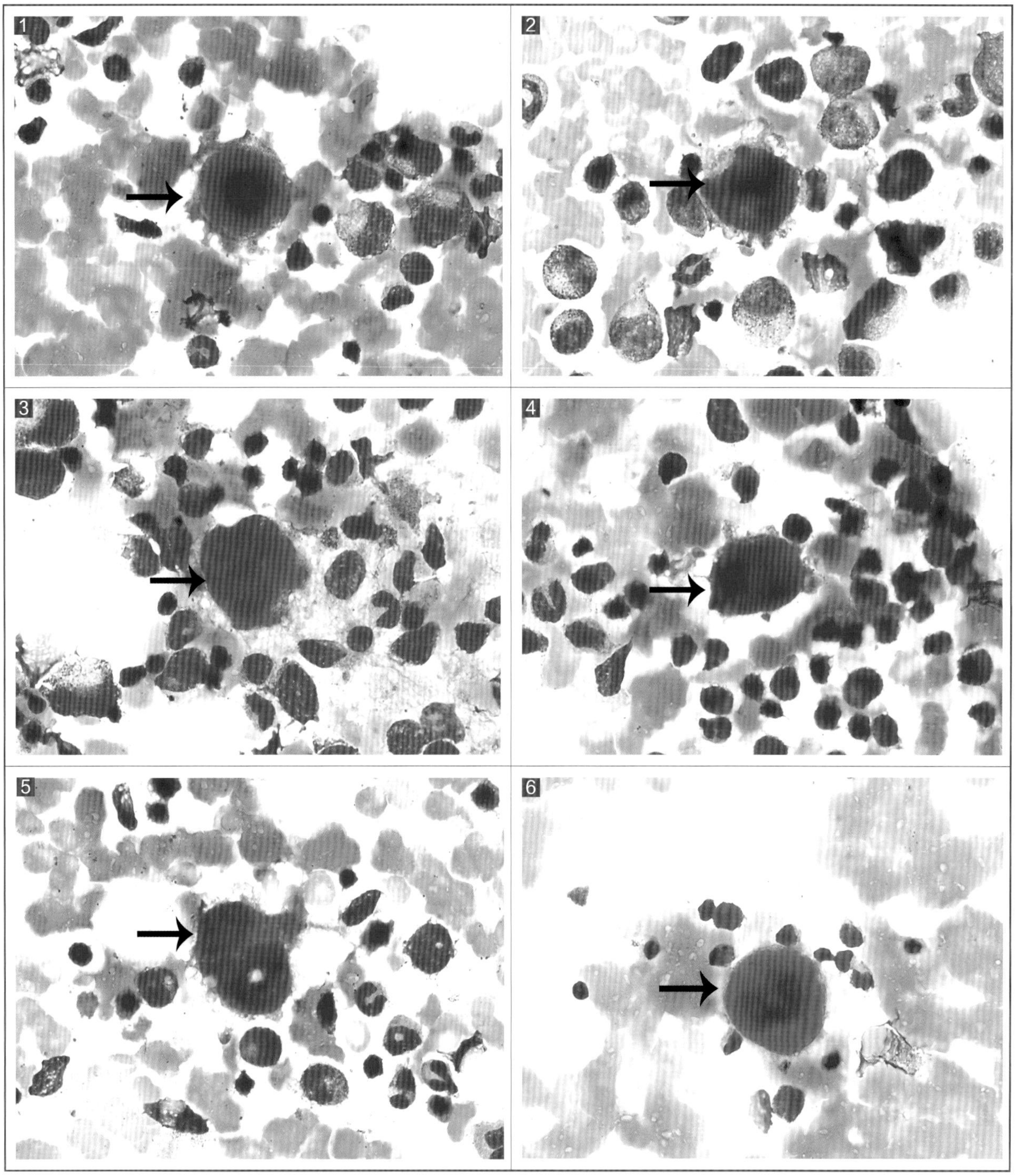

颗粒型巨核细胞的形态学特征

（1）胞体：直径 40 ~ 70μm，为正常红细胞平均直径的 5.6 ~ 9.7 倍，有的可达正常红细胞平均直径的 14 倍以上，胞体呈不规则形，胞膜完整。

（2）胞核：巨大，形状不规则，核分叶后常重叠，核染色质呈块状或条状，无核仁。

（3）胞质：非常丰富，颜色呈淡蓝色，胞质内充满细小且大小一致的淡紫红色颗粒。有时胞质边缘可见较透明淡蓝色的无颗粒区域，称为细胞外质（↑）。有时颗粒型巨核细胞周边可见血小板附着，易被误认为是产血小板型巨核细胞。

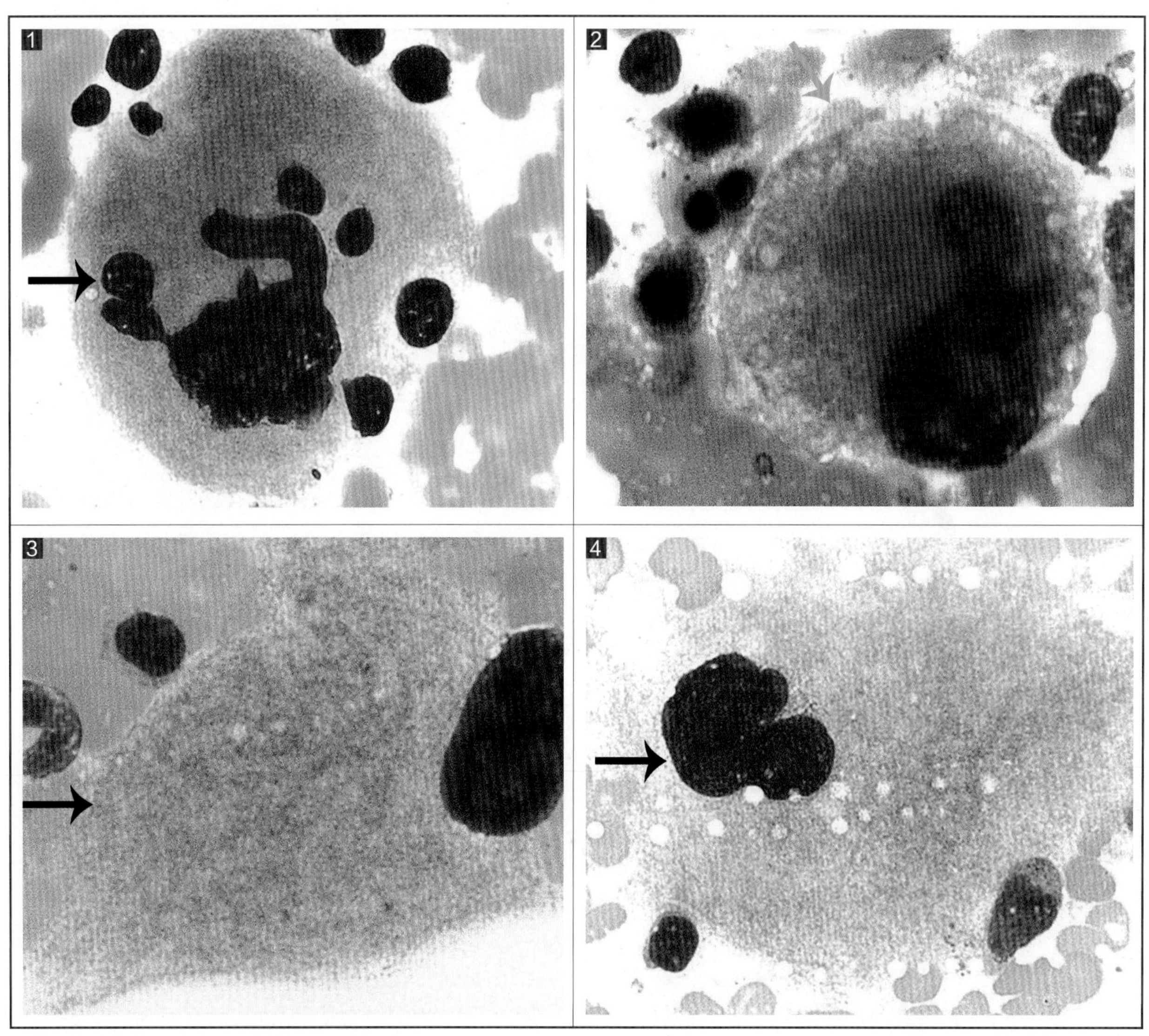

产血小板型巨核细胞的形态学特征

(1) 胞体：直径 40 ~ 70μm，为正常红细胞平均直径的 5.6 ~ 9.7 倍，有的可达正常红细胞平均直径的 14 倍以上，胞体呈不规则形，胞膜不完整。

(2) 胞核：非常巨大，形态呈不规则形，核分叶后常重叠，核染色质聚集呈块状或条状。

(3) 胞质：非常丰富，颜色呈淡蓝色，颗粒丰富并聚集成簇，胞质外侧可见释放的血小板。一般将释放 3 个以上血小板的巨核细胞定义为产血小板型巨核细胞，5 ~ 10 个为产血小板功能稍差，＞ 10 个或成簇为产血小板良好，＜ 3 个为黏附。

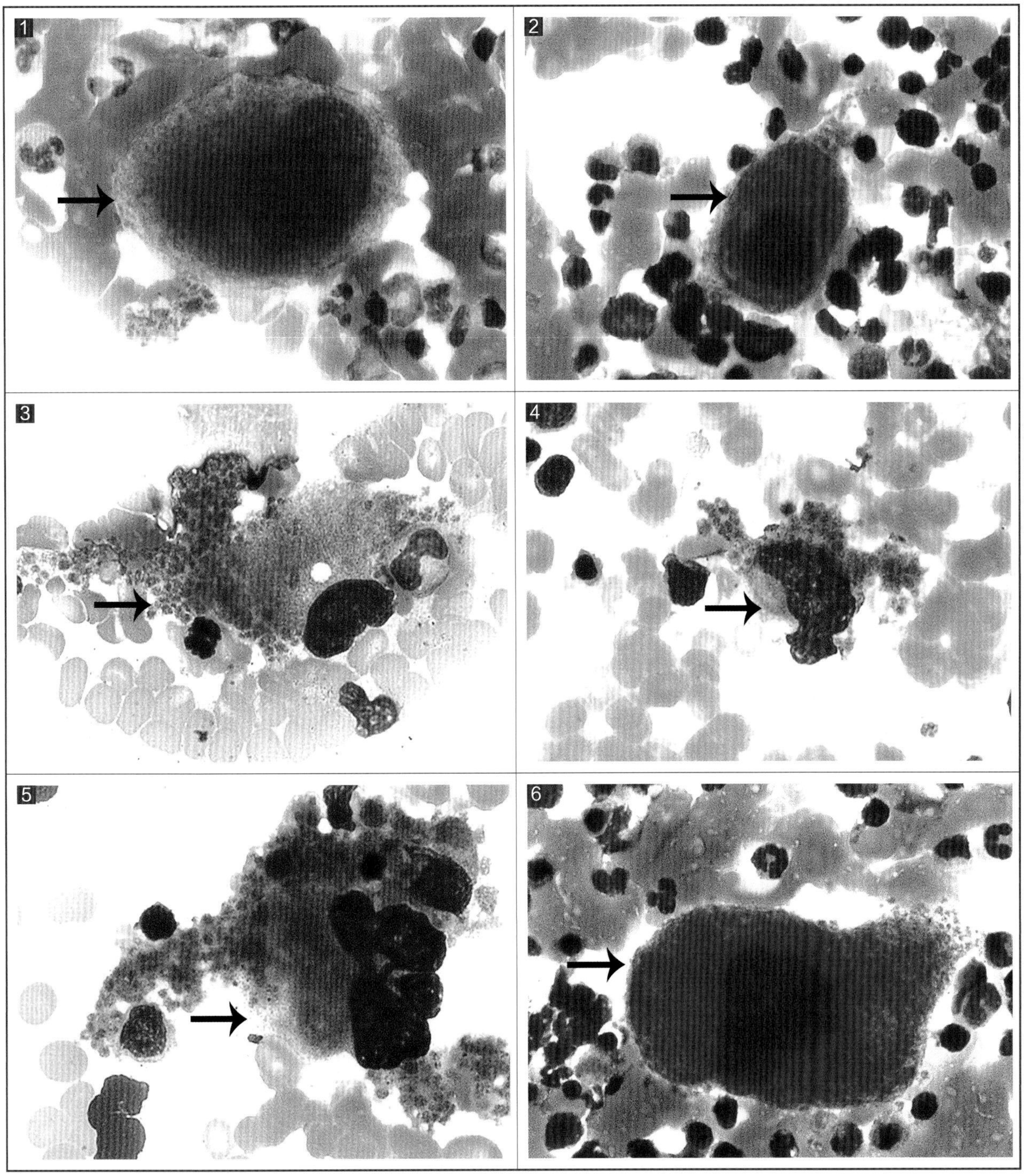

裸核型巨核细胞的形态学特征

（1）胞体：形状呈不规则形。

（2）胞核：同产血小板型巨核细胞，核染色质呈块状。

（3）胞质：无或有少许胞质（↑）。

裸核型巨核细胞有时可因涂片制作所致。血液系统疾病时，可在外周血中发现体积较小的裸核型巨核细胞。

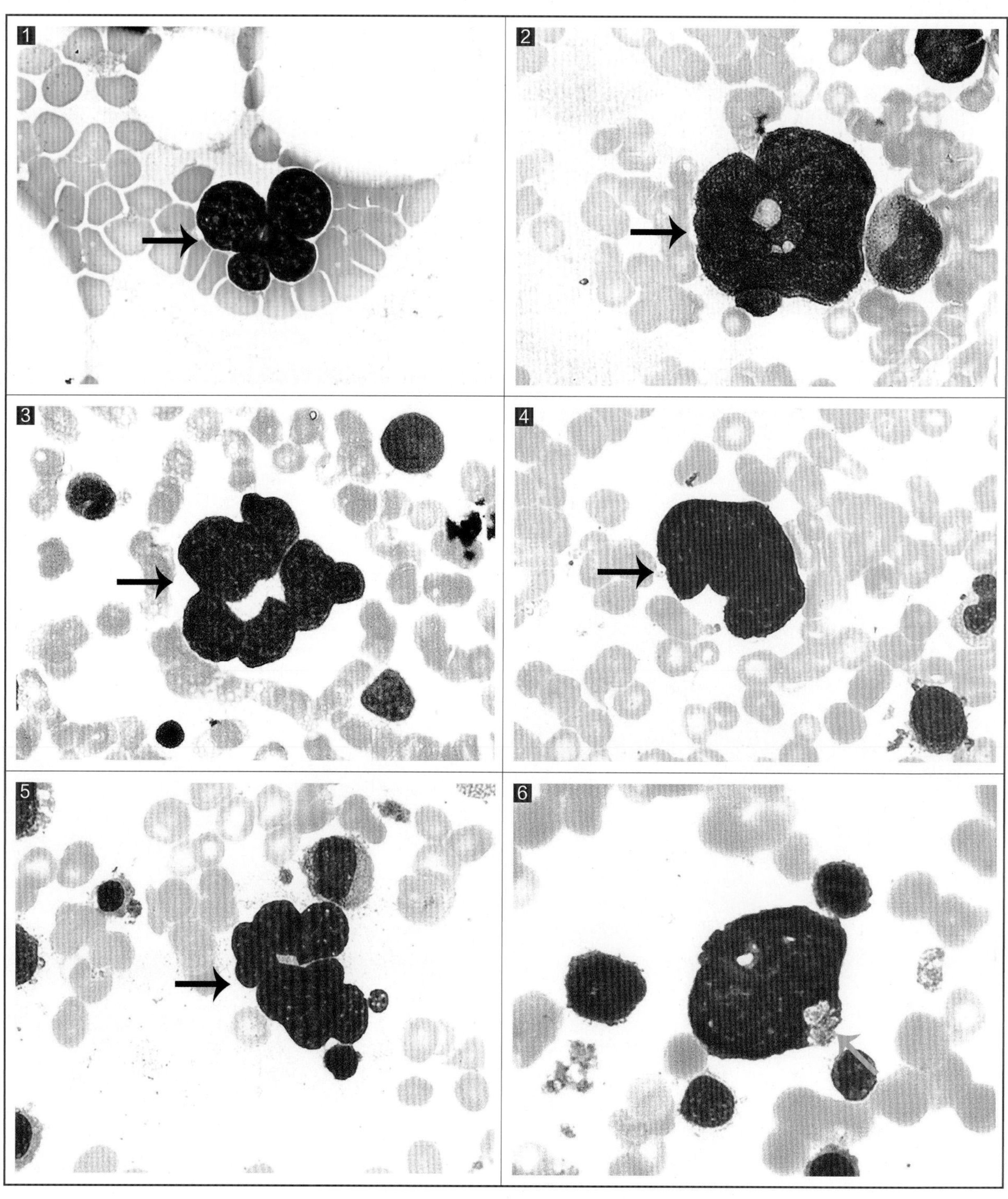

血小板的形态学特征

(1) 胞体：直径 2～4μm，形状呈星星形、圆形、椭圆形、豆点形或不规则形。

(2) 胞核：无细胞核。

(3) 胞质：颜色呈透明的淡蓝色，有细小、分布均匀的淡紫红色颗粒。

(4) 分布：血小板有聚集性，在非抗凝血涂片上聚集分布，在抗凝血涂片上散在分布。

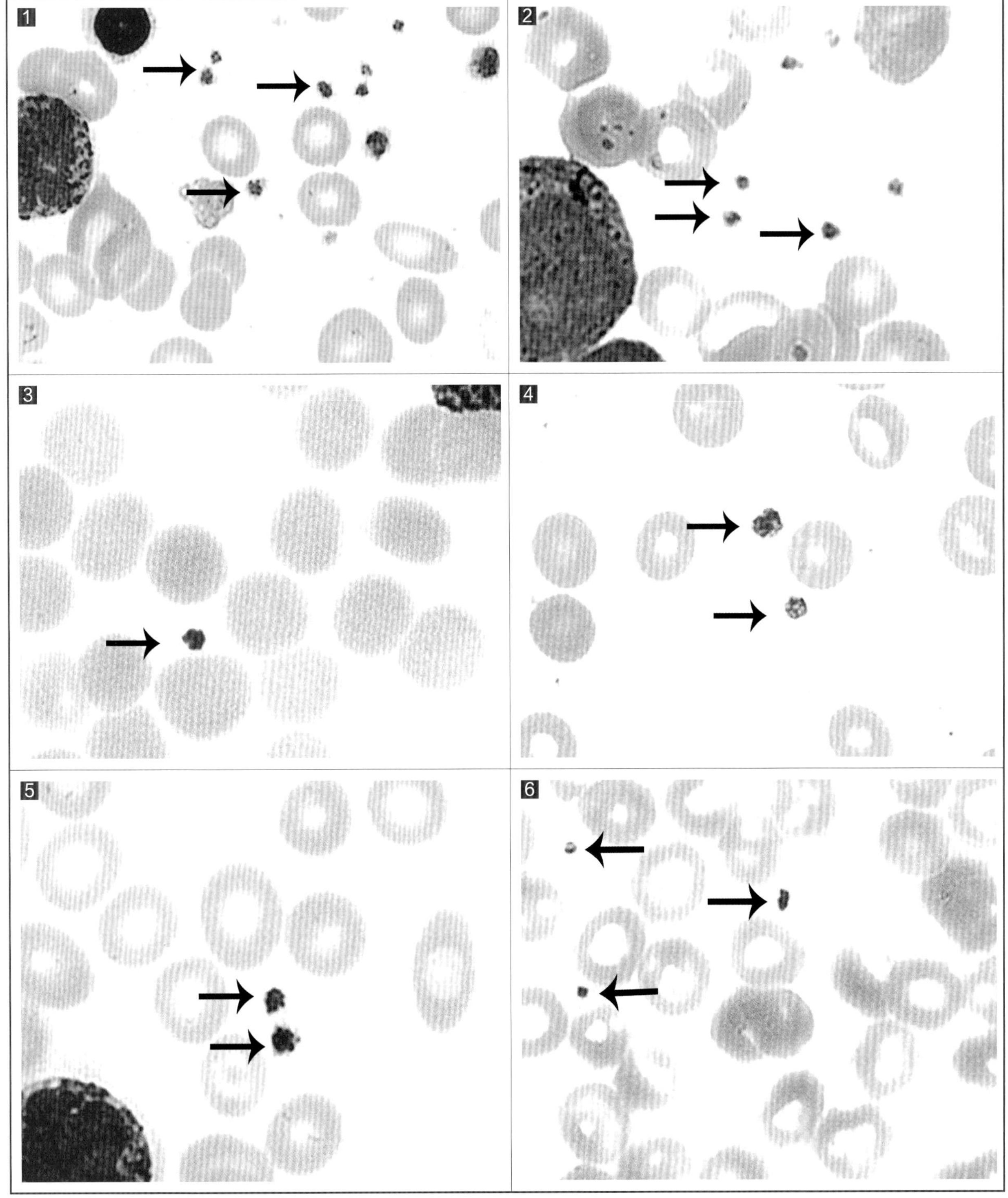

第二节　巨核细胞系统的异常形态学特征

本节主要介绍巨核细胞和血小板的异常形态学特征。巨核细胞的异常形态主要表现在胞体大小异常、细胞核数量及形状异常和胞质异常；血小板的异常形态主要表现在血小板的大小及形状异常、血小板内颗粒缺失、胞质空泡和血小板的排列异常等。

一、巨核细胞的异常形态学特征

单圆核小巨核细胞的形态学特征

单圆核小巨核细胞直径 12～40μm，为正常红细胞平均直径的 1.7～5.6 倍，形态同正常巨核细胞。单圆核小巨核细胞是巨核细胞发育异常的形态之一，常见于骨髓增生异常综合征、恶性血液病等。

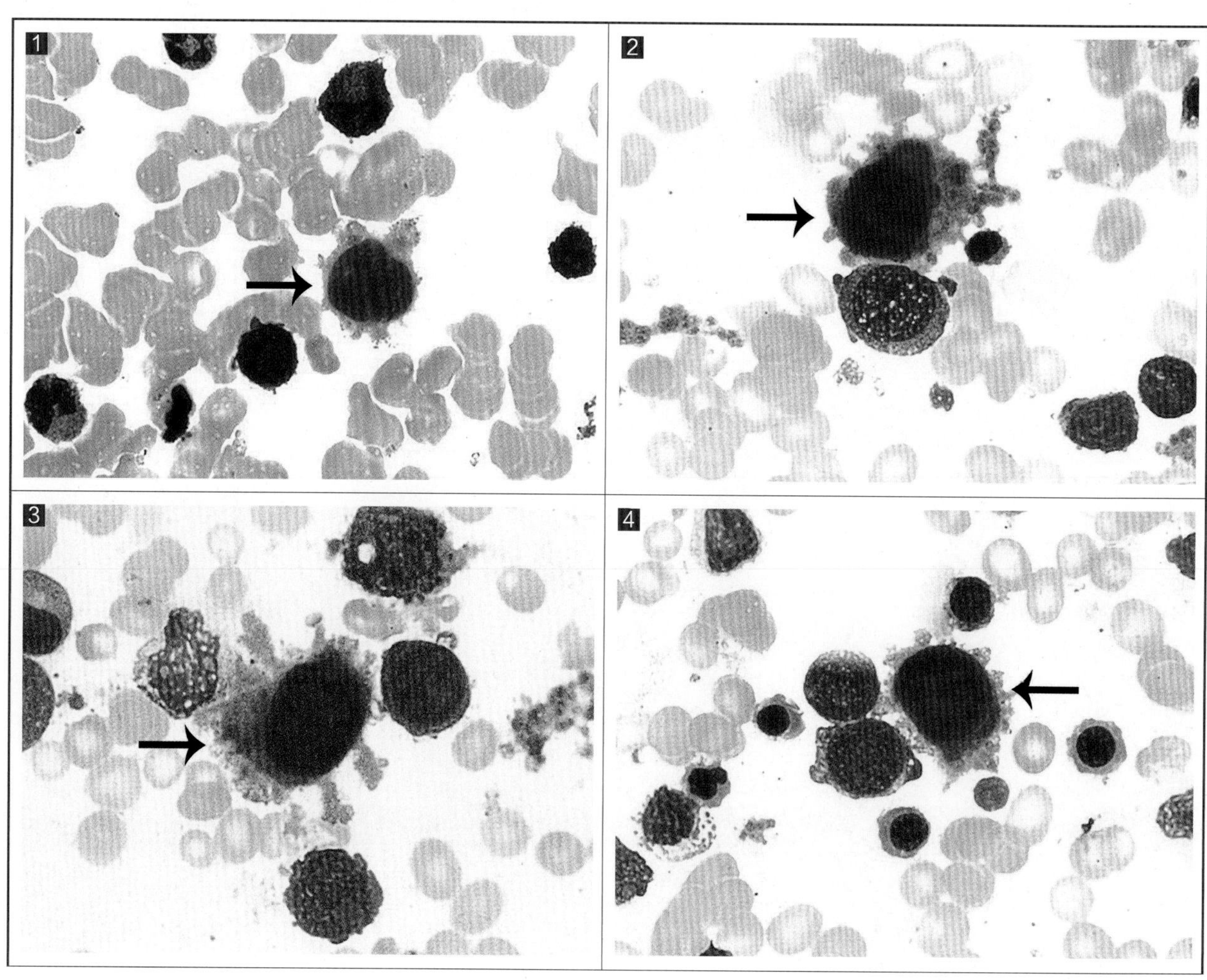

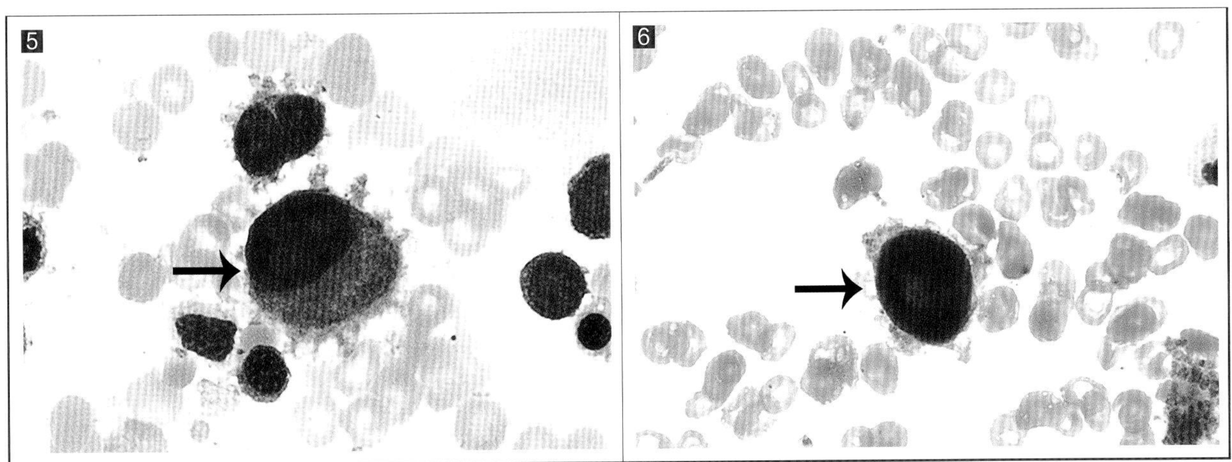

微小巨核细胞的形态学特征

(1) 胞体：直径在 12μm 以下，形状呈类圆形。

(2) 胞核：核染色质浓聚，结构不清。

(3) 胞质：量少且呈云雾状，强嗜碱性。胞质内含有较多细小的紫红色颗粒，胞质边缘不规则，常有不规则毛状或小泡状突起。部分微小巨核细胞的胞质极少，形态同淋巴细胞。微小巨核细胞胞质内存在紫红色细小颗粒和边缘不规则的特性是与淋巴细胞相鉴别的关键。

微小巨核细胞是巨核细胞发育异常的形态之一，常见于急性髓系白血病、骨髓增生异常综合征、骨髓增殖性肿瘤进展期等。

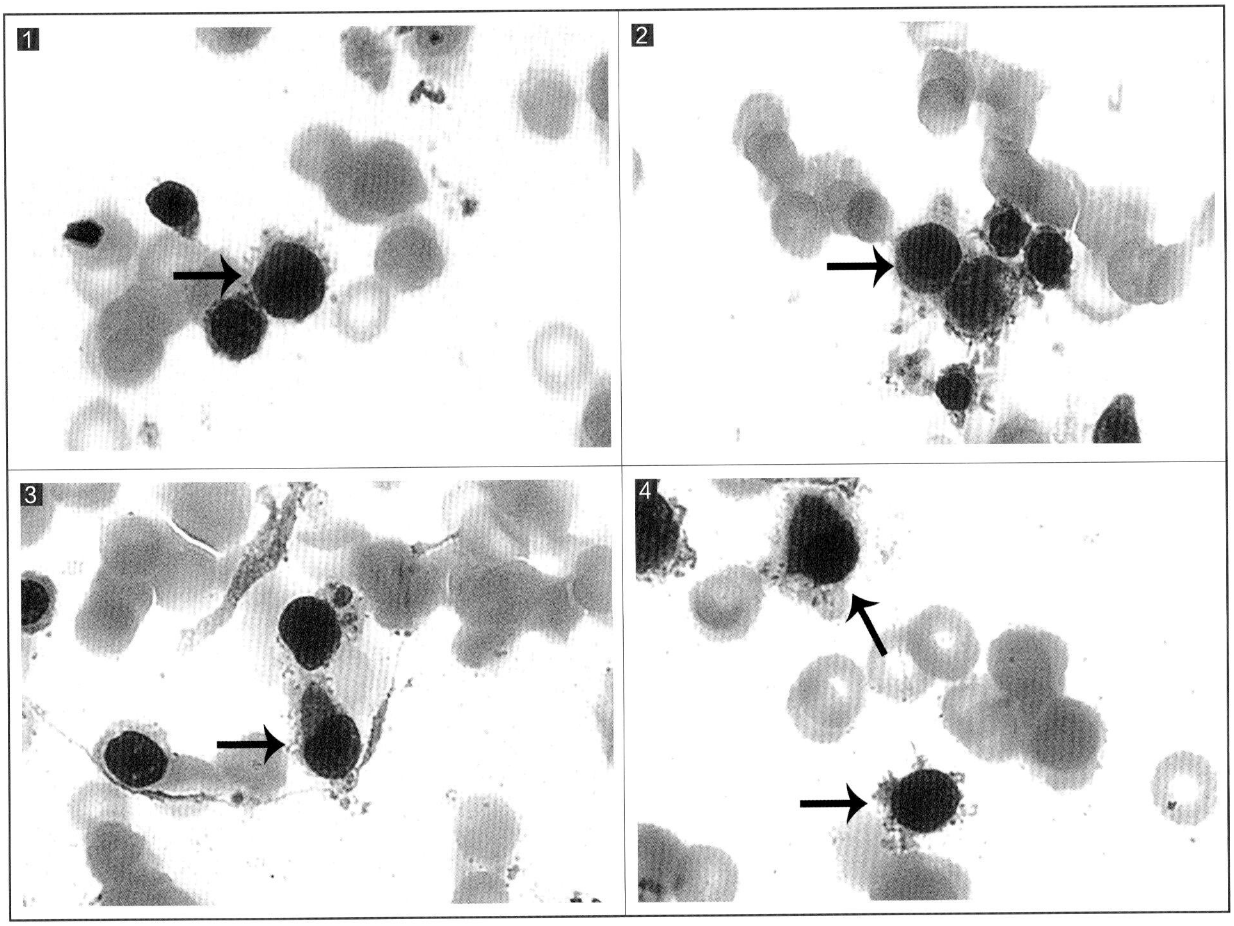

1 2 3 4

双圆核小巨核细胞的形态学特征

（1）胞体：直径 12 ~ 40μm，为正常红细胞平均直径的 1.7 ~ 5.6 倍，椭圆形或不规则形。

（2）胞核：有 2 个较小的细胞核，核染色质较致密。

（3）胞质：多少不一，颜色呈淡蓝色，胞质内含有细小的淡紫红色颗粒。部分双圆核小巨核细胞可产生并释放血小板，常见于骨髓增生异常综合征、急性白血病等。

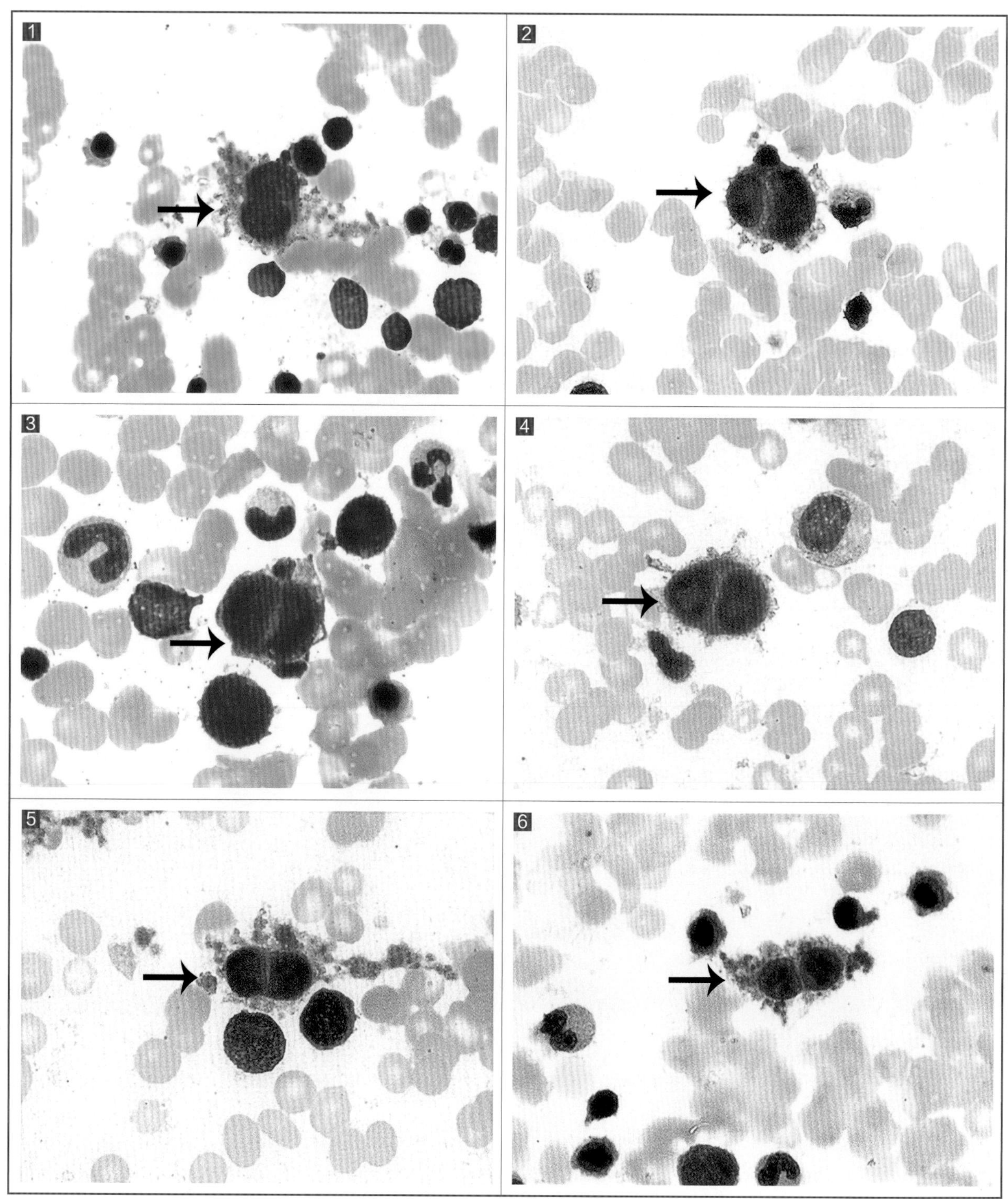

单 / 双 / 多圆核巨核细胞的形态学特征

(1) 胞体：直径 40 ~ 100μm，为正常红细胞平均直径的 5.6 ~ 14 倍，甚至更大。

(2) 胞核：小且呈圆形或类圆形，一个、两个或多个，核间无丝相连，彼此孤立。

(3) 胞质：呈云雾状，胞质内可见淡紫红色的细小颗粒。

根据孤立存在的核数量，将这类核发育异常的巨核细胞分为单圆核巨核细胞（↑），双圆核巨核细胞（↑）和多圆核巨核细胞（↑）。巨核细胞胞核脱出胞质的现象称为逸核现象。

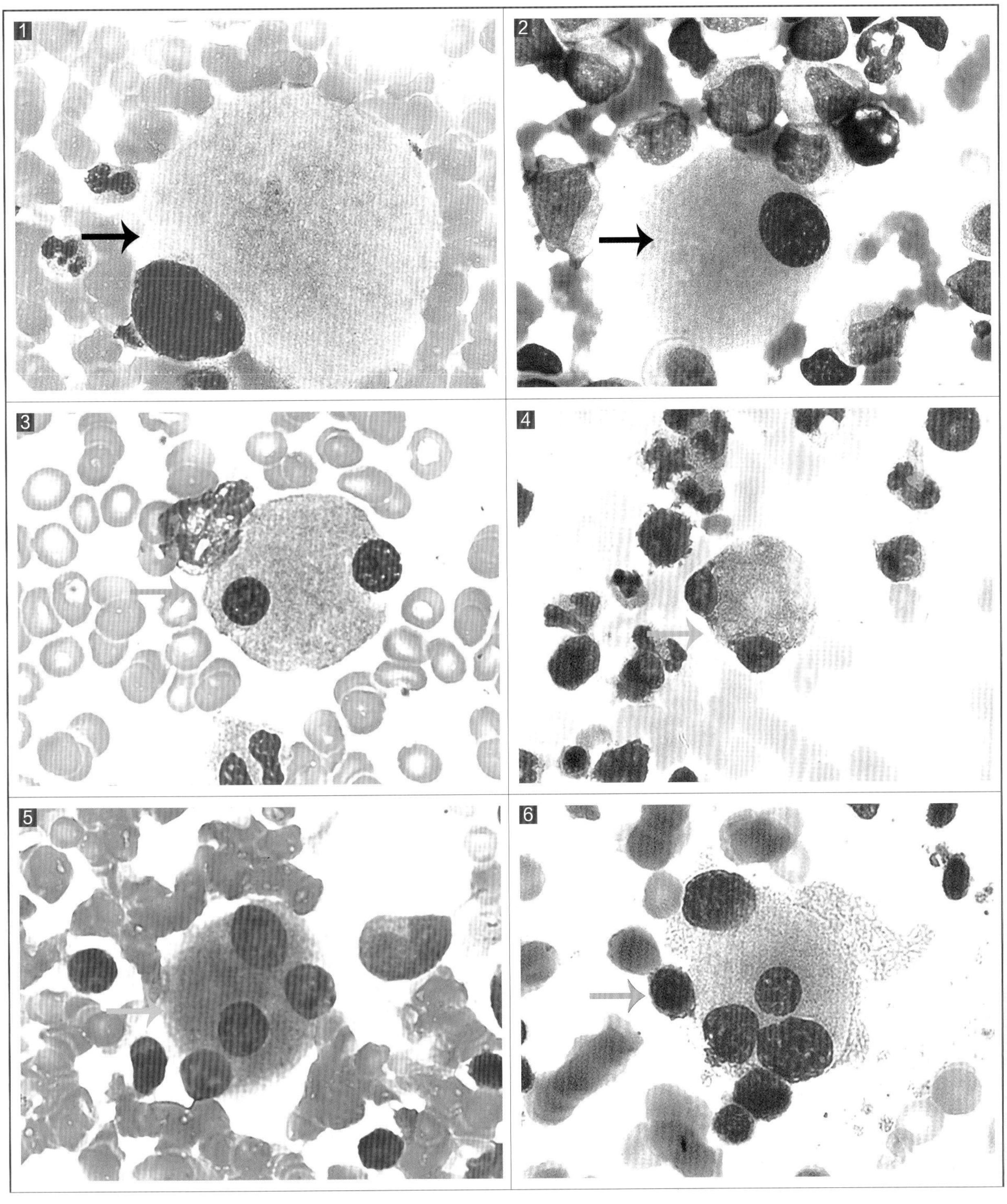

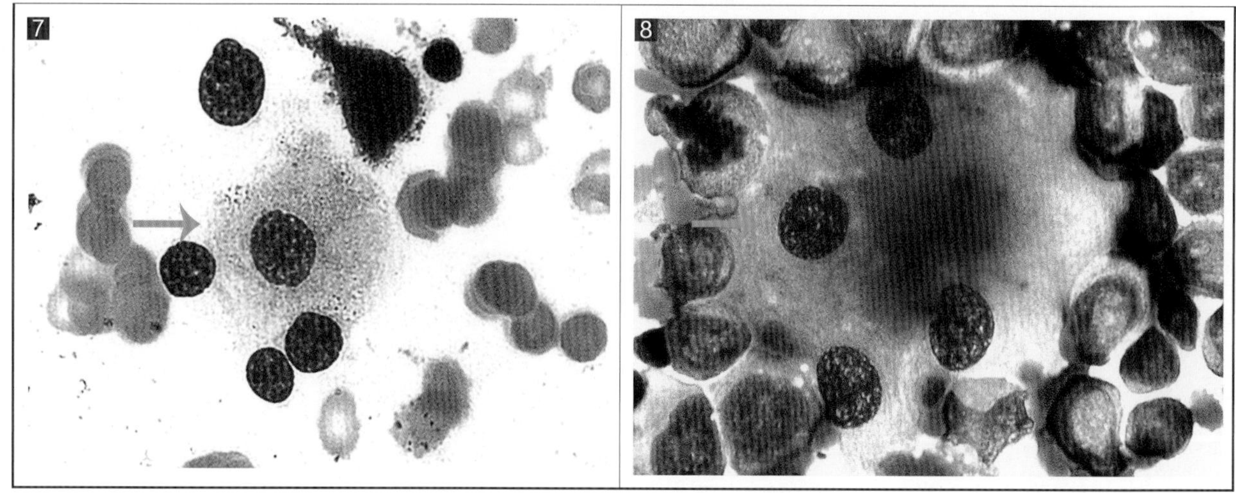

分叶过多巨核细胞的形态学特征

巨核细胞胞体增大，核形不规则，核分叶为 7 ~ 20 个，核叶之间有核丝相连，散在分布，核染色质粗糙，呈块状。胞质颜色呈淡蓝色，含有紫红色的细小颗粒，常见于巨幼细胞性贫血等。

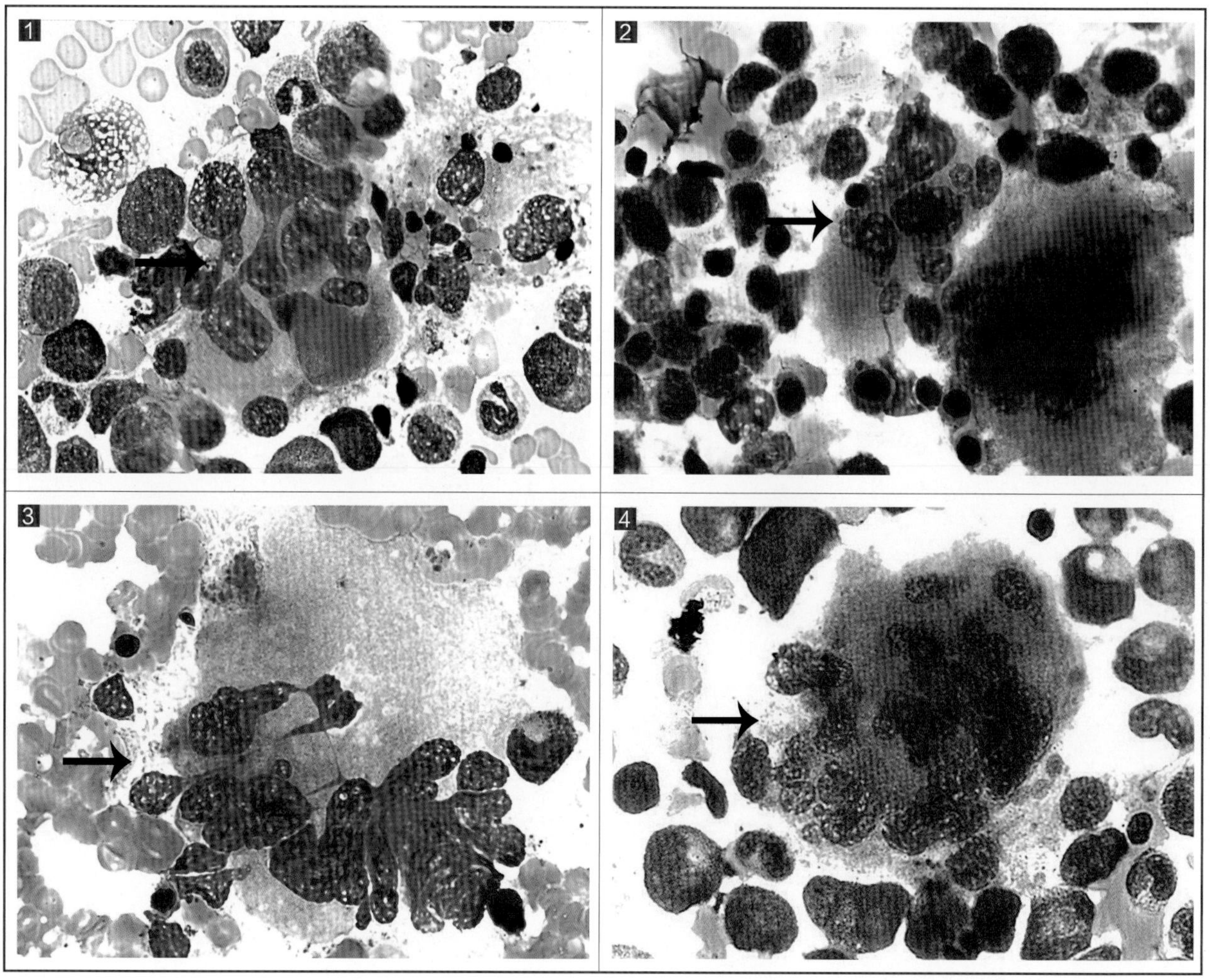

巨核细胞核变性（条缕状）的形态学特征

是巨核细胞变性的一种形态。细胞核松散，核染色质均匀一致，呈条缕状，常见于骨髓增生异常综合征等。

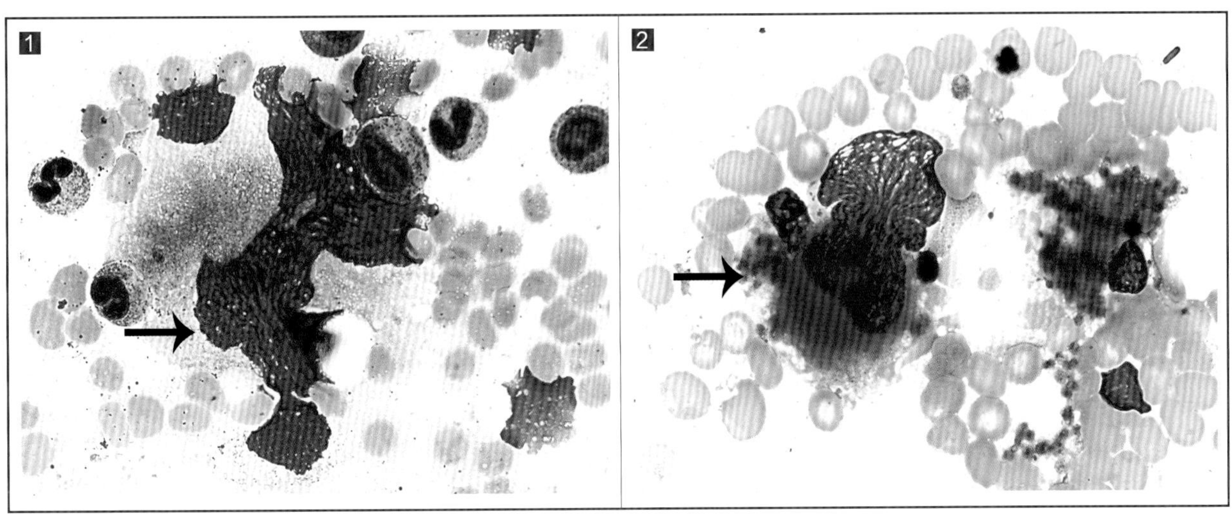

巨核细胞空泡变性的形态学特征

是巨核细胞变性的一种形态。巨核细胞的胞质内可见大小不一、数量不等的空泡，大多位于巨核细胞的胞质边缘。

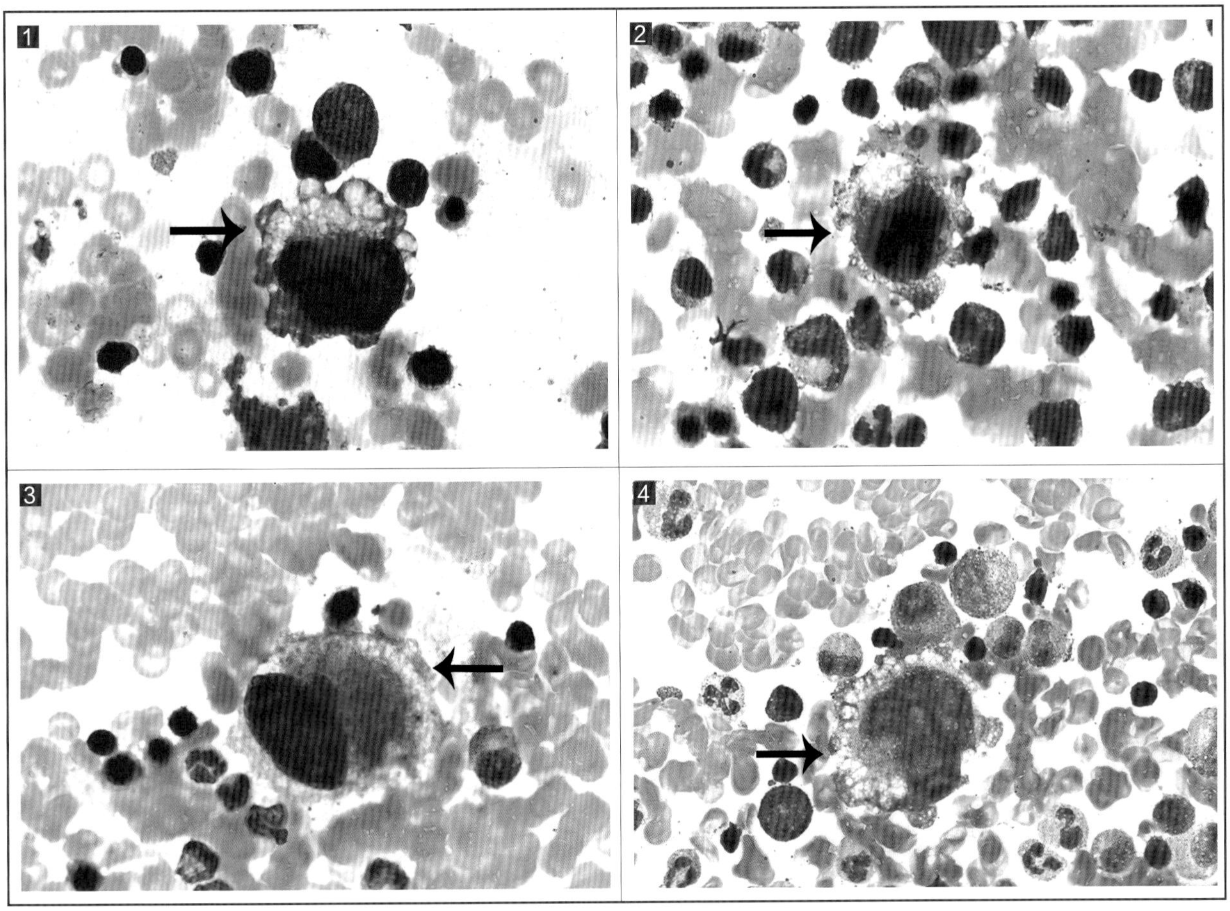

幼稚巨核细胞产血小板的形态学特征

幼稚巨核细胞的胞膜不完整，细胞边缘处可见数量不等的血小板，胞核结构不清，胞质颜色呈深蓝色。

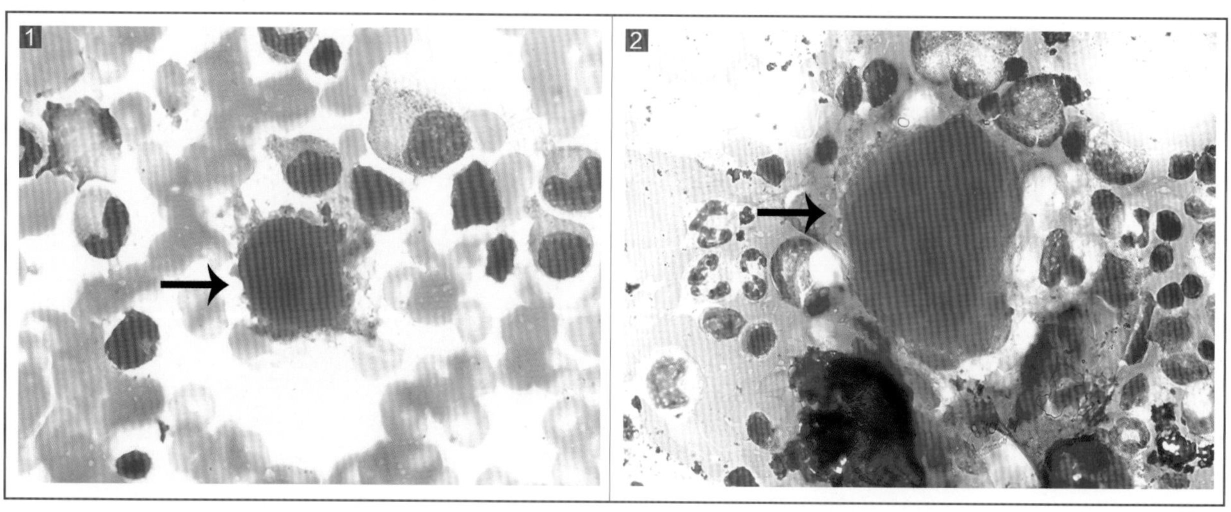

巨核细胞产板不良的形态学特征

巨核细胞产血小板不良时，生成的血小板无法释放，可产生大、巨大、畸形的血小板，胞体呈不规则形。常见于免疫性血小板减少性紫癜、骨髓增生异常综合征。

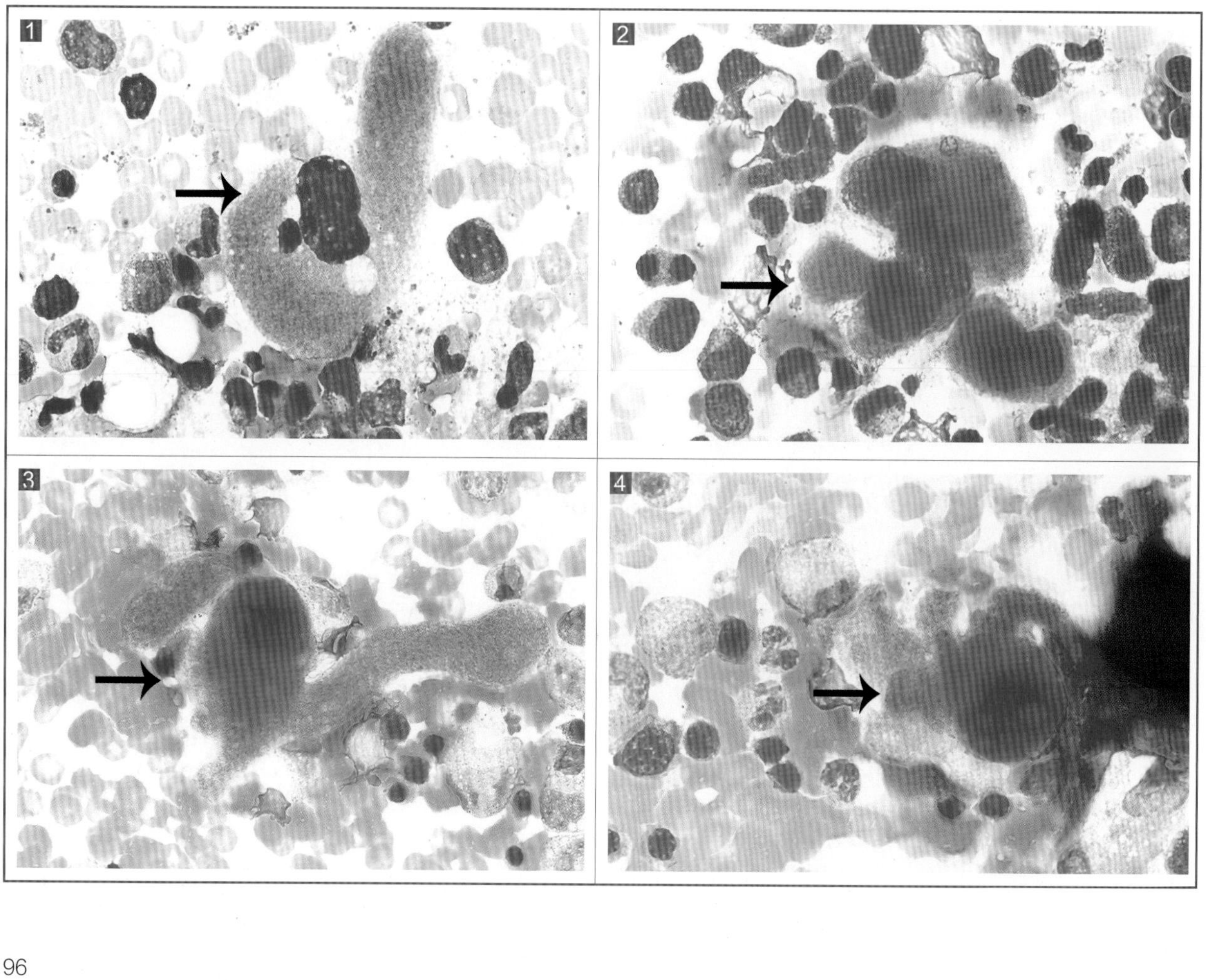

1 2 3 4

巨核细胞迷入现象的形态学特征

巨核细胞的胞质内无溶酶体，不能消化和处理异物，无吞噬功能。巨核细胞胞质内出现其他细胞的现象称为迷入现象，多由于推片所致。

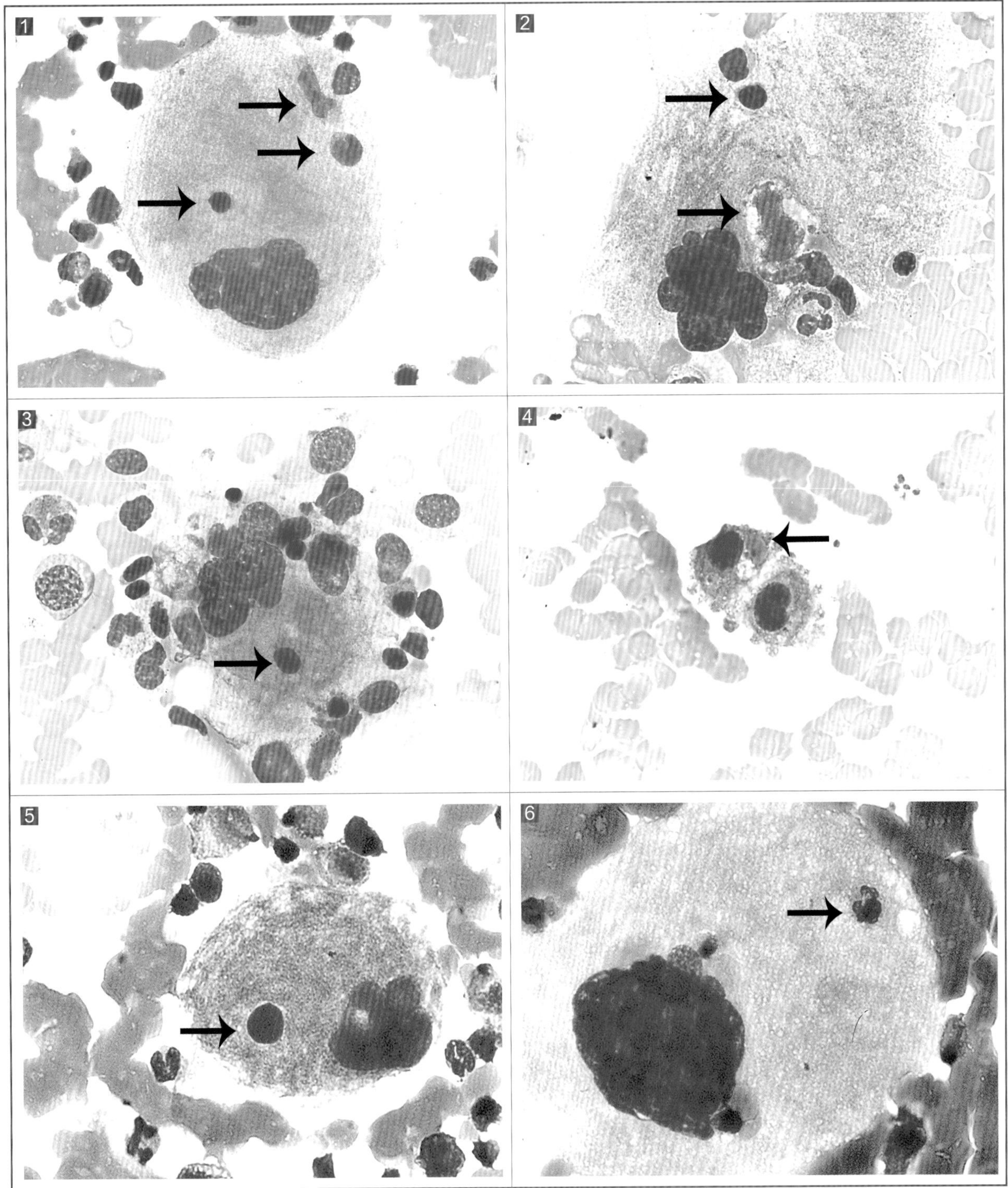

颗粒减少巨核细胞的形态学特征

巨核细胞胞质内的紫红色颗粒明显减少，胞质颜色呈灰蓝色。常见于巨幼细胞性贫血、化疗后等。

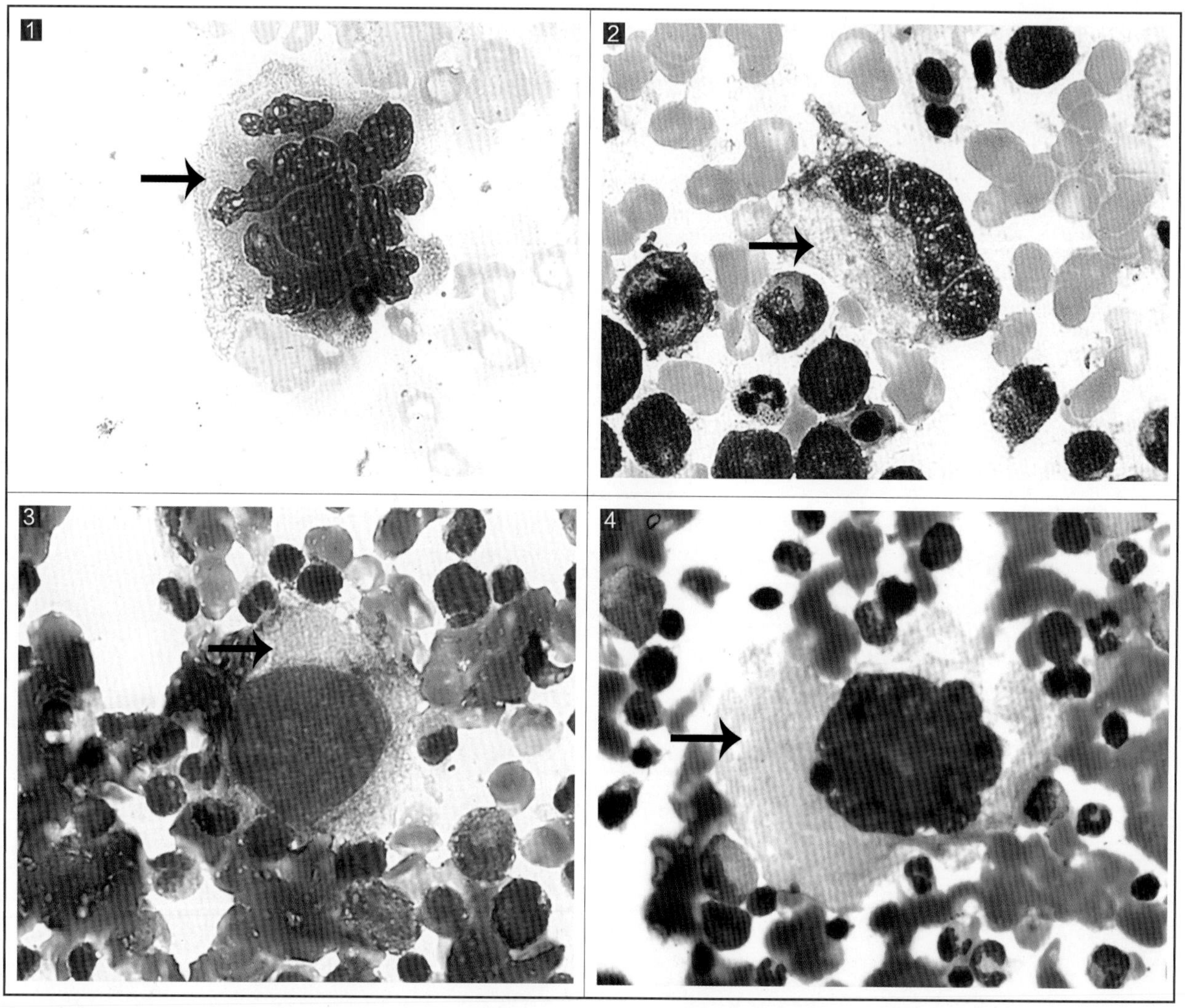

巨核细胞胞质碎片的形态学特征

由于推片原因将部分巨核细胞的胞质推离细胞核，镜下可见大小不一、形状不规则的云雾状团块，称为巨核细胞胞质碎片。

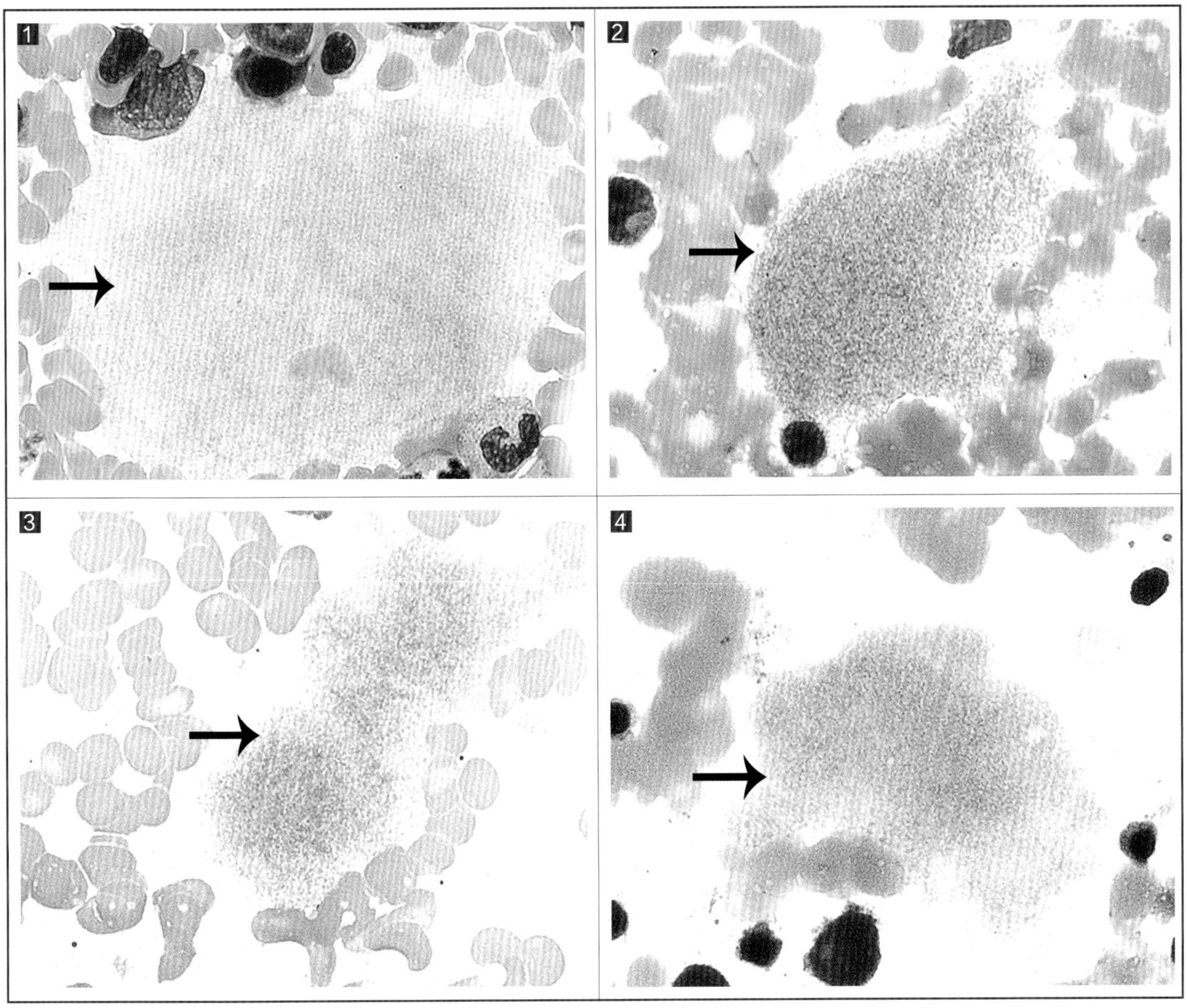

二、血小板的异常形态学特征

大血小板和巨大血小板的形态学特征

大血小板 4～7μm，为正常红细胞平均直径的 0.5～1 倍，巨大血小板直径为 8～20μm，大于正常红细胞的平均直径。胞质内可见细小或融合成大的淡紫红色颗粒，常见于特发性血小板减少性紫癜、血小板无力症、巨大血小板综合征、骨髓增生异常综合征和脾切除后。下图为大血小板（↑）和巨大血小板（↑）。

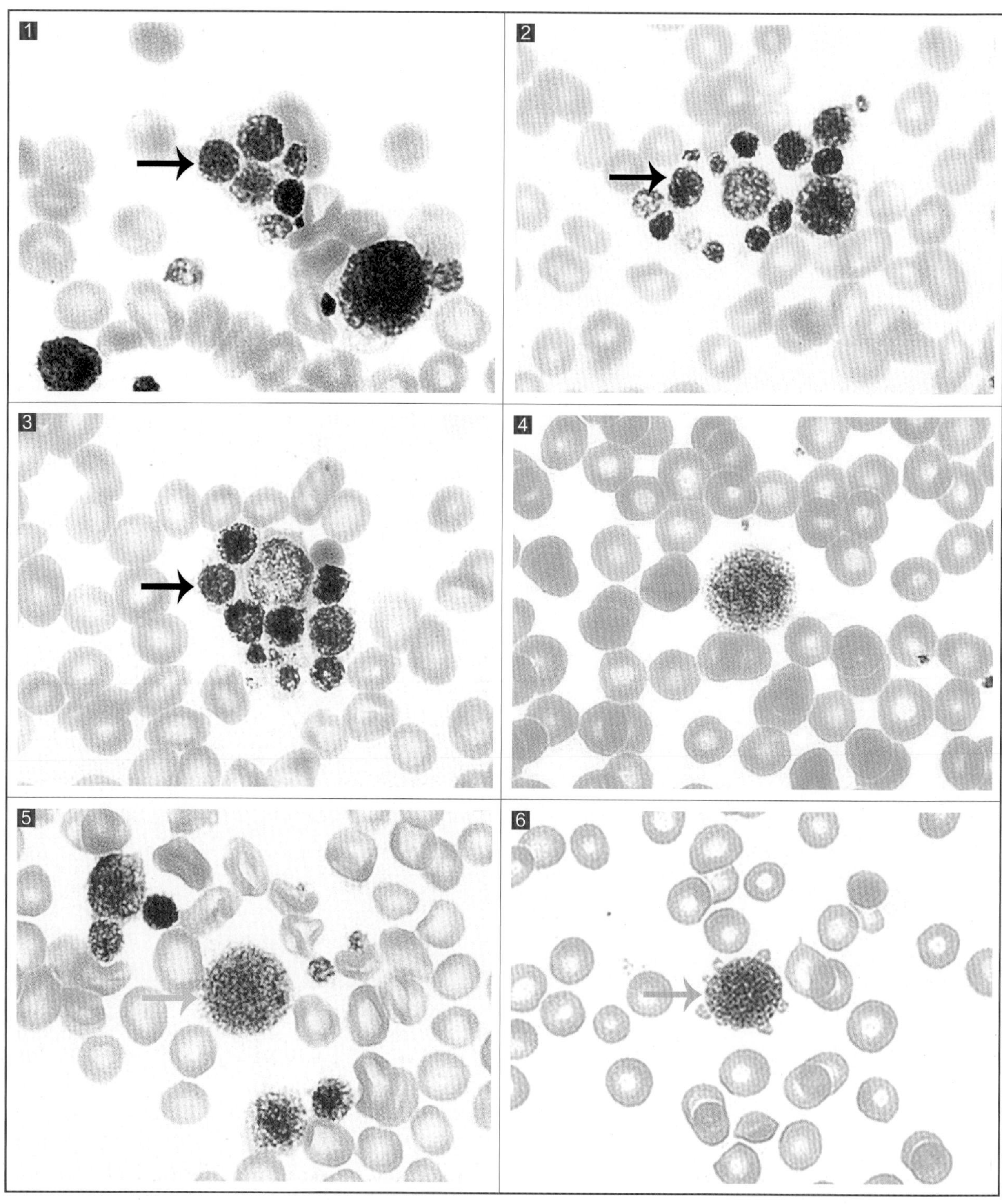

超巨大血小板的形态学特征

超巨大血小板的直径> 20μm，为正常红细胞平均直径的 3 倍以上。胞体呈圆形或类圆形，胞质内有淡紫红色的颗粒。常见于巨大血小板综合征、骨髓增生异常综合征等。

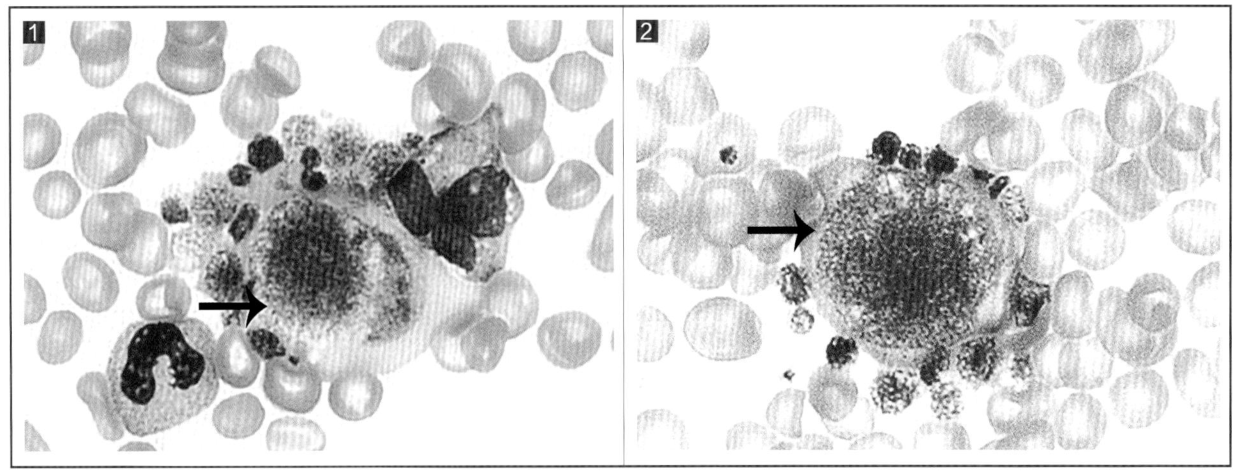

畸形血小板的形态学特征

畸形血小板的胞体常巨大，形态多变，呈杆状、逗点状、蝌蚪状、蛇形等。

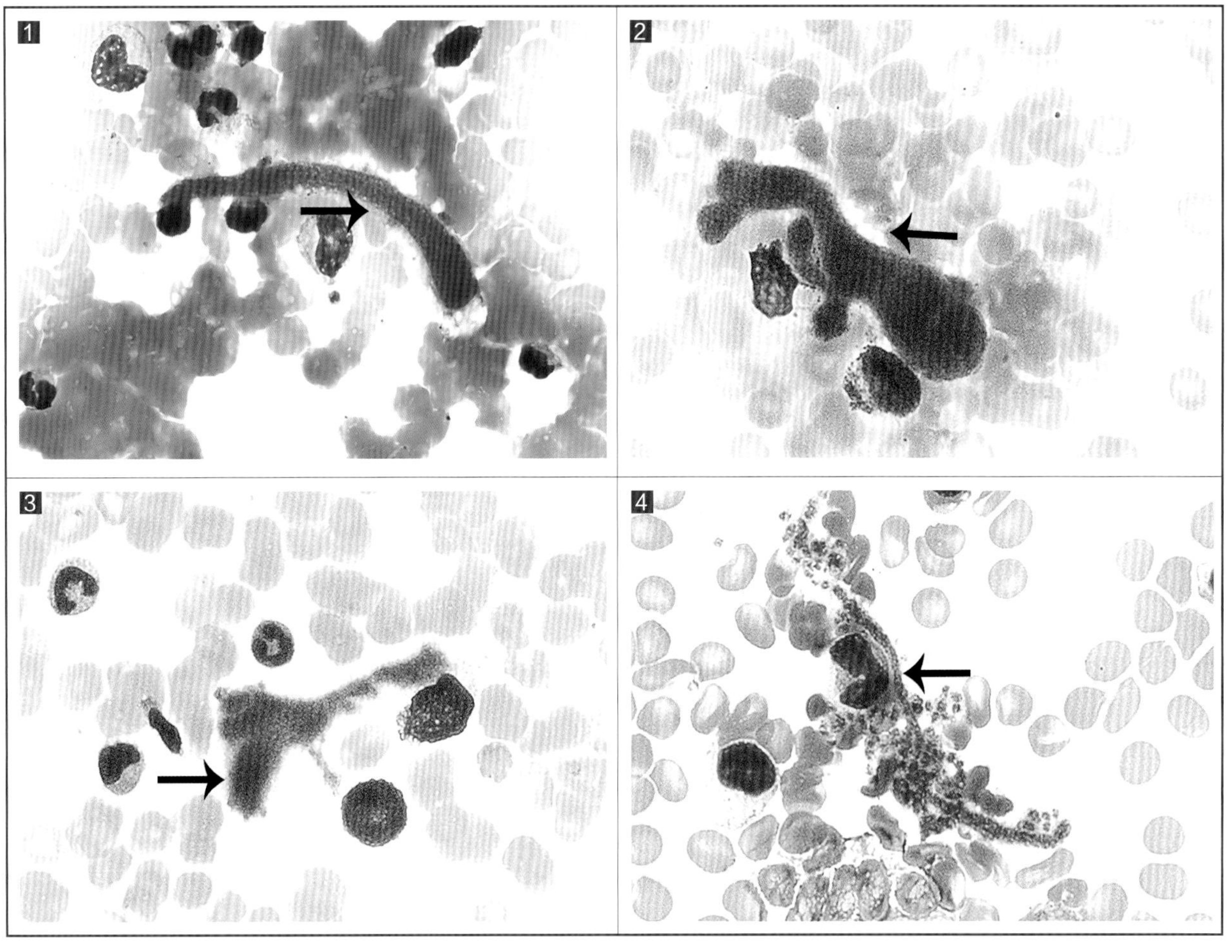

灰色血小板的形态学特征

正常血小板的胞质中央有细小密集的紫红色颗粒。当颗粒缺失或减少时，血小板呈灰色或灰蓝色，镜下极易被忽视。常见于灰色血小板综合征。

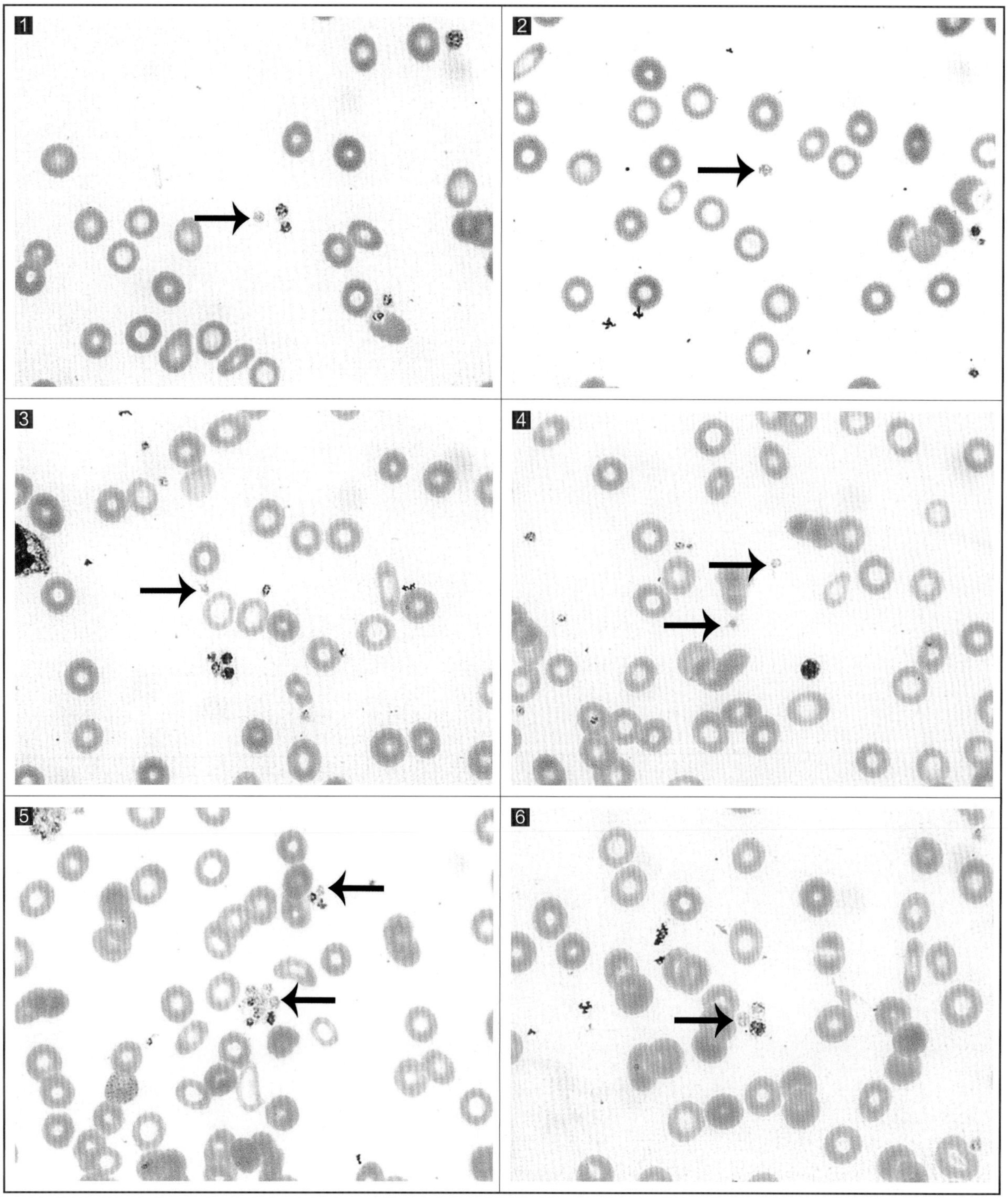

血小板出现空泡的形态学特征

血小板的正常形态是胞质颜色呈淡蓝色，中心部位有细小且分布均匀的淡紫红色颗粒。胞质内出现空泡是血小板的异常形态之一。下图为巨大血小板带空泡（↑）和正常大小的血小板带空泡（↑）。

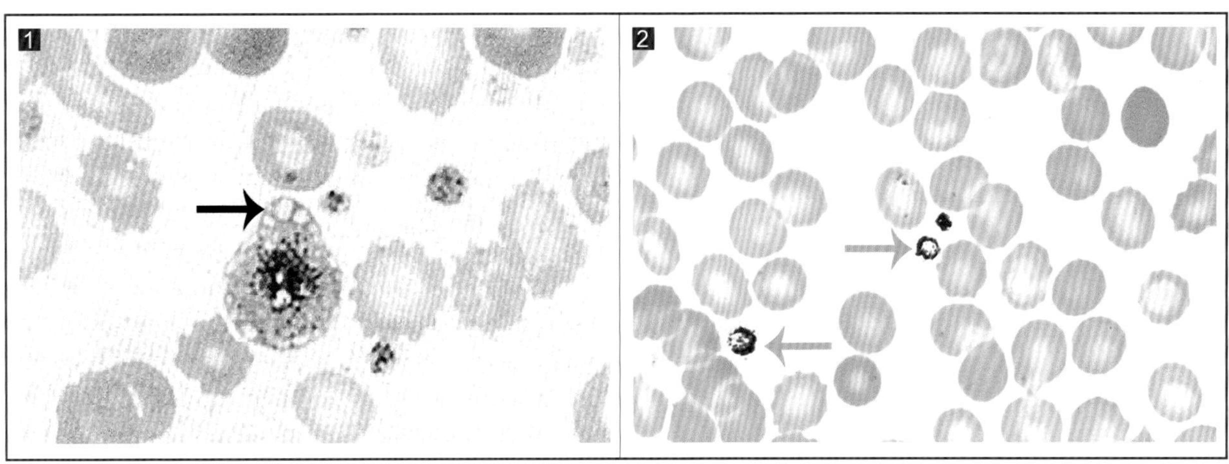

血小板聚集的形态学特征

未激活的正常血小板在抗凝抽血管中是分散存在的。外周血中血小板以聚集形式存在是一种异常形态，会影响血常规中血小板计数结果的准确性，造成血小板总数的假性偏低。

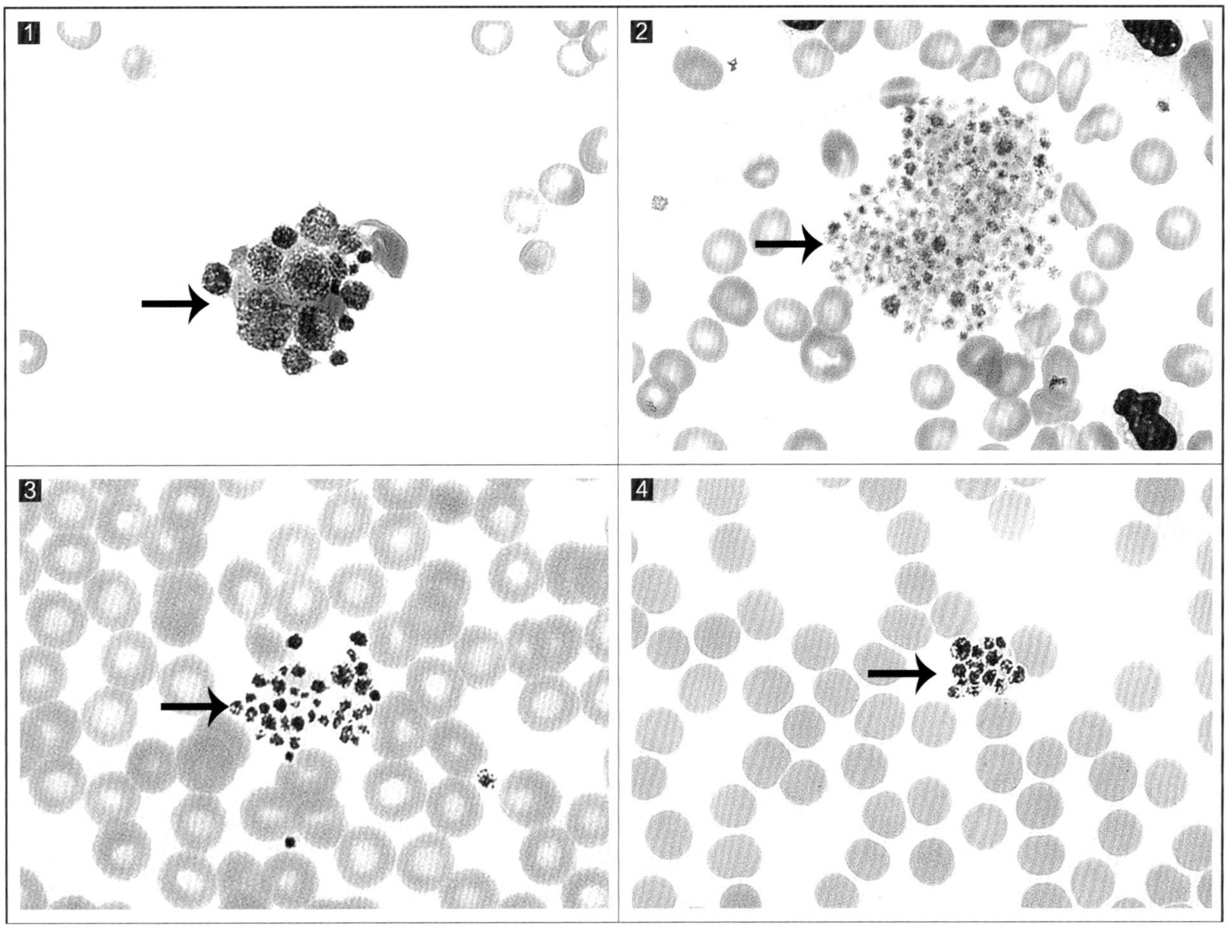

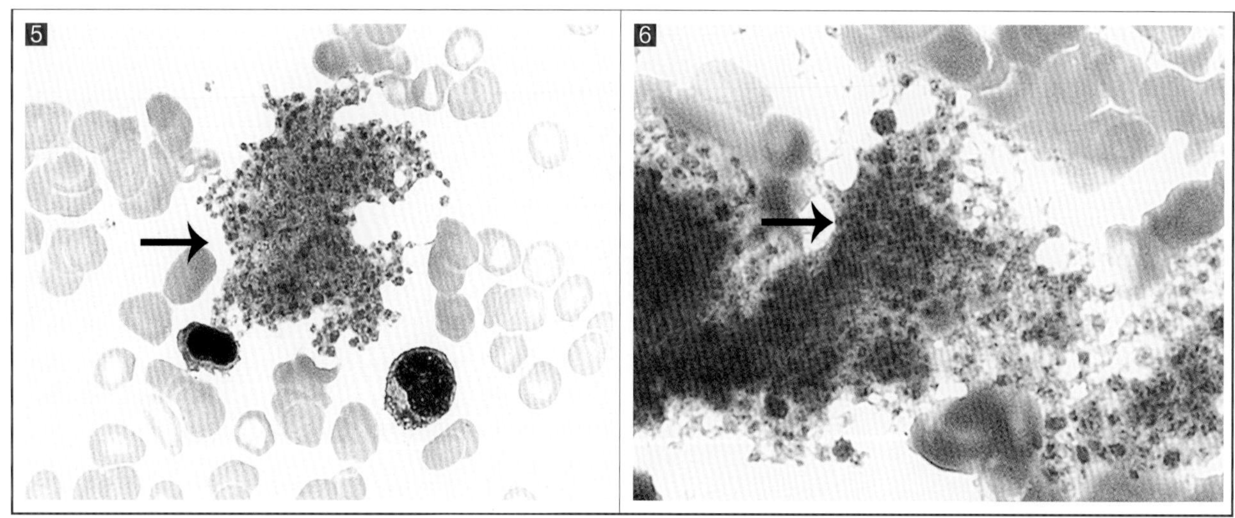

血小板卫星现象的形态学特征

血小板黏附、围绕中性粒细胞的现象称为血小板卫星现象。卫星现象会影响血常规中血小板计数结果的准确性，造成血小板总数的假性偏低。

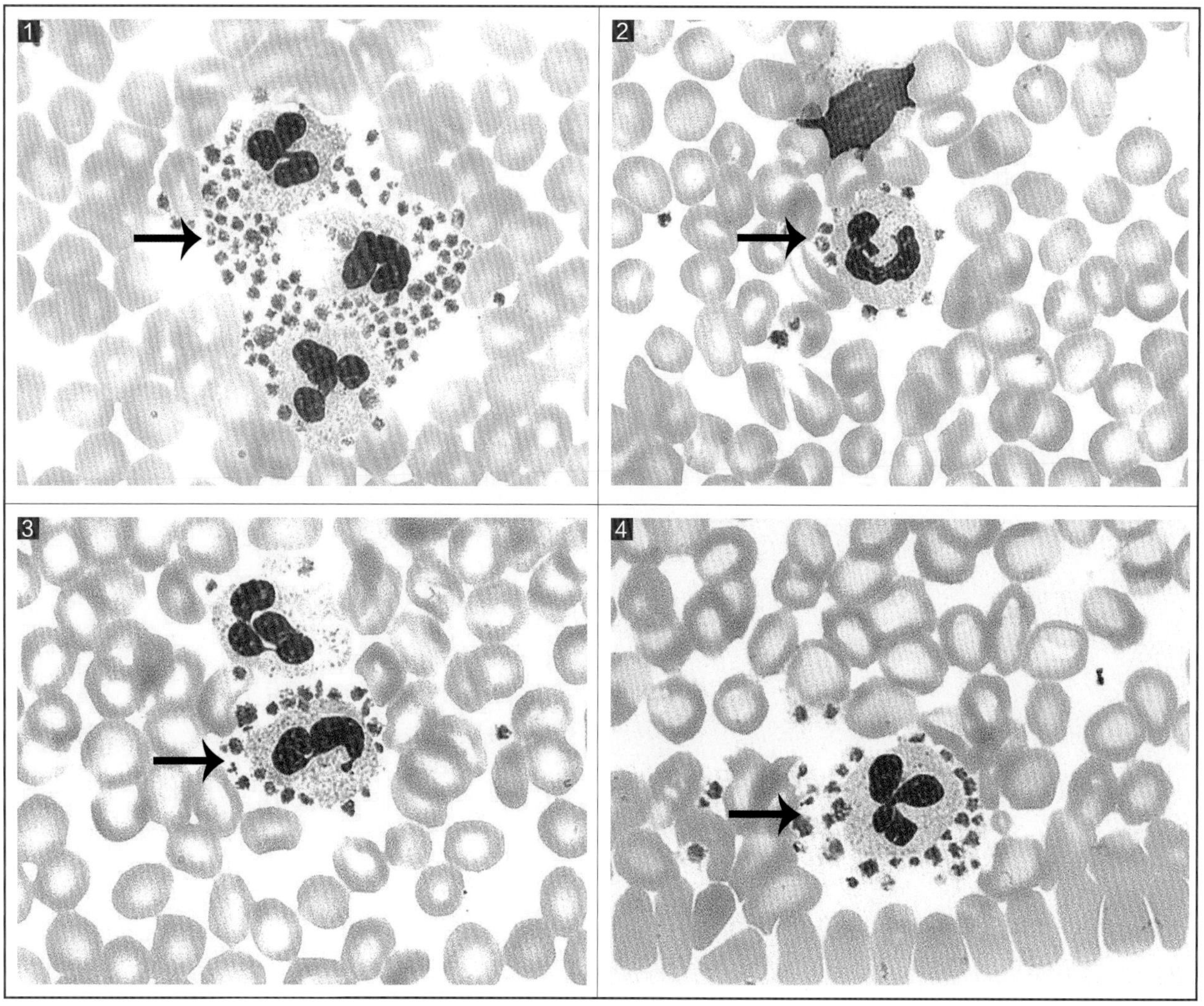

第四章　单核细胞系统

单核细胞的成熟过程可分为 3 个阶段：原始单核细胞、幼稚单核细胞和成熟单核细胞。正常人外周血中可见成熟单核细胞，外周血中出现原始、幼稚阶段的单核细胞，常见于急性单核细胞白血病、急性粒单核细胞白血病等。本章主要介绍单核细胞系统各发育阶段的正常细胞形态学特征和部分异常细胞形态学特征。

单核细胞系统各阶段示意图

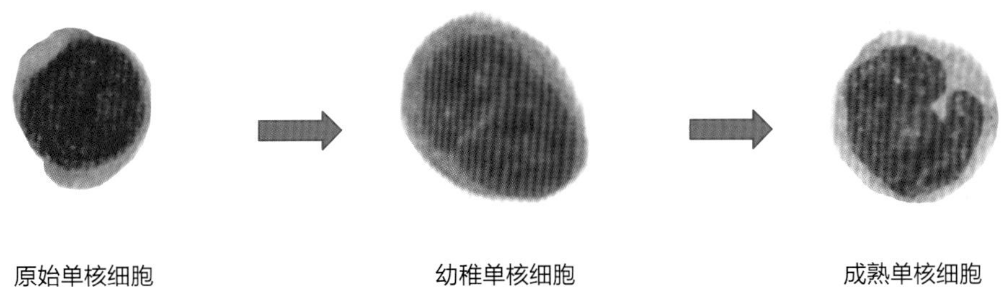

第一节　单核细胞系统的正常形态学特征

原始单核细胞的形态学特征

（1）胞体：直径 14～25μm，为正常红细胞平均直径的 2～3.5 倍，圆形或类圆形，部分可见伪足。

（2）胞核：圆形或不规则形，核染色质纤细疏松，呈细丝网状，核仁 1～3 个，常为一个大而清晰的核仁。

（3）胞质：量多且呈灰蓝色或不透明蓝色。根据颗粒的有无将原始单核细胞分为Ⅰ型和Ⅱ型：Ⅰ型为典型原始单核细胞，胞质内没有颗粒（↑）；Ⅱ型除具有典型原始单核细胞特点外，胞质内还有少量细小颗粒（↑）。原始单核细胞的胞质内可出现 Auer 小体，小体呈红色细长的杆状结构（↑）。

正常人外周血中不会出现原始单核细胞，外周血中出现原始单核细胞可见于急性单核细胞白血病、急性粒单核细胞白血病、慢性粒单核细胞白血病。

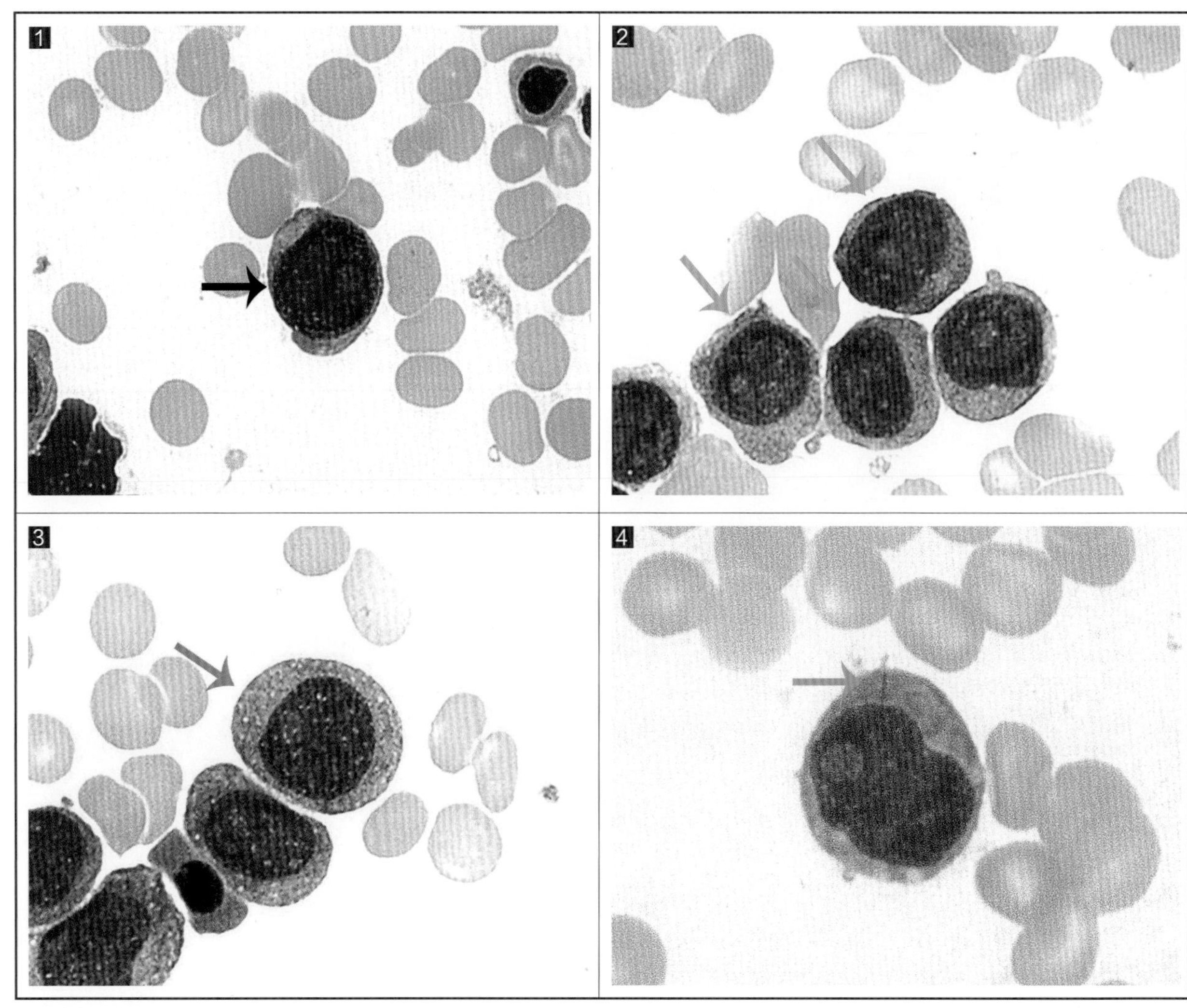

幼稚单核细胞的形态学特征

（1）胞体：直径 15 ~ 25μm，为正常红细胞平均直径的 2.1 ~ 3.5 倍，圆形或不规则形，部分可见伪足。

（2）胞核：常不规则，呈扭曲状、折叠状，或有凹陷、切迹，核染色质呈细丝网状，核仁模糊或消失。

（3）胞质：量较多，颜色呈灰蓝色，毛玻璃样，可见非常细小的紫红色嗜天青颗粒。

正常人外周血中不会出现幼稚单核细胞，外周血中出现幼稚单核细胞可见于急性单核细胞白血病、急性粒单核细胞白血病和慢性粒单核细胞白血病。

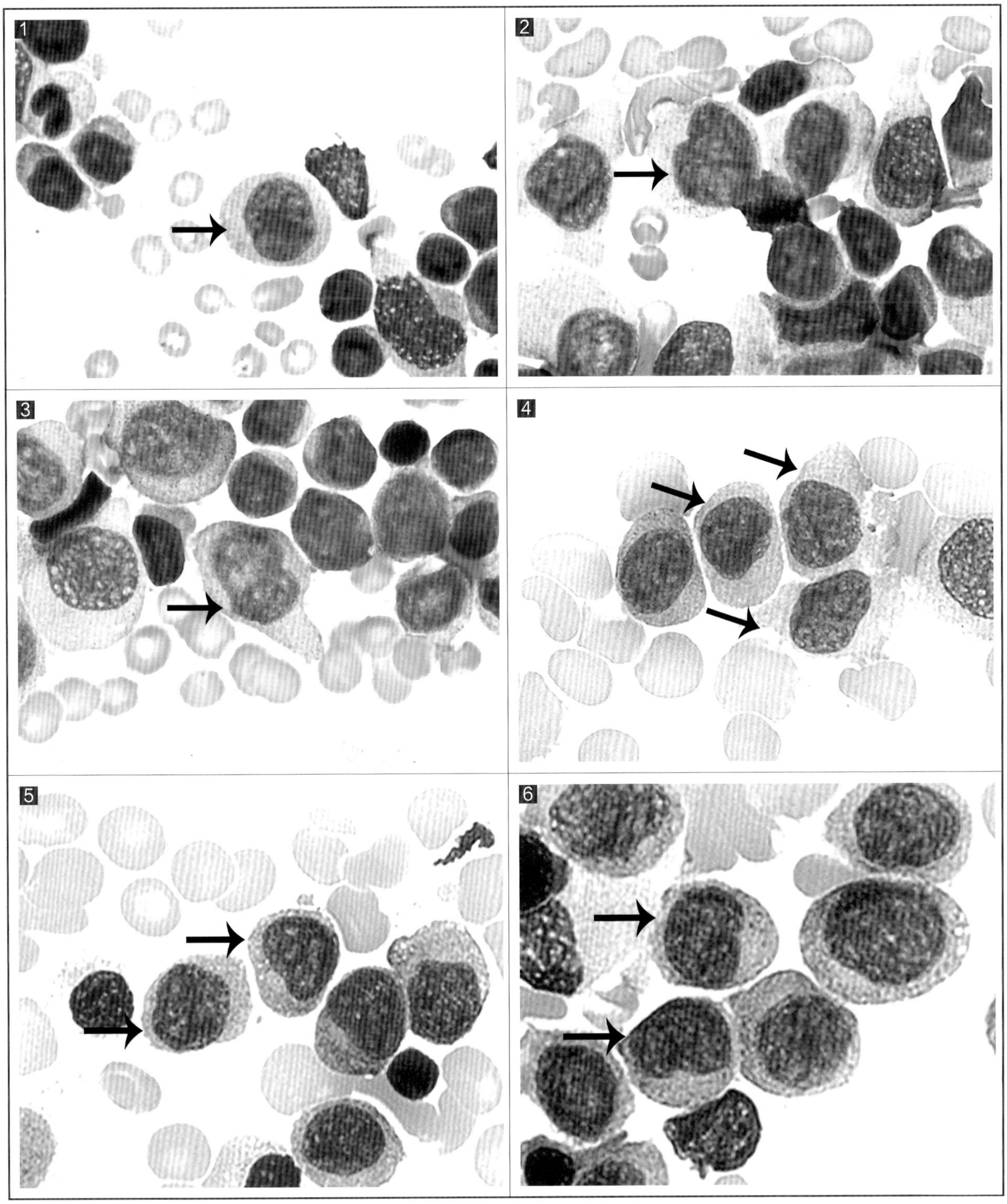

成熟单核细胞的形态学特征

（1）胞体：直径 12～20μm，为正常红细胞平均直径的 1.7～2.8 倍，圆形或不规则形。

（2）胞核：形态多变，呈扭曲状、折叠状、大肠状，或呈马蹄形、“S”形、分叶形、笔架形等，核染色质较疏松，呈条索状或小块状，无核仁。

（3）胞质：量多且呈浅灰蓝色或灰红色，如半透明的毛玻璃样，有肉眼看不清楚的细小颗粒。

正常人外周血中成熟单核细胞占白细胞总数的 3%～8%，增多则见于感染、慢性粒单核细胞白血病等。

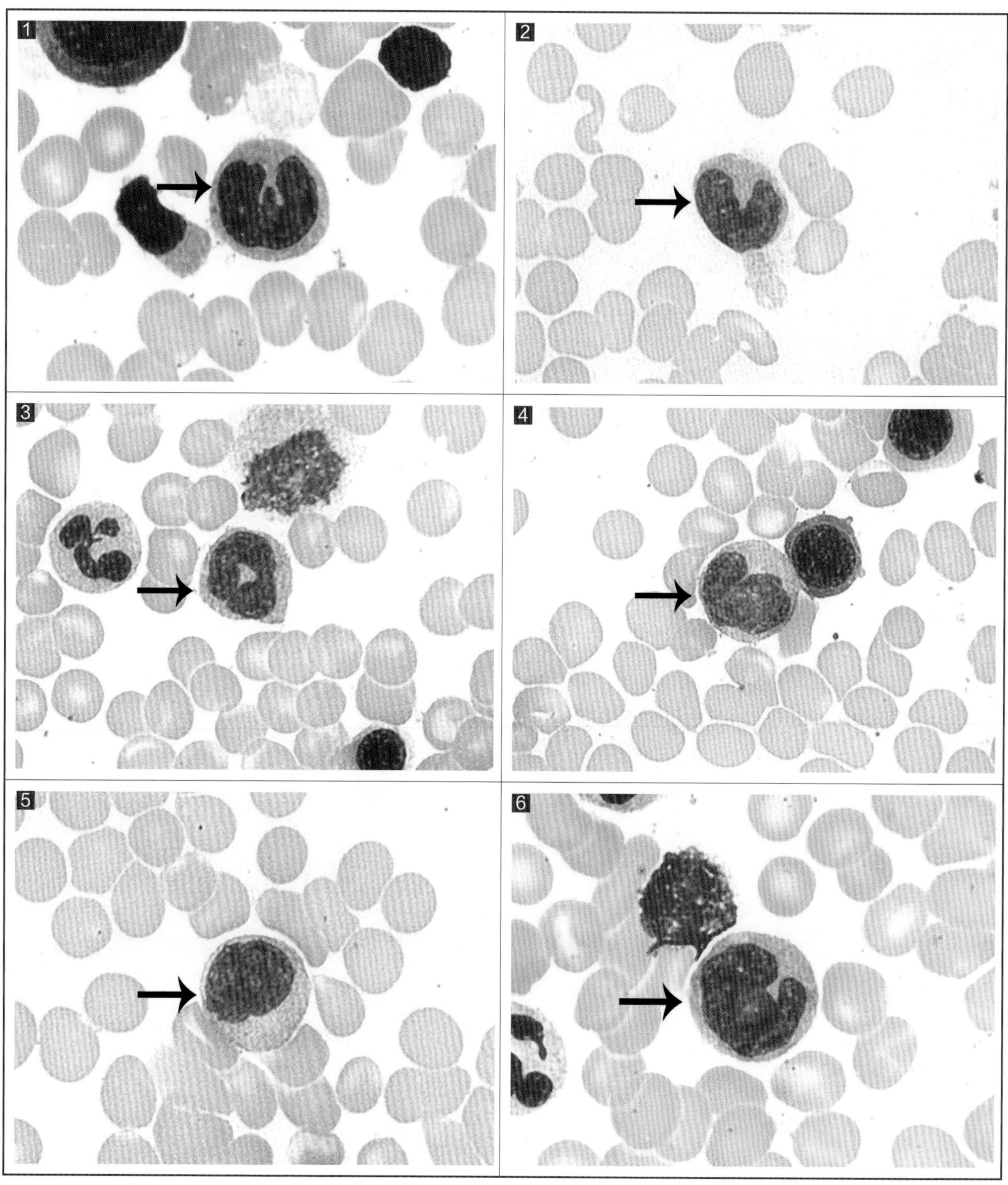

第二节　单核细胞系统的异常形态学特征

异常单核细胞的形态学特征

(1) 胞体：较大，圆形或不规则形。

(2) 胞核：扭曲缠绕，核染色质细腻疏松，呈纤细蕾丝样。

(3) 胞质：丰富且呈蓝灰色，可有少量细小紫红色颗粒和数量不等的空泡。常见于慢性粒单核细胞白血病。

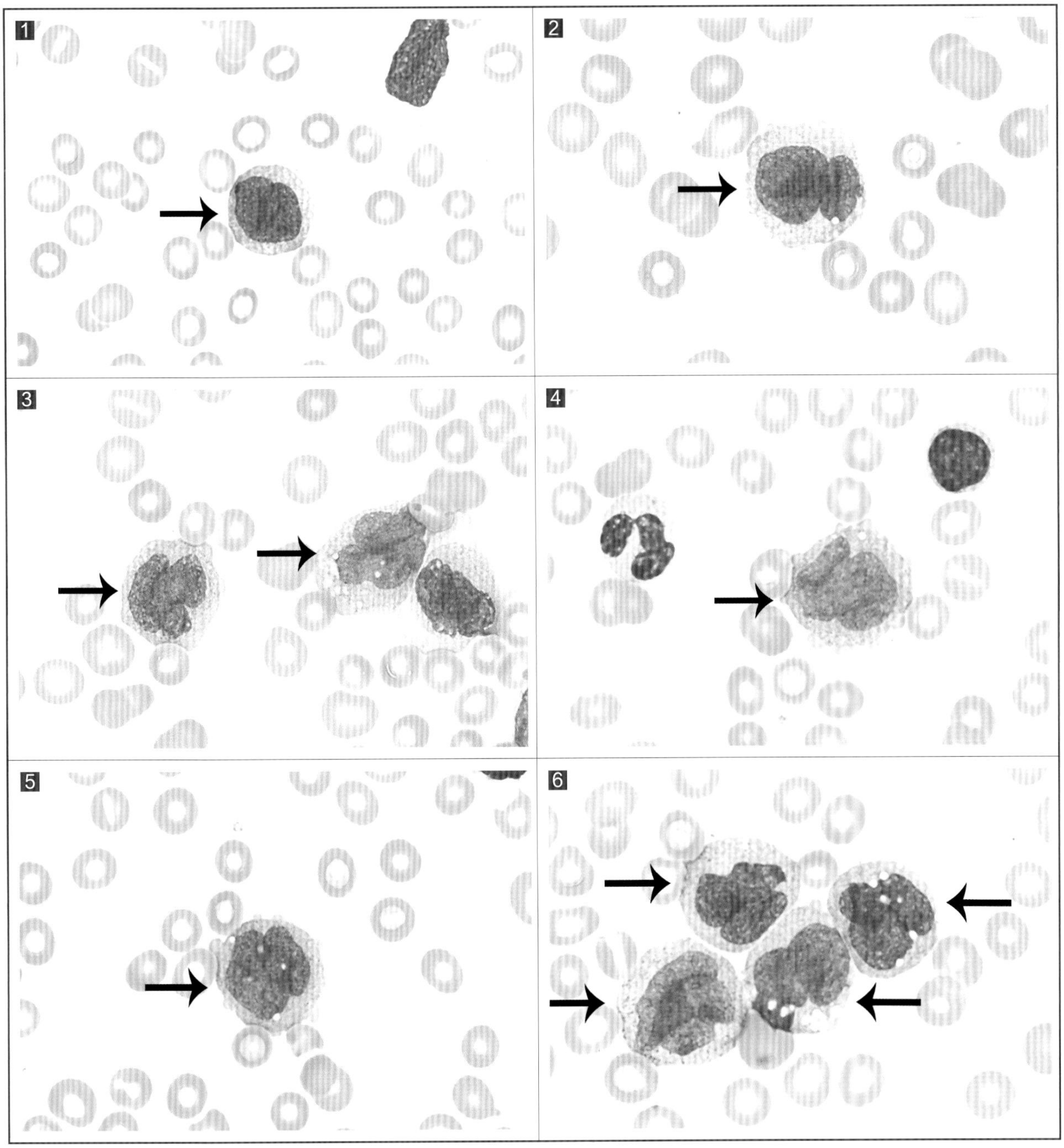

单核细胞空泡形成的形态学特征

细胞的胞质内出现数量不等、大小不一的空泡，常见于感染性疾病等。

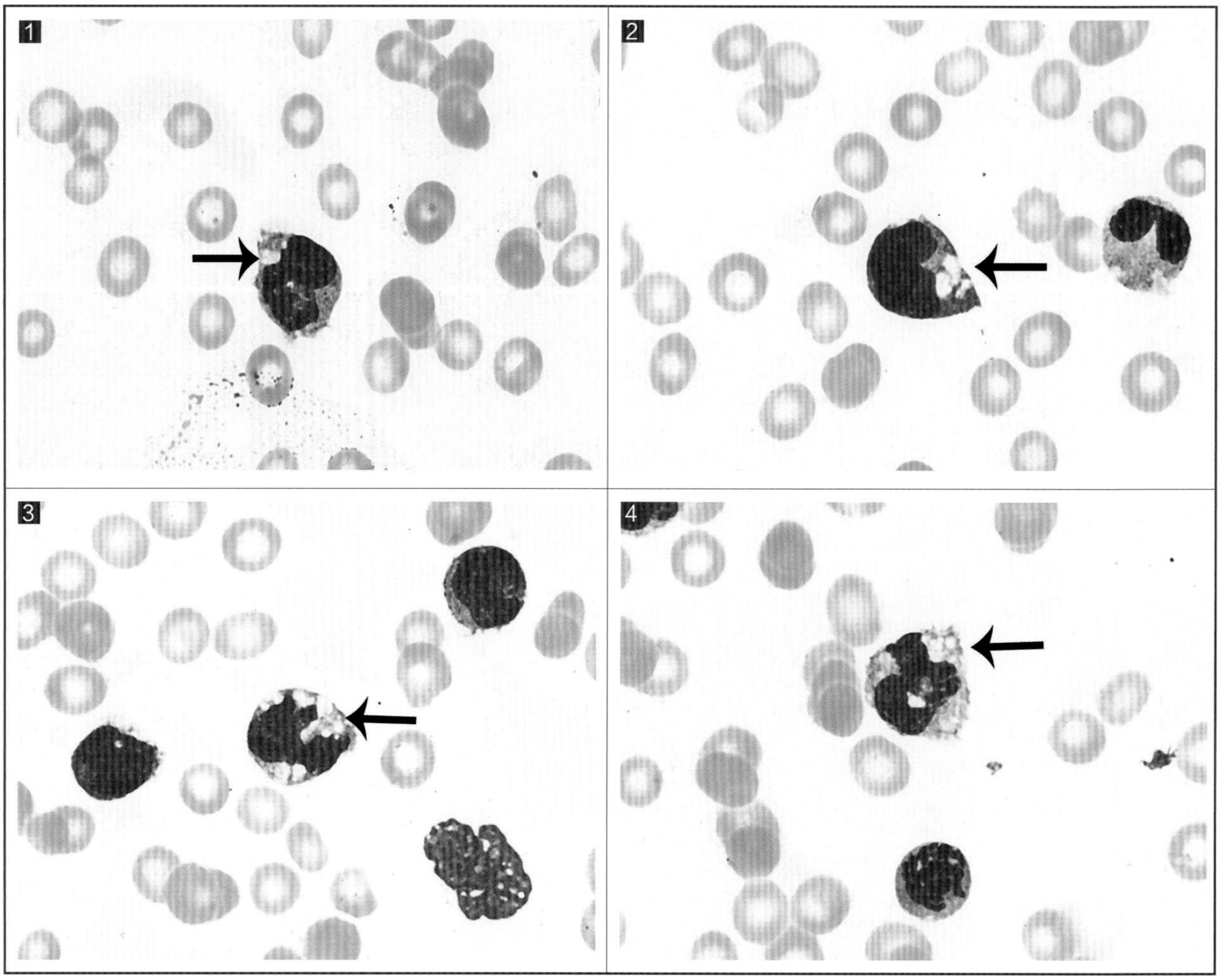

单核细胞吞噬血细胞的形态学特征

单核细胞具有吞噬功能，当单核细胞吞噬其他物质时，可称为吞噬细胞。下图为单核细胞吞噬了一个成熟红细胞（↑）和一些色素颗粒（↑）。

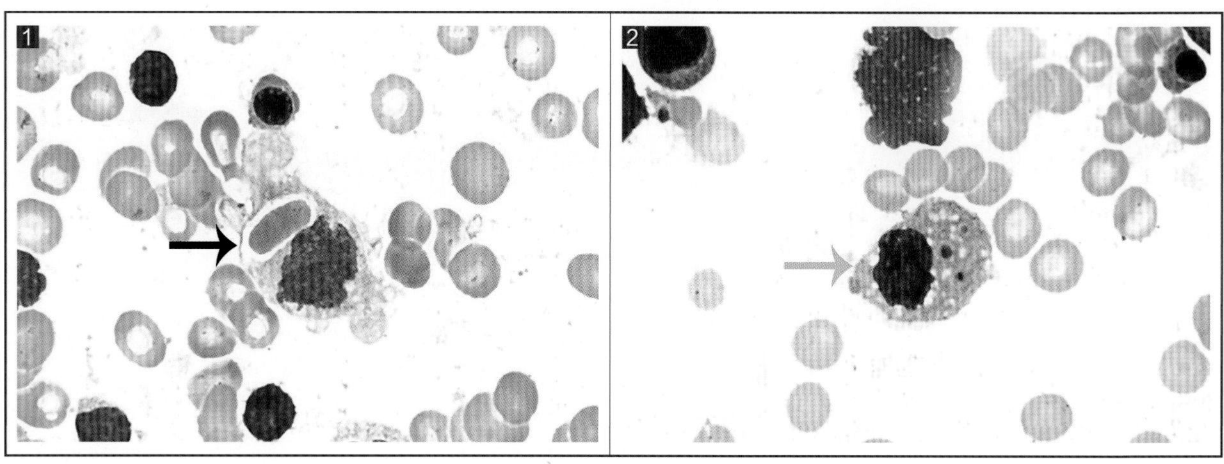

第五章　淋巴细胞系统

淋巴细胞的成熟过程可分为 3 个阶段：原始淋巴细胞、幼稚淋巴细胞和成熟淋巴细胞。淋巴细胞的增生分为反应性增生和恶性克隆性增生。反应性增生的淋巴细胞又称异型淋巴细胞，恶性克隆性增生的淋巴细胞又称异常淋巴细胞。恶性克隆性增生可以发生在淋巴细胞系统发育的各个阶段。异常淋巴细胞没有固定的形态学特征，需要联合流式细胞学检查、免疫组织化学检查、融合基因检查等多种检查方法进行综合诊断分析。正常人外周血中可见成熟淋巴细胞，外周血中出现原幼阶段淋巴细胞或形态异常的淋巴细胞常见于急性淋巴细胞白血病、淋巴瘤等。本章主要介绍淋巴细胞系统各发育阶段的正常细胞形态学特征和部分异常细胞形态学特征。

淋巴细胞系统各阶段示意图

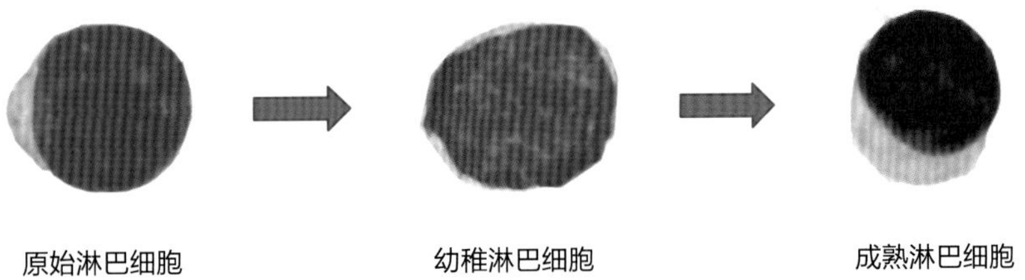

第一节　淋巴细胞系统的正常形态学特征

原始淋巴细胞的形态学特征

（1）胞体：直径 10～18μm，为正常红细胞平均直径的 1.4～2.5 倍，圆形或类圆形。

（2）胞核：圆形或类圆形，有时伴有切迹，核染色质呈颗粒状，核仁较清晰，有 1～2 个。

（3）胞质：量比较少，颜色呈淡蓝色，无颗粒，近核处可有一个透明区。

正常人外周血中无原始淋巴细胞。外周血中出现原始淋巴细胞可见于急性淋巴细胞白血病。

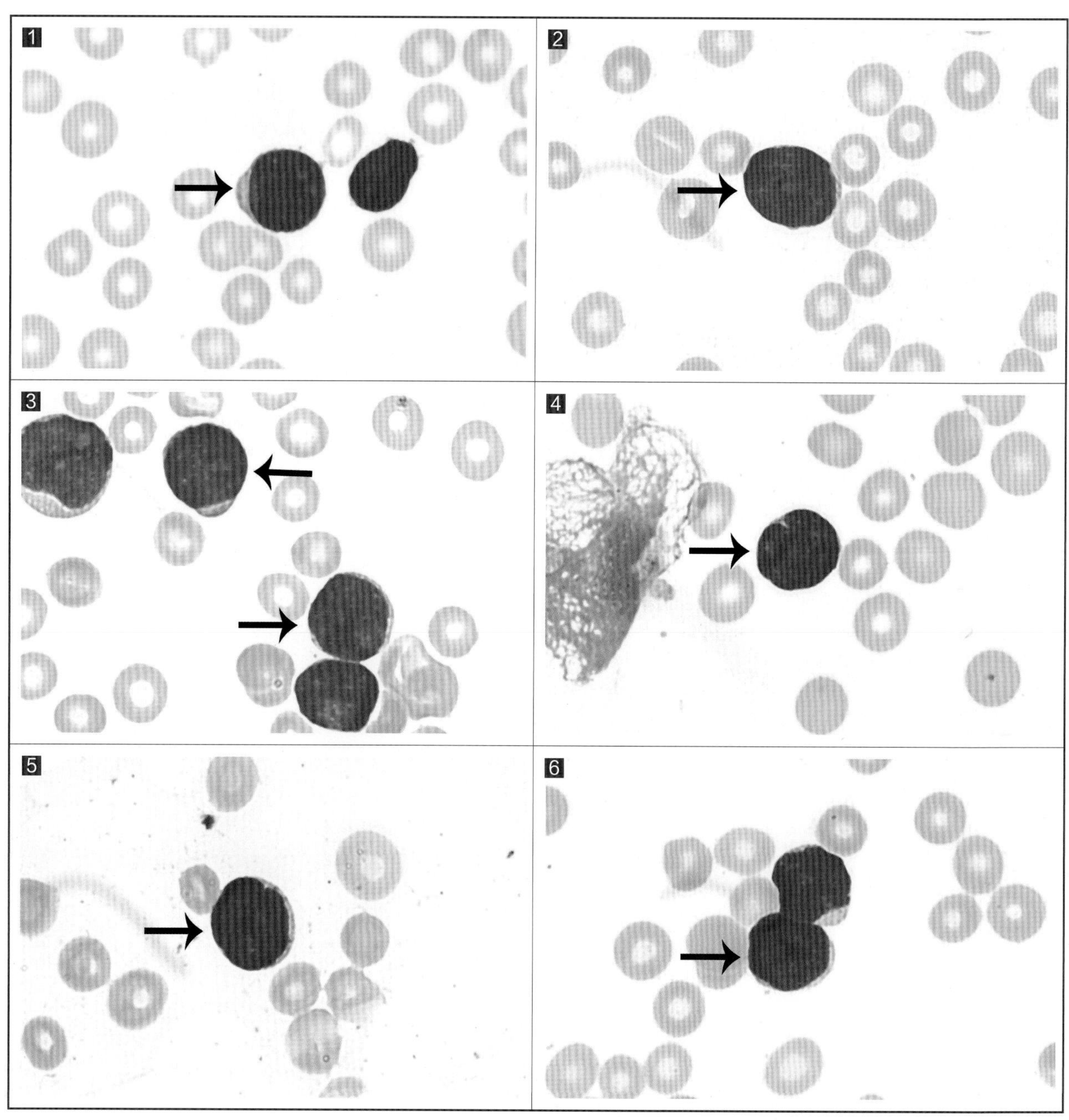

幼稚淋巴细胞的形态学特征

(1) 胞体：直径 10 ~ 16μm，为正常红细胞平均直径的 1.4 ~ 2.2 倍，圆形或类圆形。

(2) 胞核：圆形或类圆形，有时伴有切迹，核染色质较原始淋巴细胞粗，核仁模糊或消失。

(3) 胞质：量少且呈蓝色，偶见少许紫红色颗粒。

正常人外周血中无幼稚淋巴细胞。外周血中出现幼稚淋巴细胞可见于急性淋巴细胞白血病。

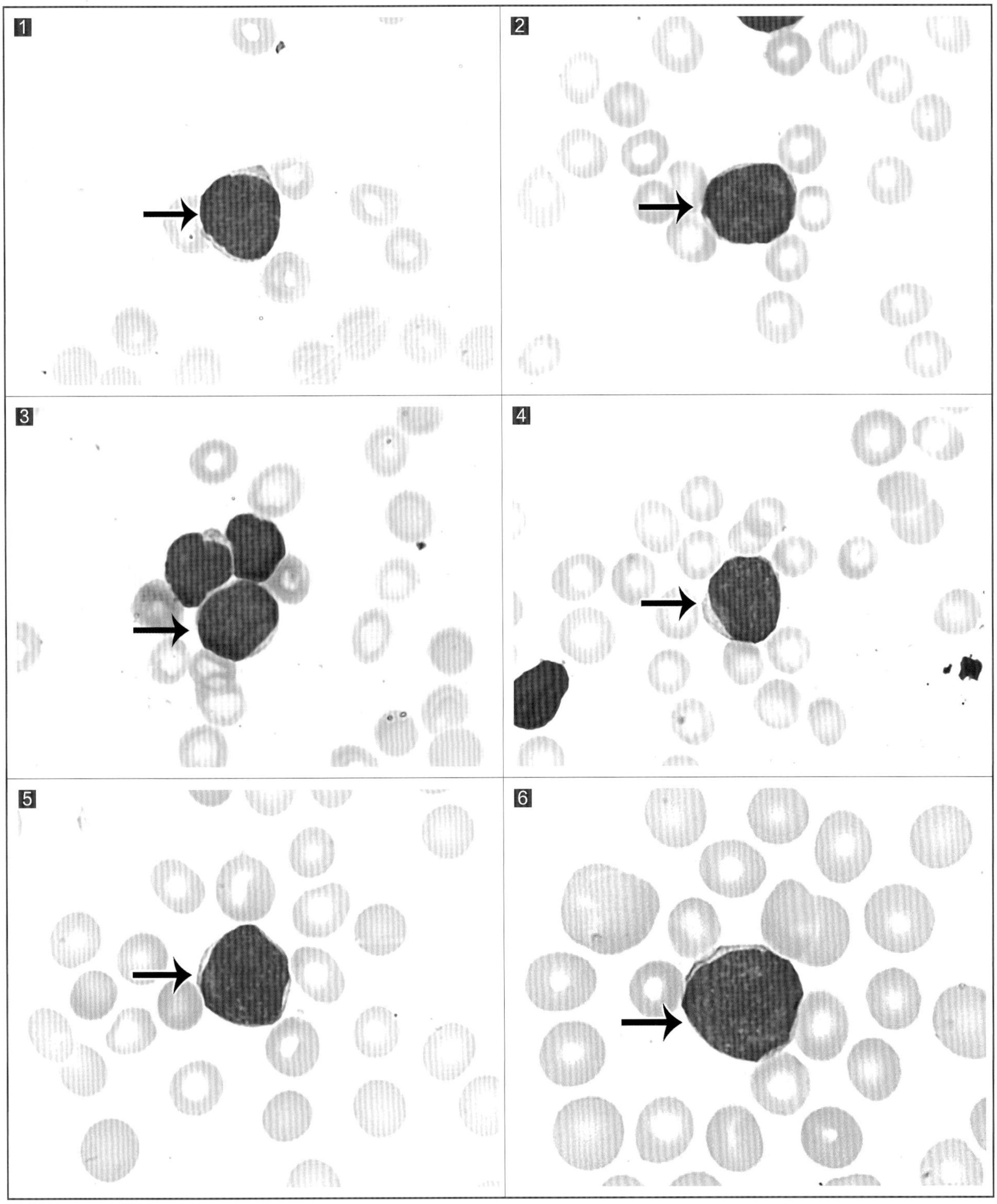

1 2 3 4 5 6

成熟淋巴细胞的形态学特征

正常人外周血中成熟淋巴细胞占白细胞总数的 20% ~40%，按淋巴细胞的胞体大小可分为：大淋巴细胞和小淋巴细胞。

大淋巴细胞

（1）胞体：直径 12 ~ 15μm，为正常红细胞平均直径的 1.7 ~ 2.1 倍，圆形或类圆形。

（2）胞核：椭圆形，常偏于一侧，核染色质紧密而均匀，有“涂抹感”，无核仁。

（3）胞质：量较多，颜色呈清澈天蓝色或淡蓝色，可有少许紫红色颗粒。

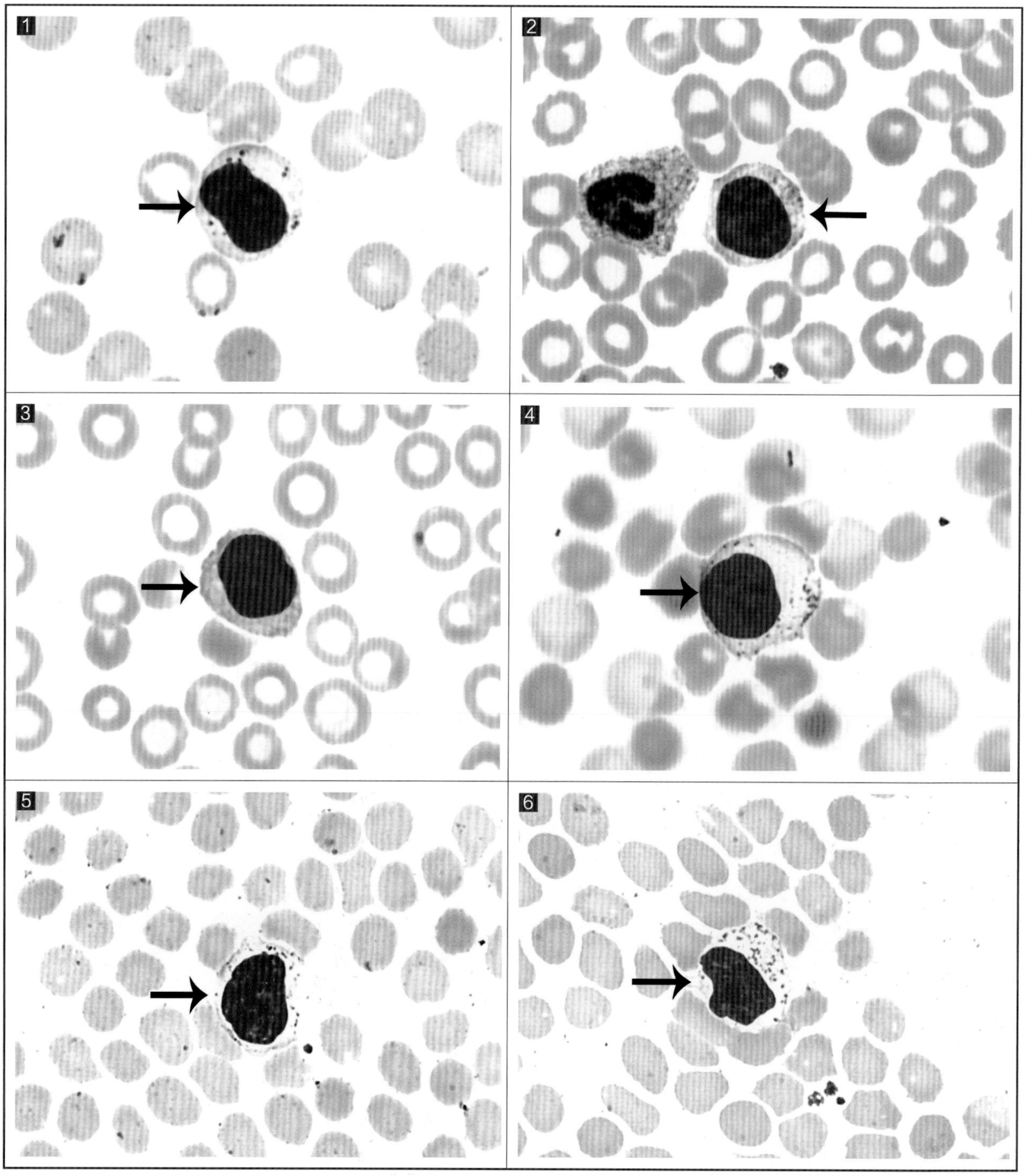

小淋巴细胞

(1) 胞体：直径 6 ~ 9μm，为正常红细胞平均直径的 0.8 ~ 1.3 倍，圆形、类圆形或蝌蚪形等。

(2) 胞核：圆形或类圆形，部分可见小切迹，核染色质聚集呈大块状，副染色质不明显，有“涂抹感”，无核仁。

(3) 胞质：量少或极少，细胞像一个裸核，颜色呈淡蓝色或深蓝色，常无颗粒。

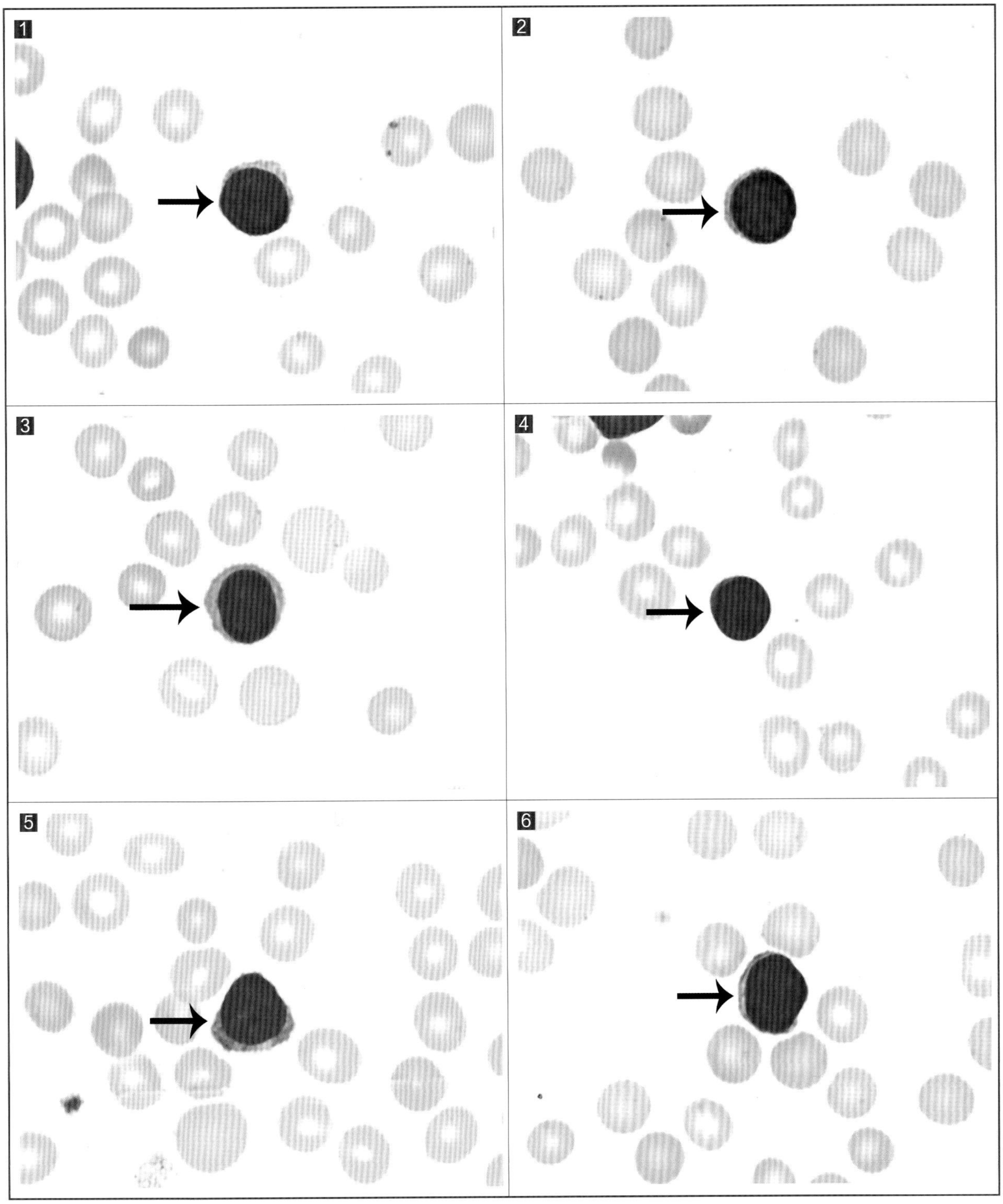

第二节　淋巴细胞系统的异常形态学特征

异型淋巴细胞的形态学特征

在病毒感染、原虫感染、药物反应、结缔组织疾病、免疫系统强应激状态或接触过敏原等因素刺激下，反应性增生的淋巴细胞发生形态改变，表现为胞体增大，细胞核母细胞化，胞质量增多，胞质嗜碱性增强，也称为反应性淋巴细胞。根据形态学特征，主要分为 3 型。

Ⅰ型空泡型（浆细胞型）：胞体较正常淋巴细胞稍大，圆形或类圆形。胞核偏位，呈圆形、椭圆形、肾形或不规则形，核染色质呈粗网状或不规则粗糙块状，无核仁。胞质较丰富，颜色呈深蓝色，无颗粒或有少量颗粒，可含大小不等的空泡。

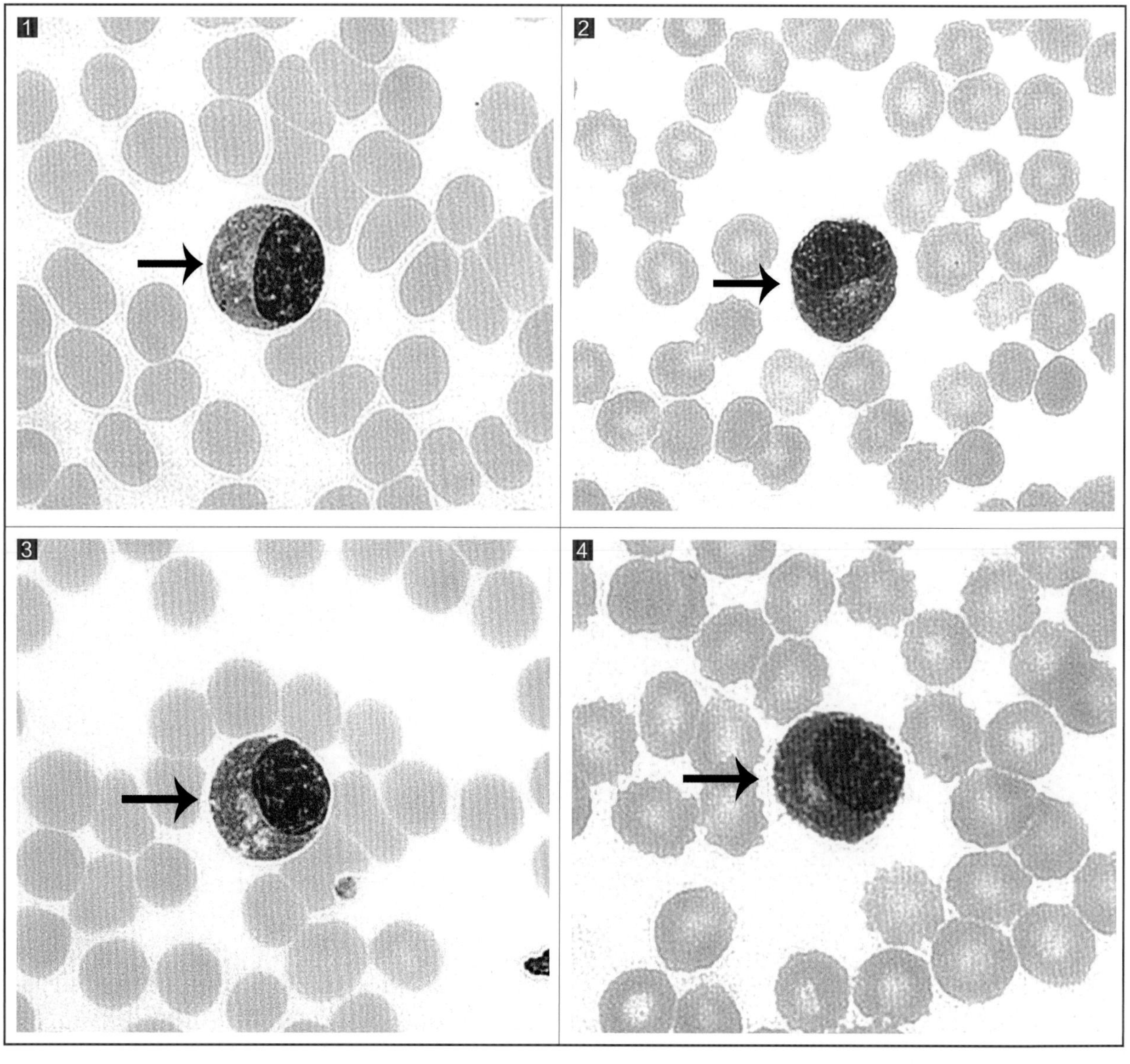

Ⅱ型不规则型（单核细胞型）：最为常见，胞体较Ⅰ型明显增大，外形不规则，似单核细胞。胞核圆形或不规则形，染色质较Ⅰ型细致疏松，无核仁。胞质量多，颜色呈淡灰蓝色或蓝色，有透明感，着色不均匀，边缘处蓝色较深，呈裙边样，可有少许嗜天青颗粒，一般无空泡。

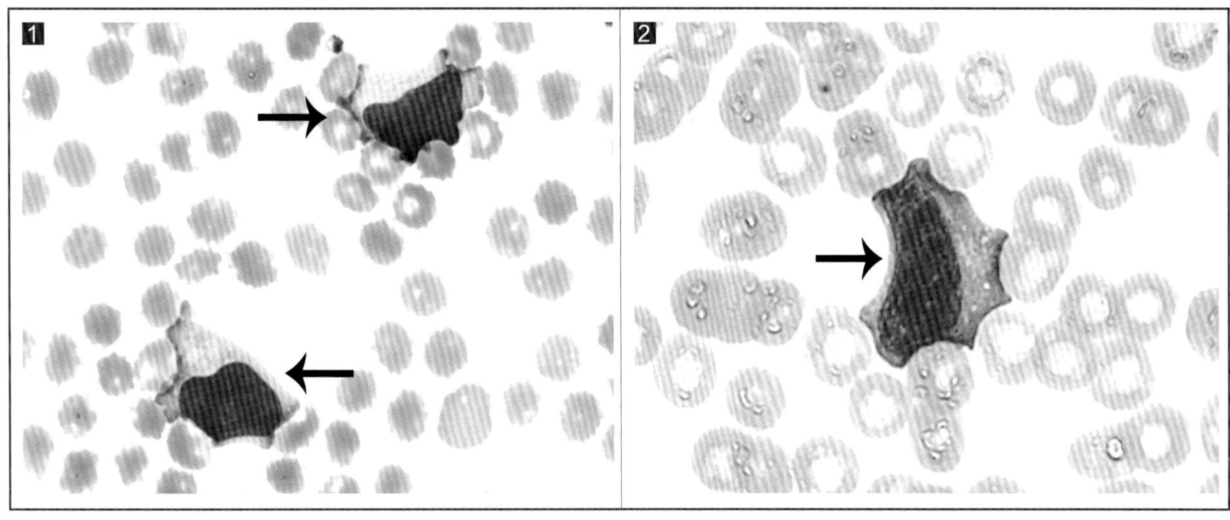

Ⅲ型幼稚型（未成熟细胞型）：胞体较大，形状较规则。胞核较大，圆形、椭圆形，染色质呈细致网状，有的隐约可见 1 ~ 2 个核仁。胞质量较多，颜色呈深蓝色，多无颗粒，偶见小空泡。

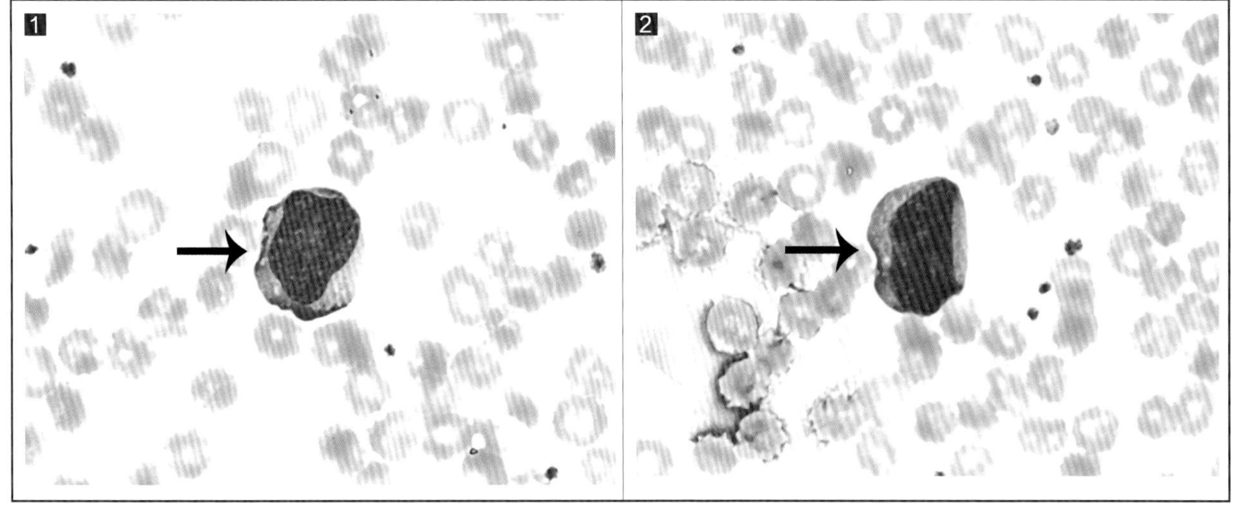

卫星核淋巴细胞的形态学特征

淋巴细胞的主核旁有一个游离的卫星小核。因染色体损伤，丧失着丝点的染色单体或其片段在有丝分裂末期没有进入子代细胞遗传物质体系内而形成。常见于接受较大剂量电离辐射、核辐射之后或其他理化因素、抗癌药物等造成的细胞损伤。

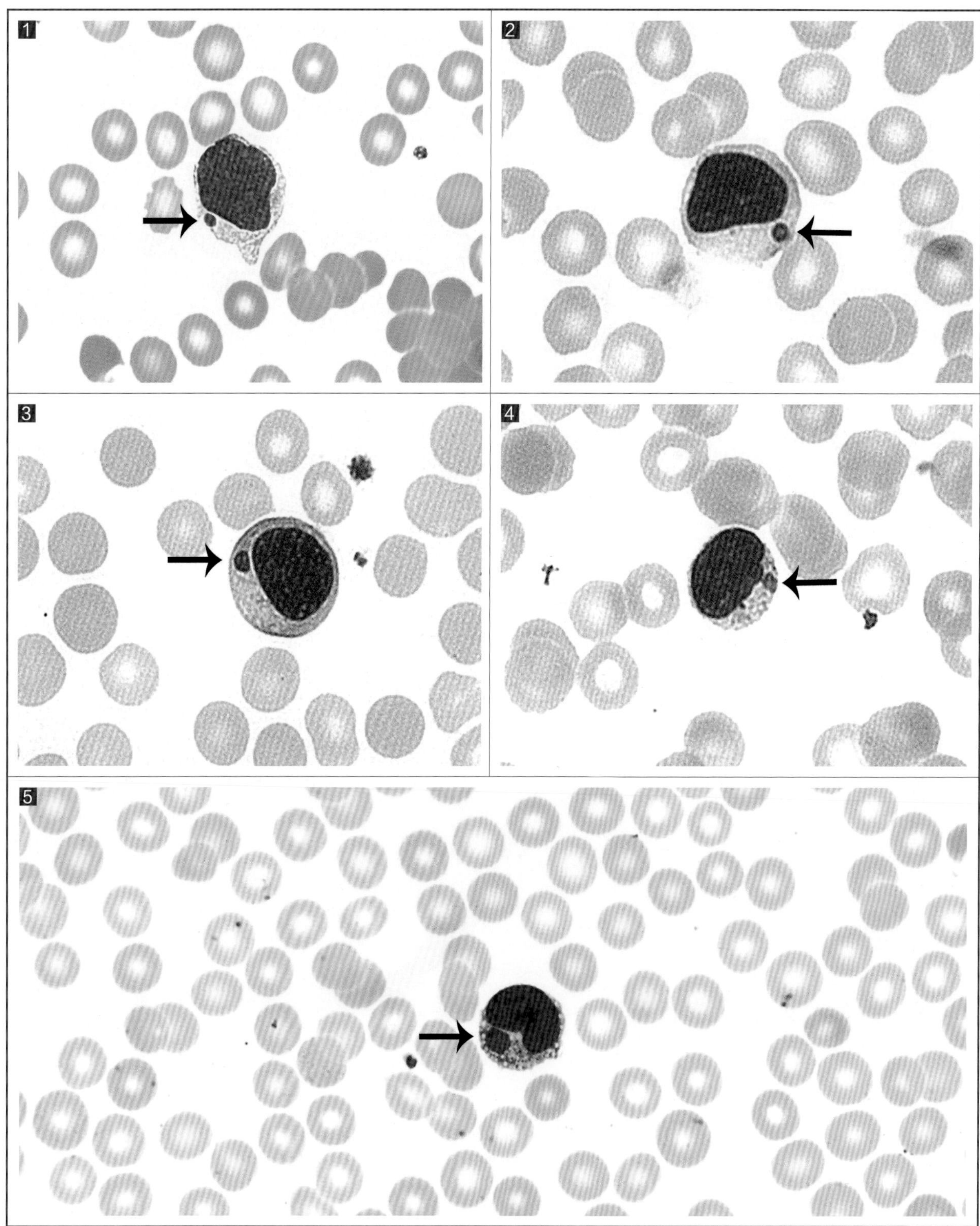

异常淋巴细胞的形态学特征

异常淋巴细胞是淋巴细胞分化发育不同阶段的恶性克隆性淋巴细胞的统称。种类繁多且形态不易分辨。本部分介绍几种常见的异常淋巴细胞的形态学特征，异常淋巴细胞的识别还需借助流式细胞学等检查方法。

慢性淋巴细胞白血病细胞

细胞胞体小，核染色质呈块状，胞质量少。大部分异常淋巴细胞呈“煤球”或“篮球”状。

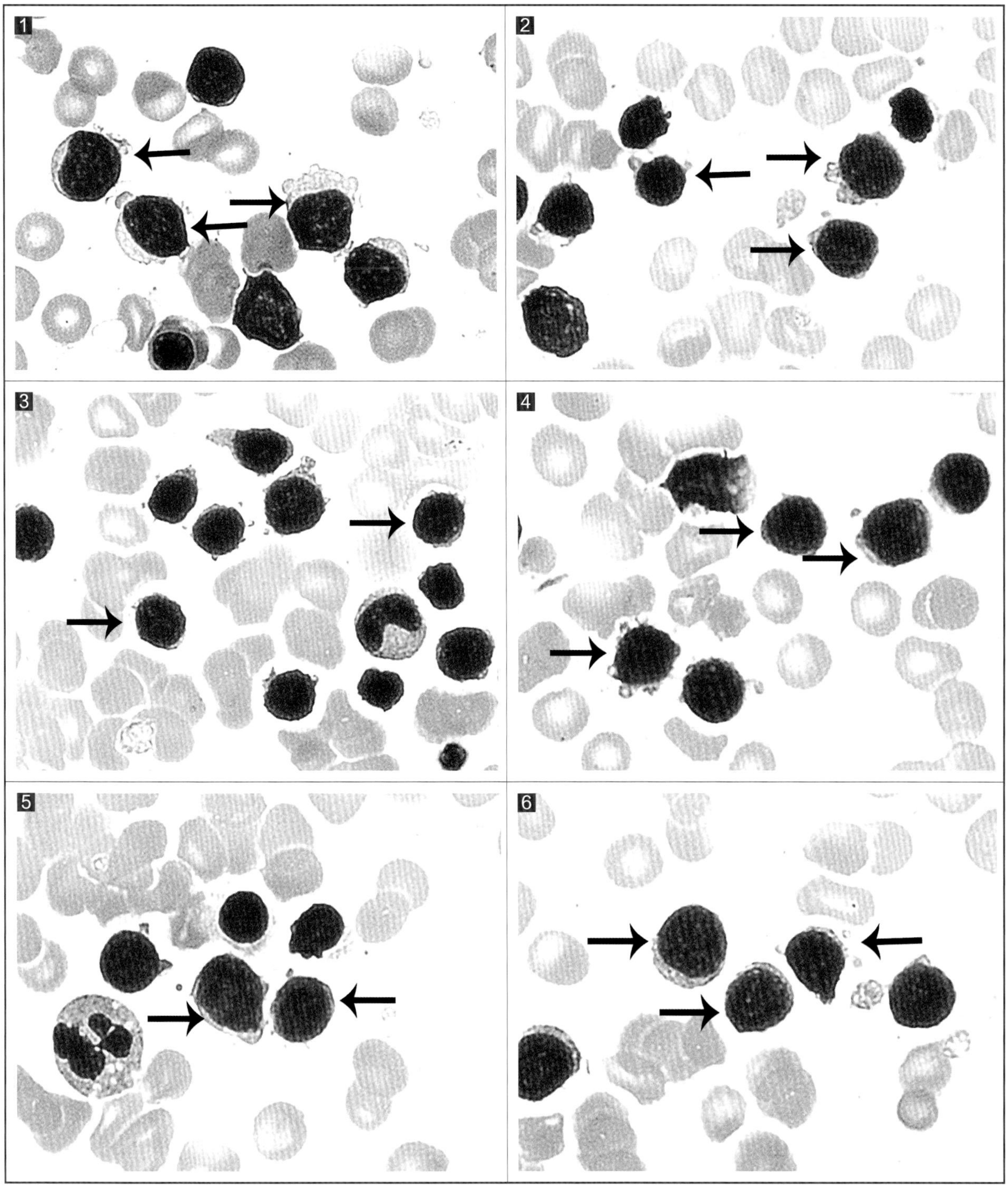

毛细胞

毛细胞胞体偏大，边缘不整，呈毛刷状，核染色质粗，胞质颜色呈不透明的蓝色。正常人外周血中偶见淋巴细胞边缘呈毛刷样改变。毛细胞增多可见于毛细胞白血病。此外，边缘呈毛刷样改变的异常淋巴细胞还可见于变异型毛细胞白血病、脾边缘带淋巴瘤、脾弥漫性红髓小 B 细胞淋巴瘤。

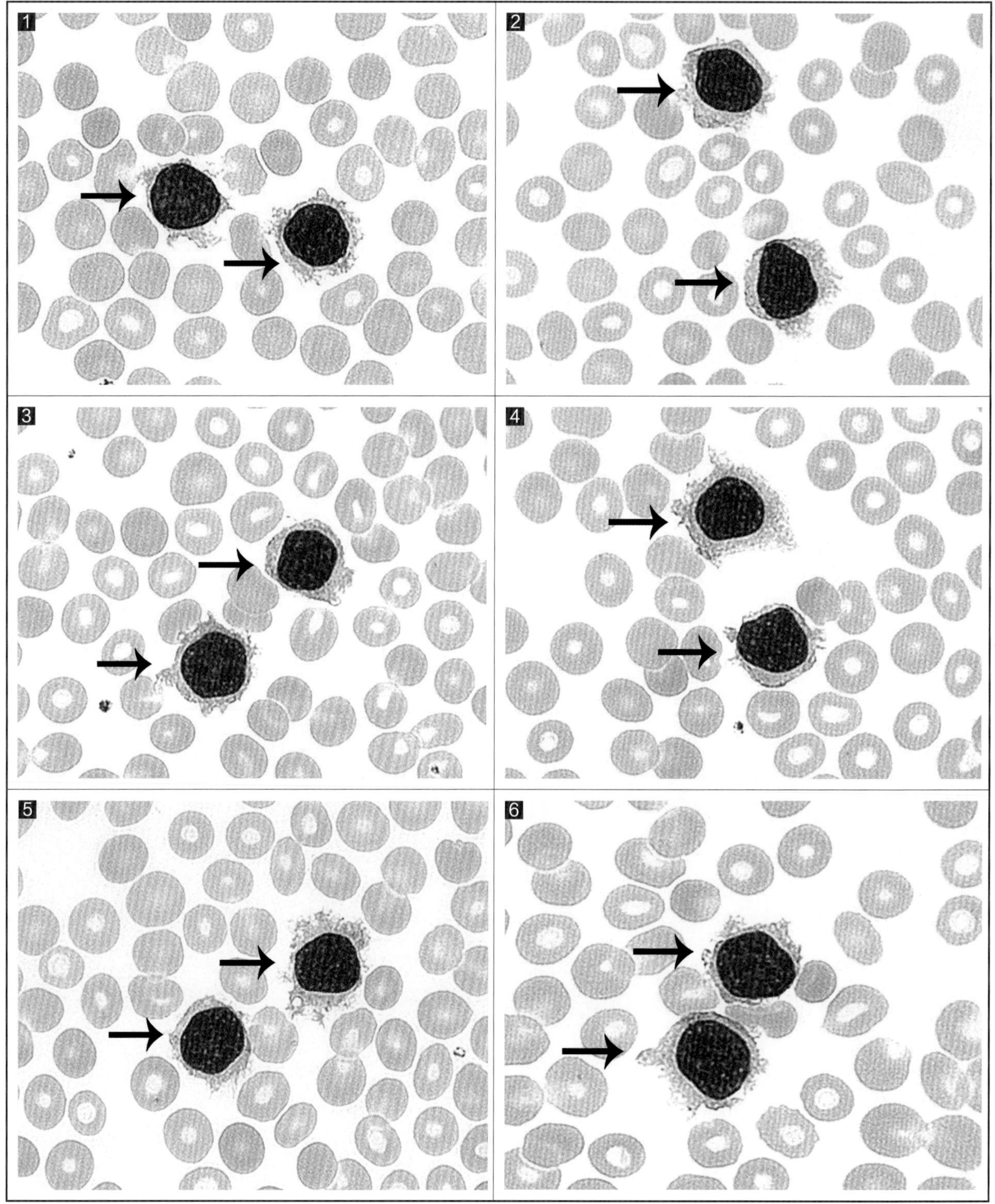

脾边缘带淋巴瘤细胞

常出现具有特征性的短且有极性的绒毛，部分脾边缘带淋巴瘤细胞甚至呈浆细胞样。

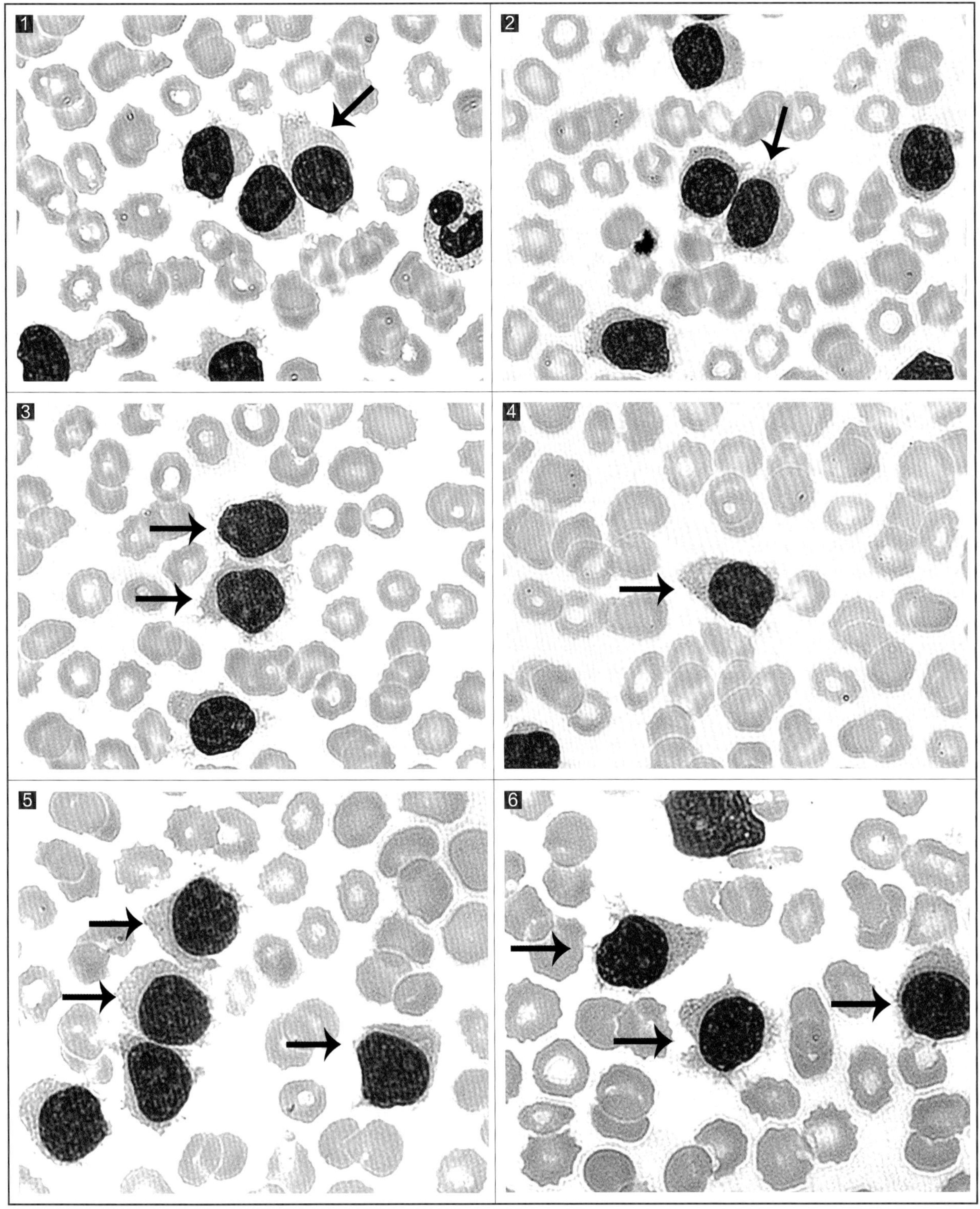

幼淋巴细胞

幼淋巴细胞分为 B- 幼淋巴细胞和 T- 幼淋巴细胞。B- 幼淋巴细胞的胞体大，胞核呈圆形或类圆形，核染色质粗且不均匀，核仁明显，多为 1 个，大而圆，胞质丰富，颜色呈蓝色，常见于 B- 幼淋巴细胞白血病、慢性淋巴细胞白血病等；T- 幼淋巴细胞的胞体较成熟淋巴细胞略大，胞核呈圆形、卵圆形或不规则形，核仁明显，多为 1 个，胞质量中等，颜色呈浅蓝色，胞质突起或泡样突起是 T- 幼淋巴细胞的典型形态学特征。然而，T- 幼淋巴细胞（小细胞变异型）的核仁常不清；T- 幼淋巴细胞（Sézary 细胞样变异型）的核形非常不规则，呈脑回样。下图取自 B- 幼淋巴细胞白血病患者的外周血涂片（↑）、T- 幼淋巴细胞白血病小细胞变异型（↑）和 Sézary 细胞样变异型（↑）患者的外周血涂片。

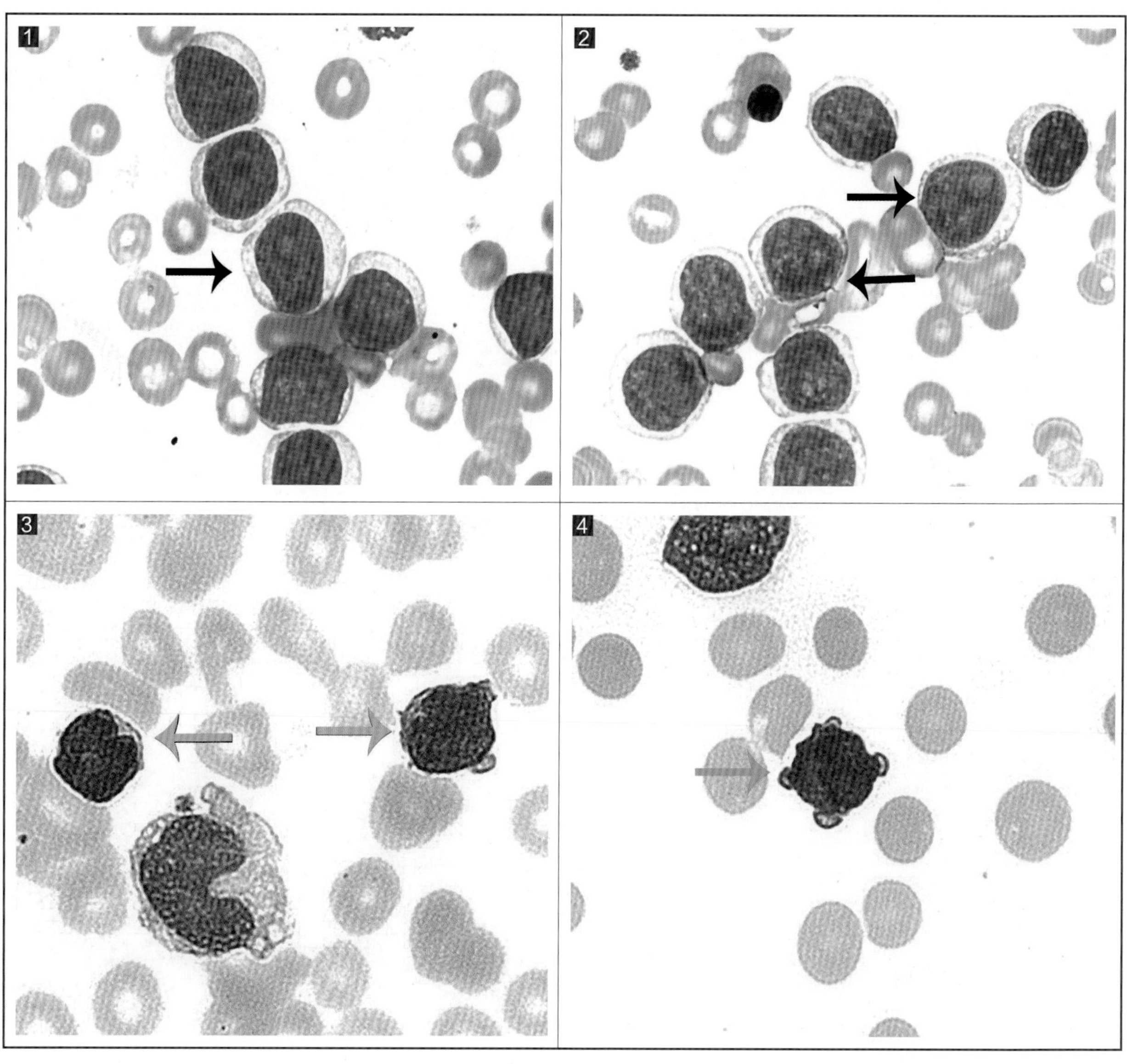

滤泡淋巴瘤细胞

胞体通常比较小，胞核具有凹痕或深窄的裂隙，胞质量极少，弱嗜碱性。有时滤泡淋巴瘤细胞的胞体较大且形状多变，或可见小而明显的核仁。

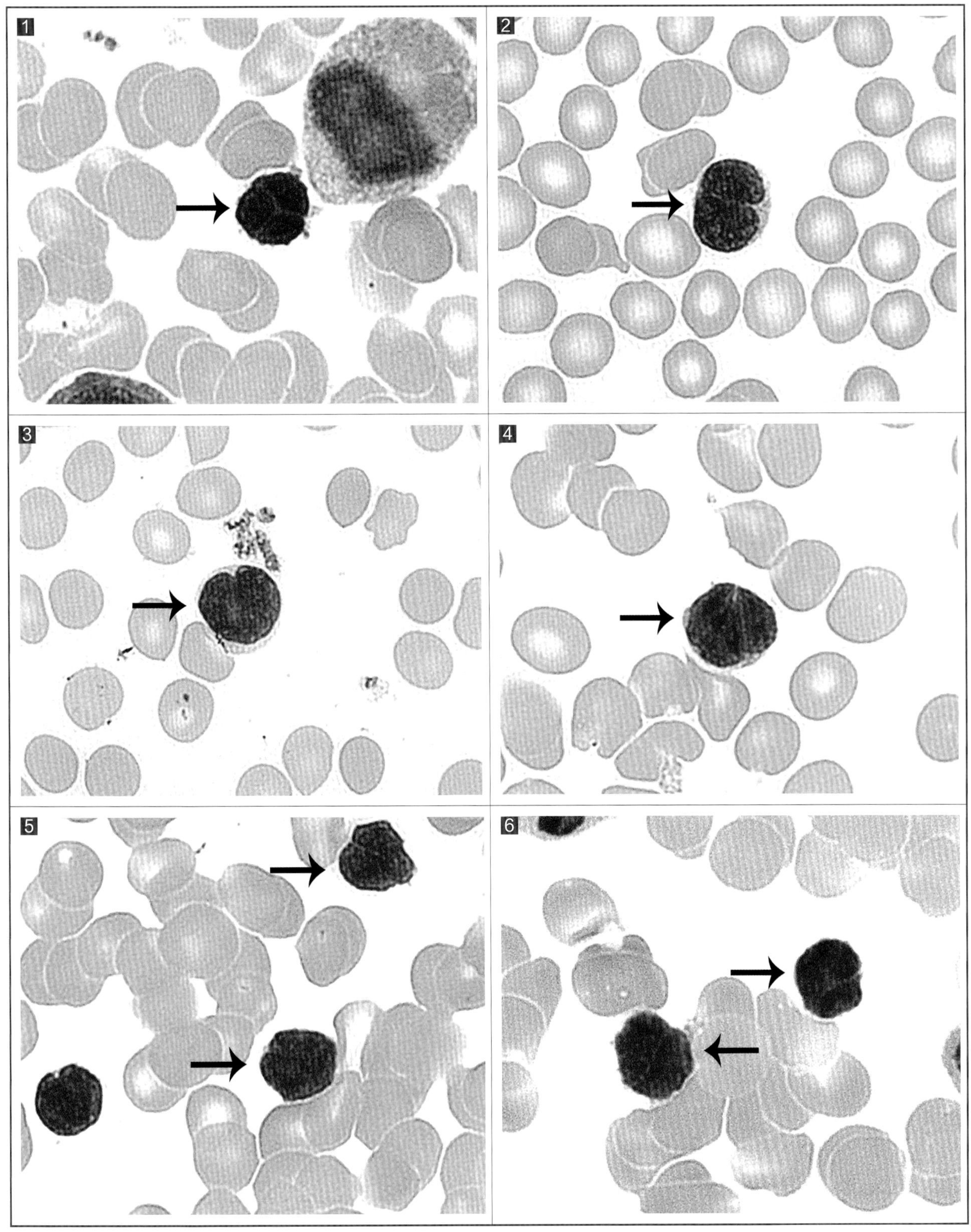

浆细胞样淋巴细胞

这类细胞结合了淋巴细胞和浆细胞的形态学特征。胞体大小不等，细胞核常偏位，无核仁，细胞核核质似淋巴细胞的核质，胞质似浆细胞的胞质。在淋巴浆细胞淋巴瘤患者的血细胞涂片中，不易与淋巴细胞和浆细胞相鉴别。

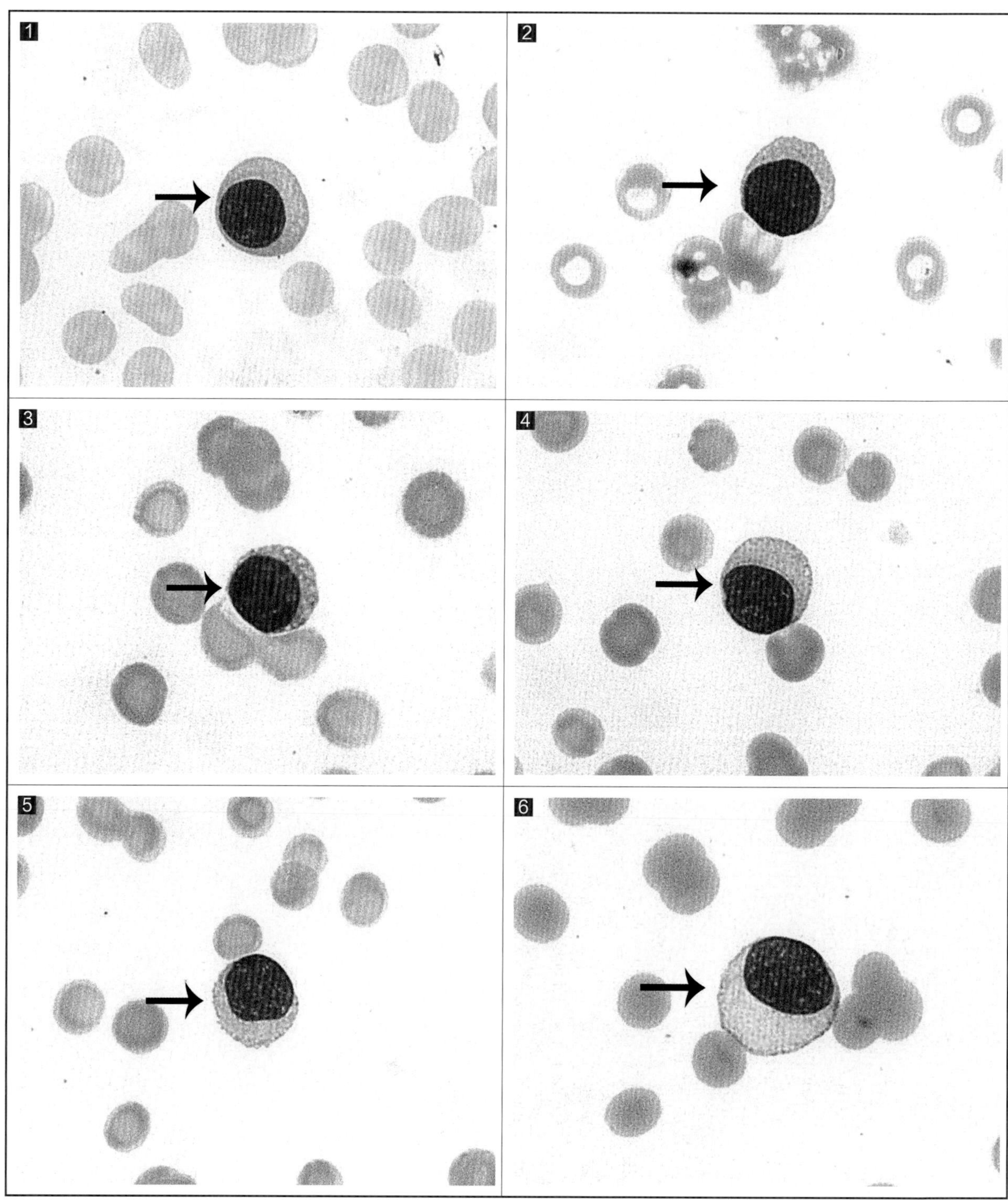

套细胞淋巴瘤细胞

是一种形态多样的 B 细胞淋巴瘤。大部分套细胞淋巴瘤细胞的胞体小到中等、形态单一；部分类似于原幼淋巴细胞，核染色质细腻；部分胞体较大，呈多形性，胞核呈卵圆形或不规则形，甚至可见明显核仁，胞质颜色呈淡蓝色；部分类似成熟的小淋巴细胞，核染色质粗；还有部分类似边缘带淋巴瘤细胞。

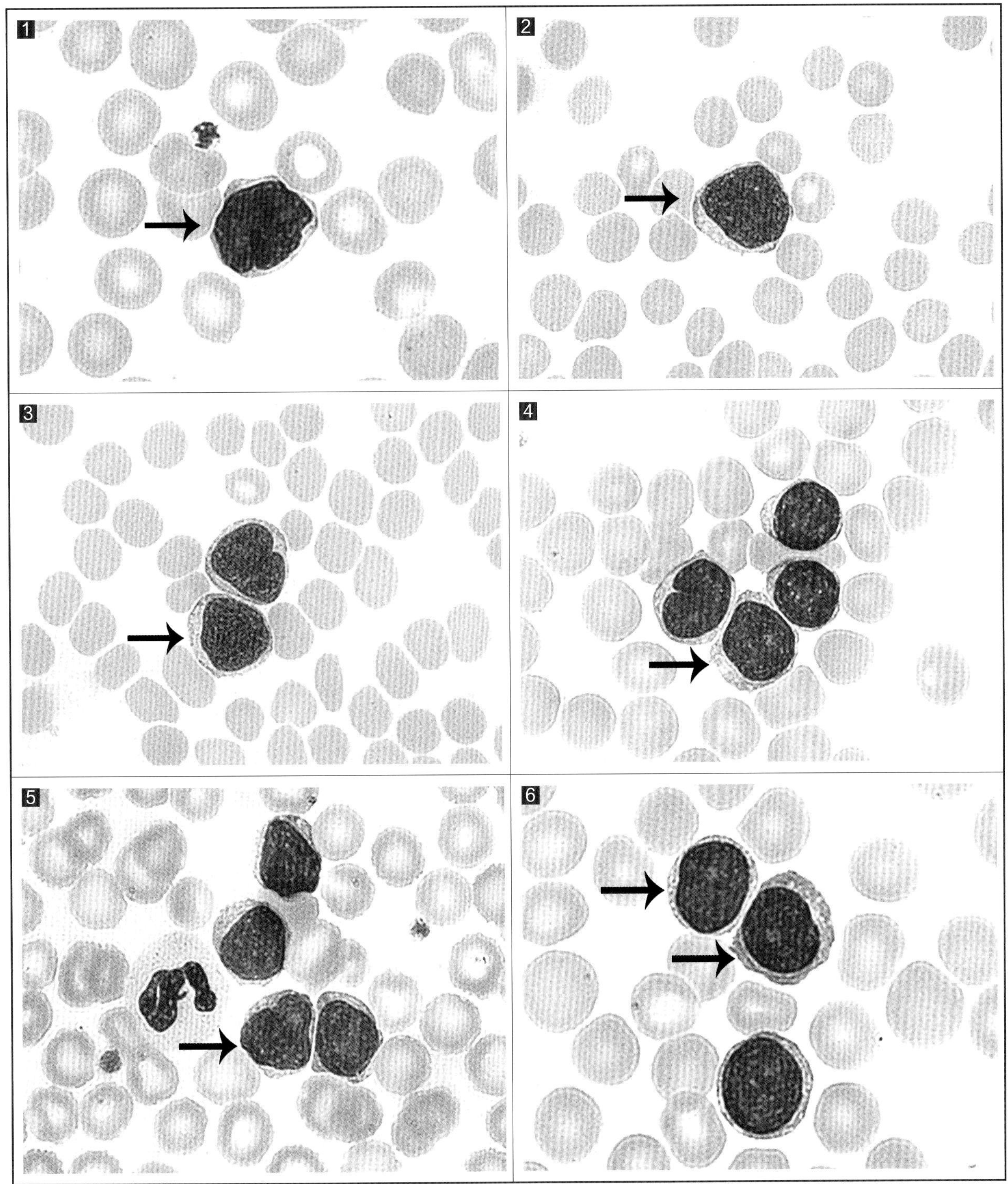

弥漫性大 B 细胞淋巴瘤细胞

弥漫性大 B 细胞淋巴瘤细胞的胞体大，类圆形或不规则形。细胞核的大小是正常淋巴细胞核的 2 倍及以上，核染色质粗糙，可见 1 个或多个核仁。胞质非常丰富，颜色呈蓝色或淡蓝色。

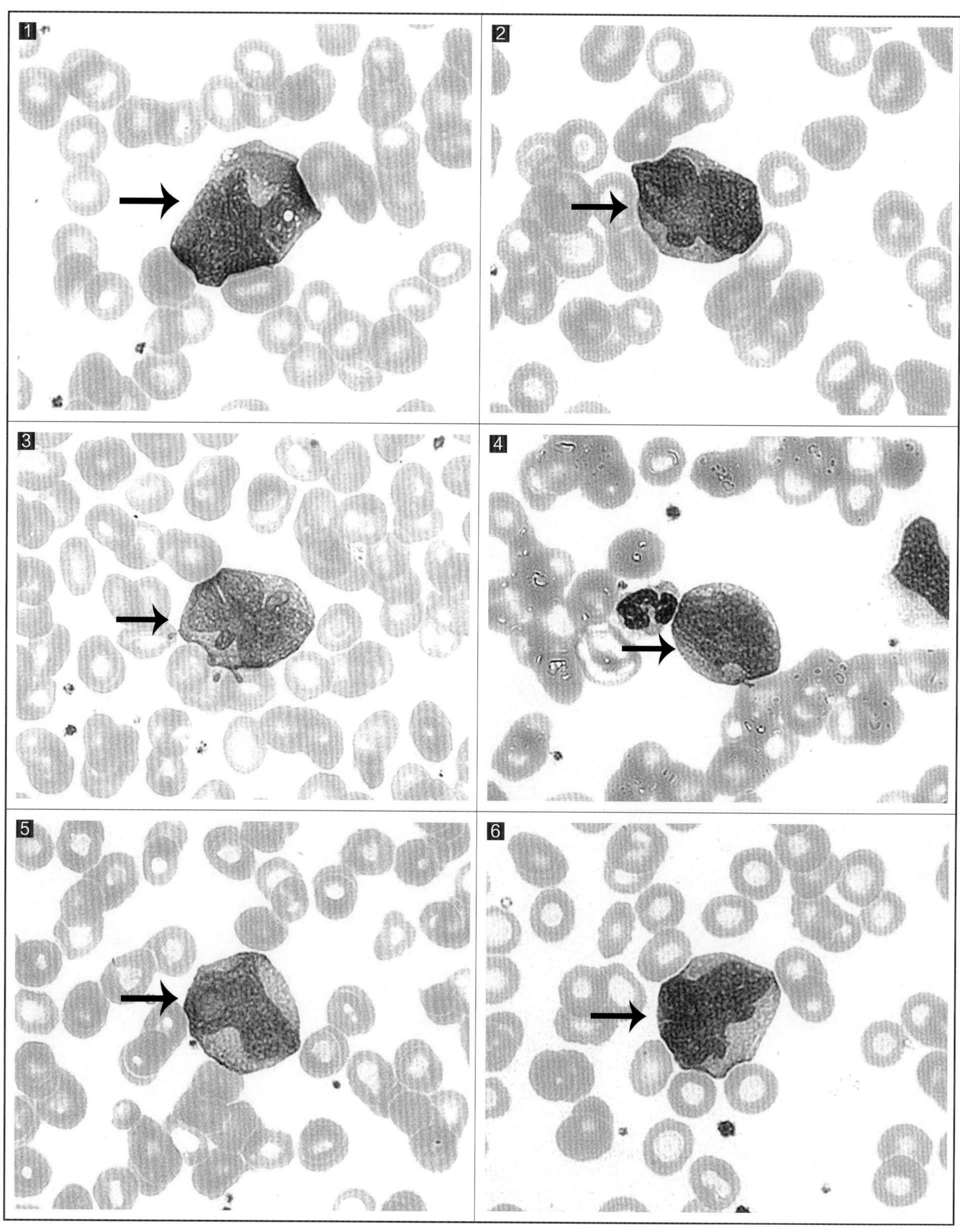

Burkitt 淋巴瘤细胞

胞体呈圆形或类圆形，形状比较规则。胞核圆形，核染色质呈细块状或均匀的点状，可见 1 个或多个核仁。胞质量少，颜色呈深蓝色，常含有脂质空泡，空泡亦可见于核上。形态同 FAB 分型中的急性淋巴细胞白血病 L3 型。

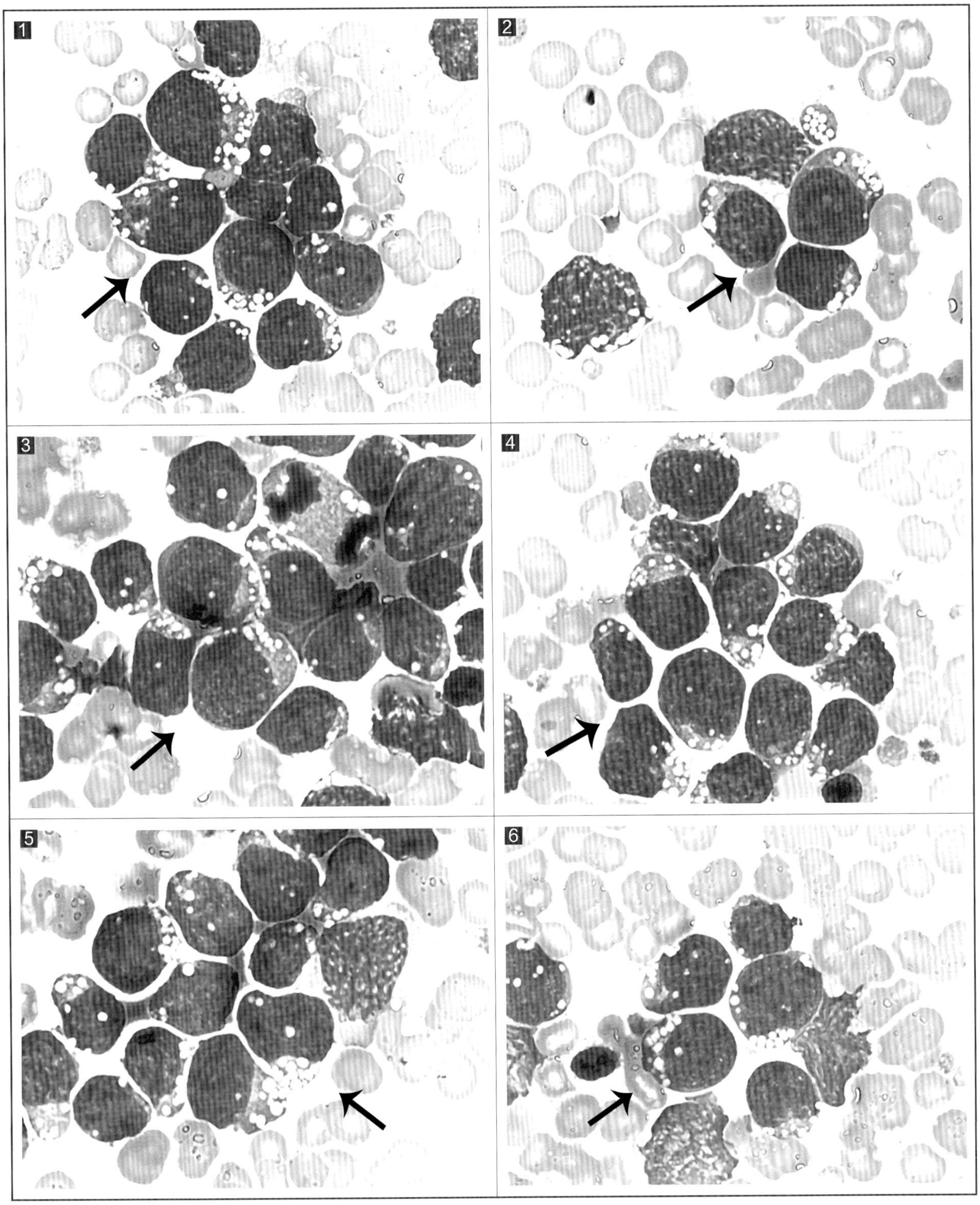

T 大颗粒淋巴细胞白血病细胞

胞体较大，胞核呈圆形或椭圆形，核染色质呈块状，胞质量较多，颜色呈蓝色，胞质内含有大小不一、数量不等的嗜天青颗粒。下图取自 T 大颗粒淋巴细胞白血病患者的外周血涂片。

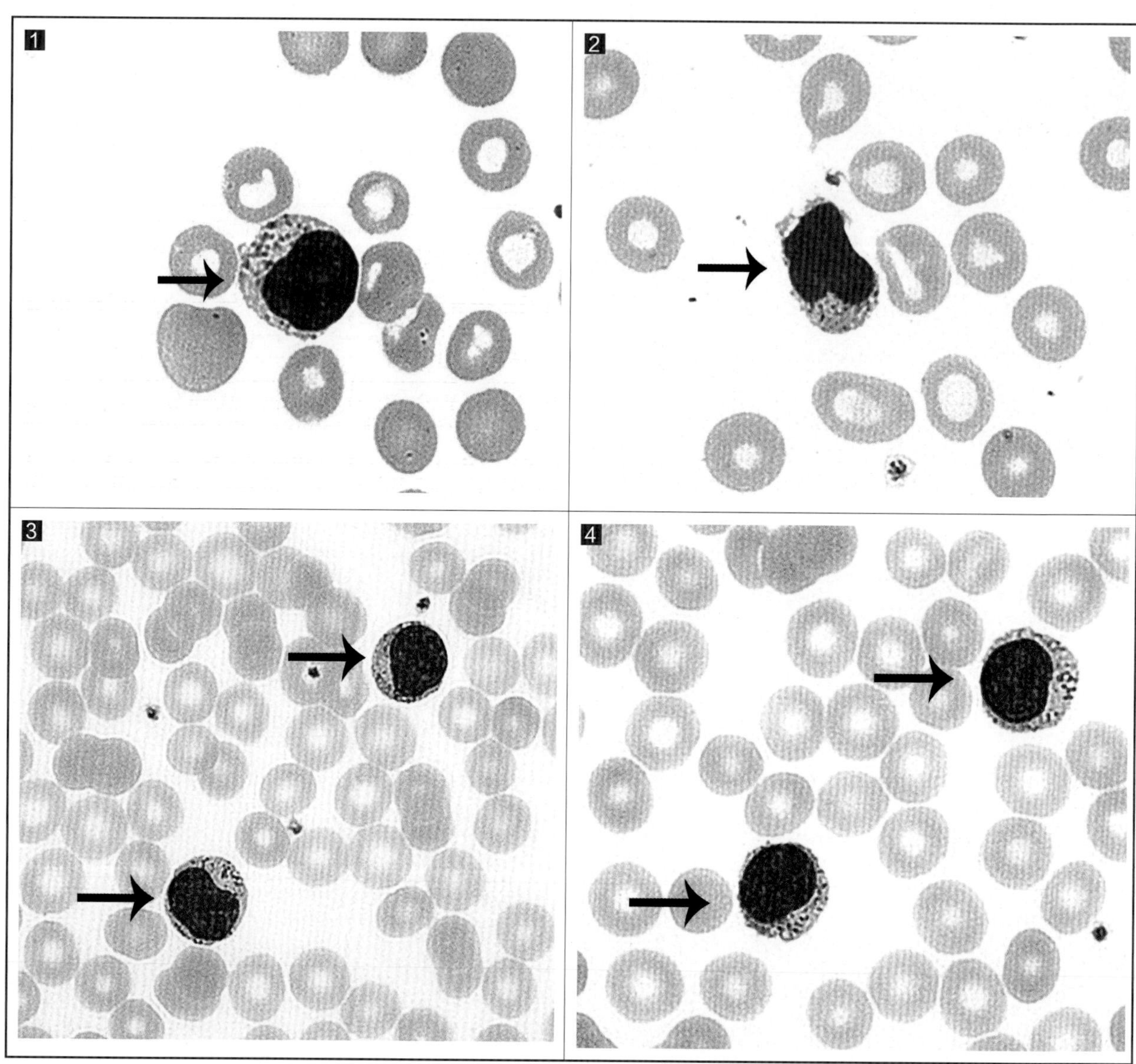

Sézary 细胞

胞体小到中等，胞核形状不规则，有切迹，呈“脑回状”，胞质量中等，颜色呈浅蓝色，见于Sézary 综合征等。

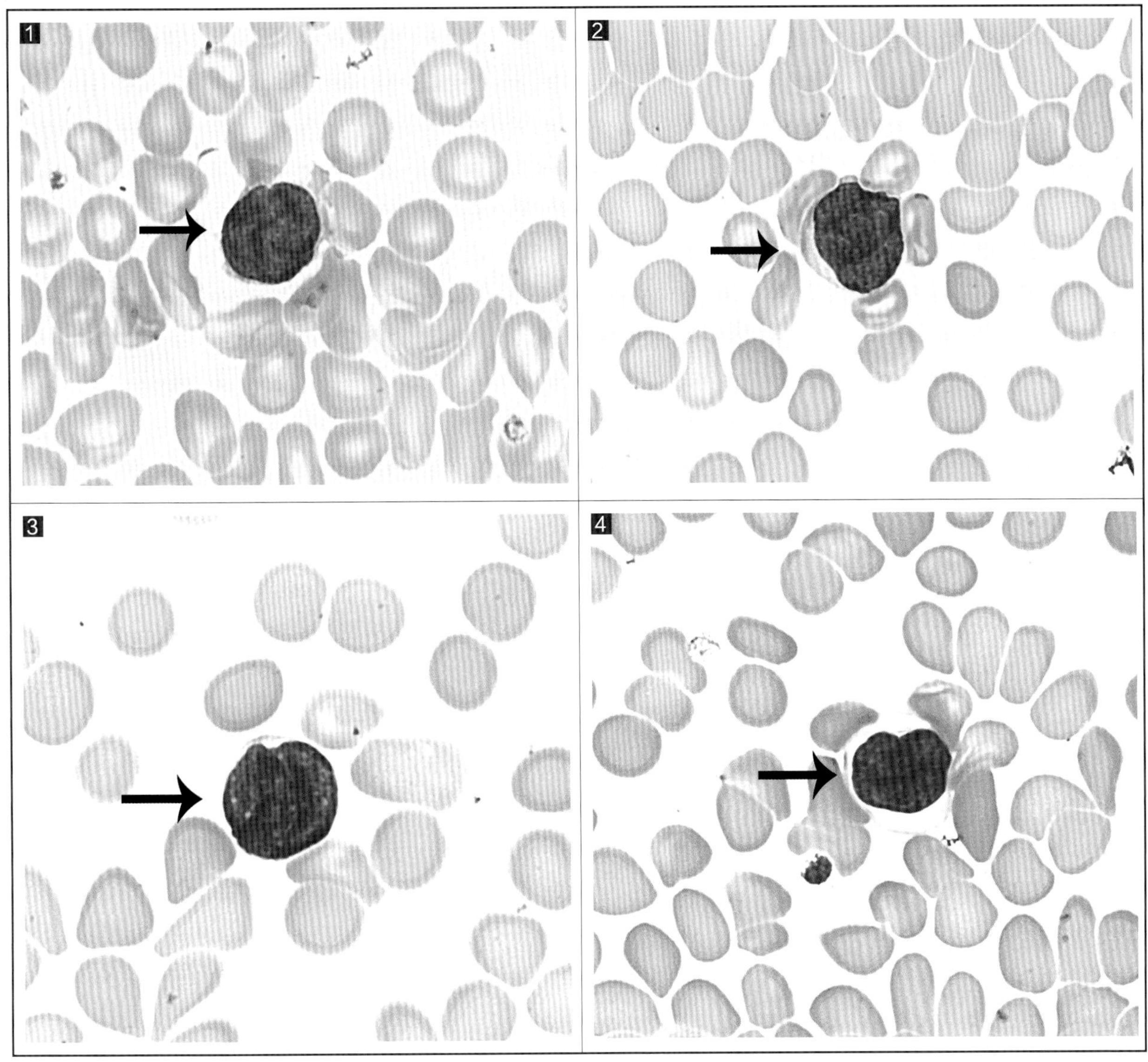

侵袭性 NK 细胞白血病细胞

部分细胞的形态类似 T 大颗粒淋巴细胞白血病细胞，胞质内有细小或粗大的嗜天青颗粒；也有部分细胞的胞体较大，胞核呈圆形或不规则形，核染色质呈粗颗粒状，有 1～3 个明显的核仁，胞质量中等，颜色呈蓝色。

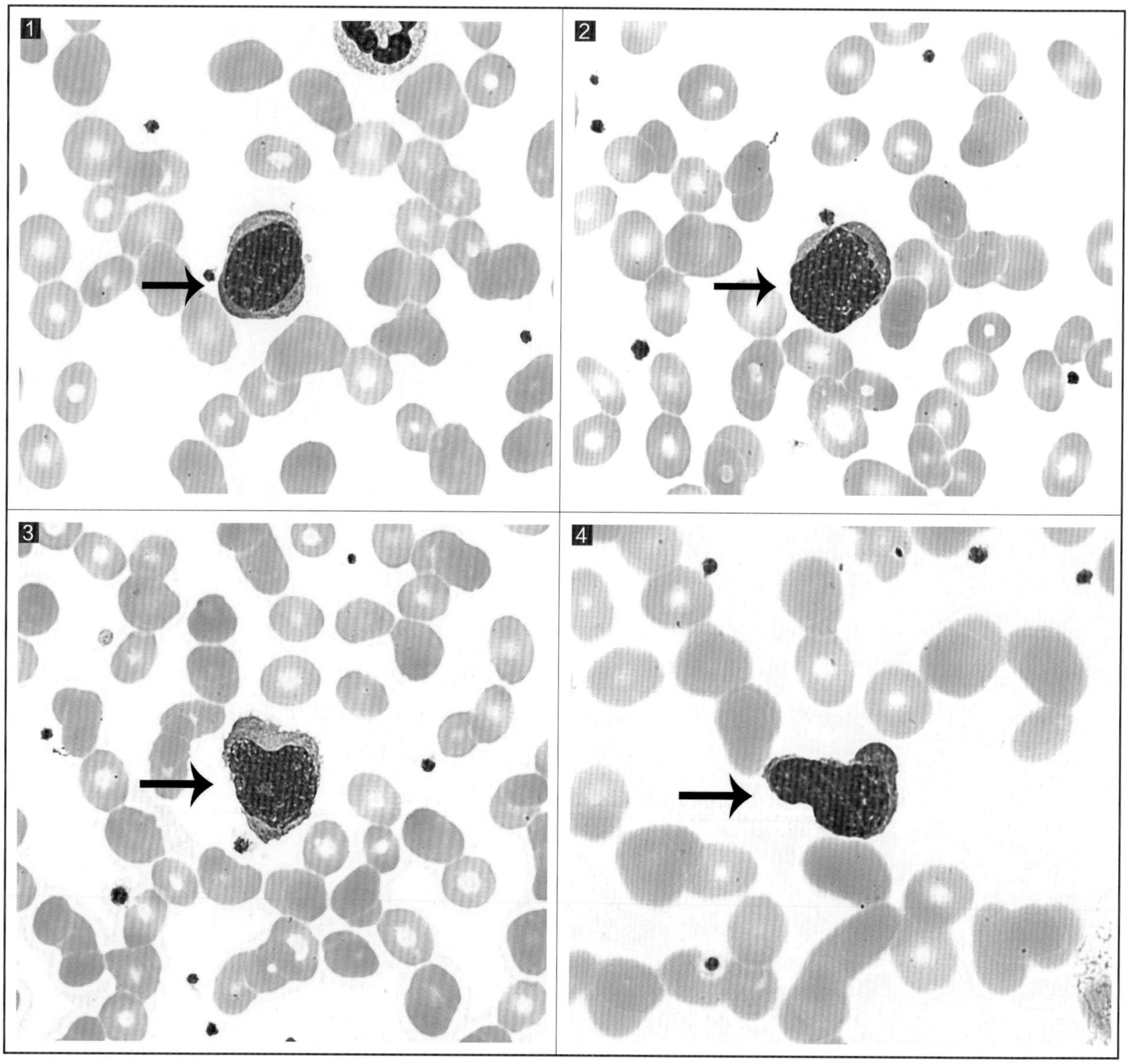

成人 T 细胞淋巴瘤细胞

一种比较少见的 T 细胞淋巴瘤。胞体大小不等，细胞核形状不规则，有深而复杂的切迹或凹陷，折叠或扭曲，可呈“花瓣样”“分叶状”“脑回状”等，核染色质粗糙，核仁不明显。胞质颜色呈蓝色或灰蓝色，可见空泡。

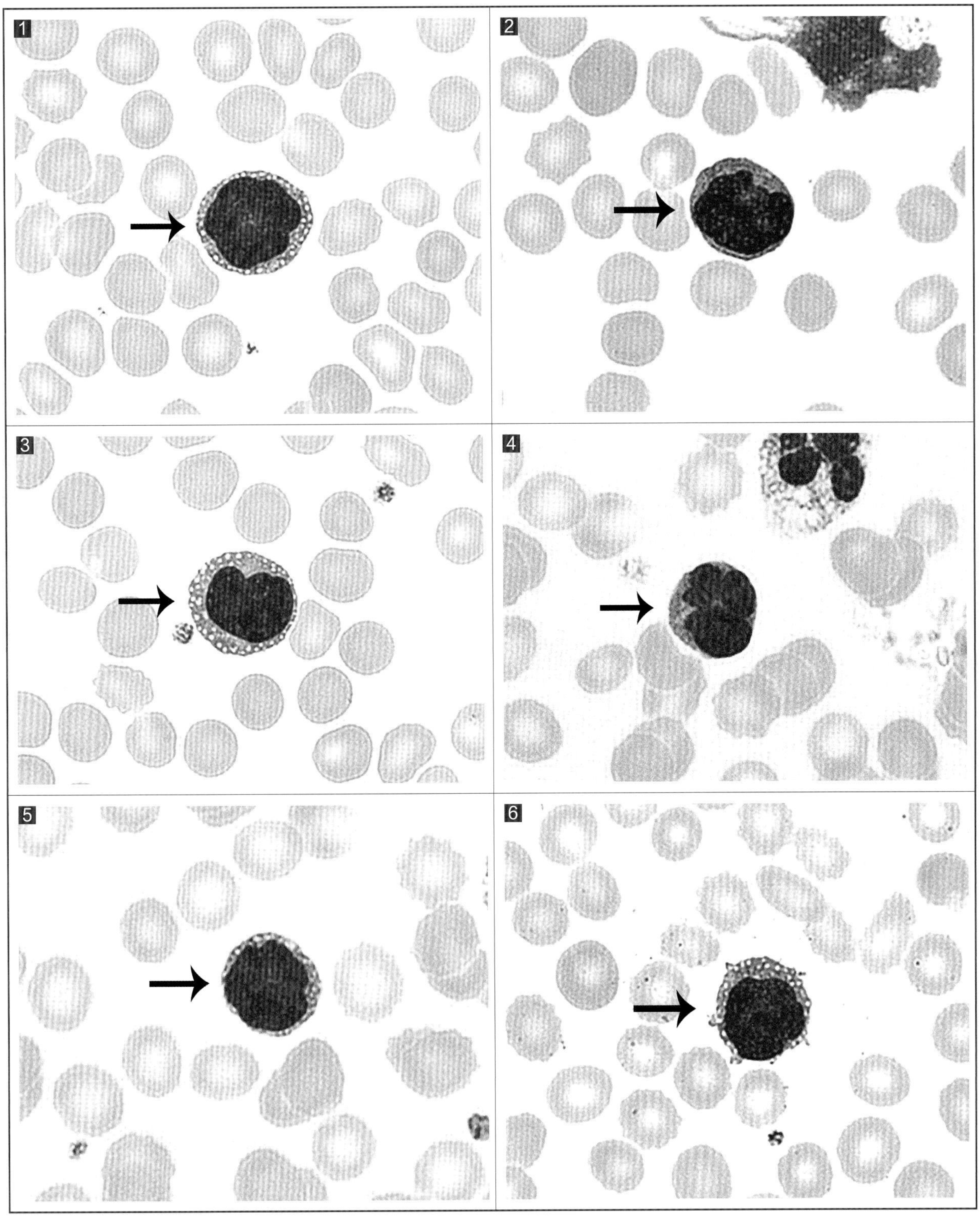

结外 NK/T 细胞淋巴瘤细胞

细胞的胞体呈圆形或卵圆形，可见伪足样突起。胞核圆形，核染色质呈细颗粒状，核仁多，但不明显。胞质量中等，颜色呈深蓝色，可见空泡。

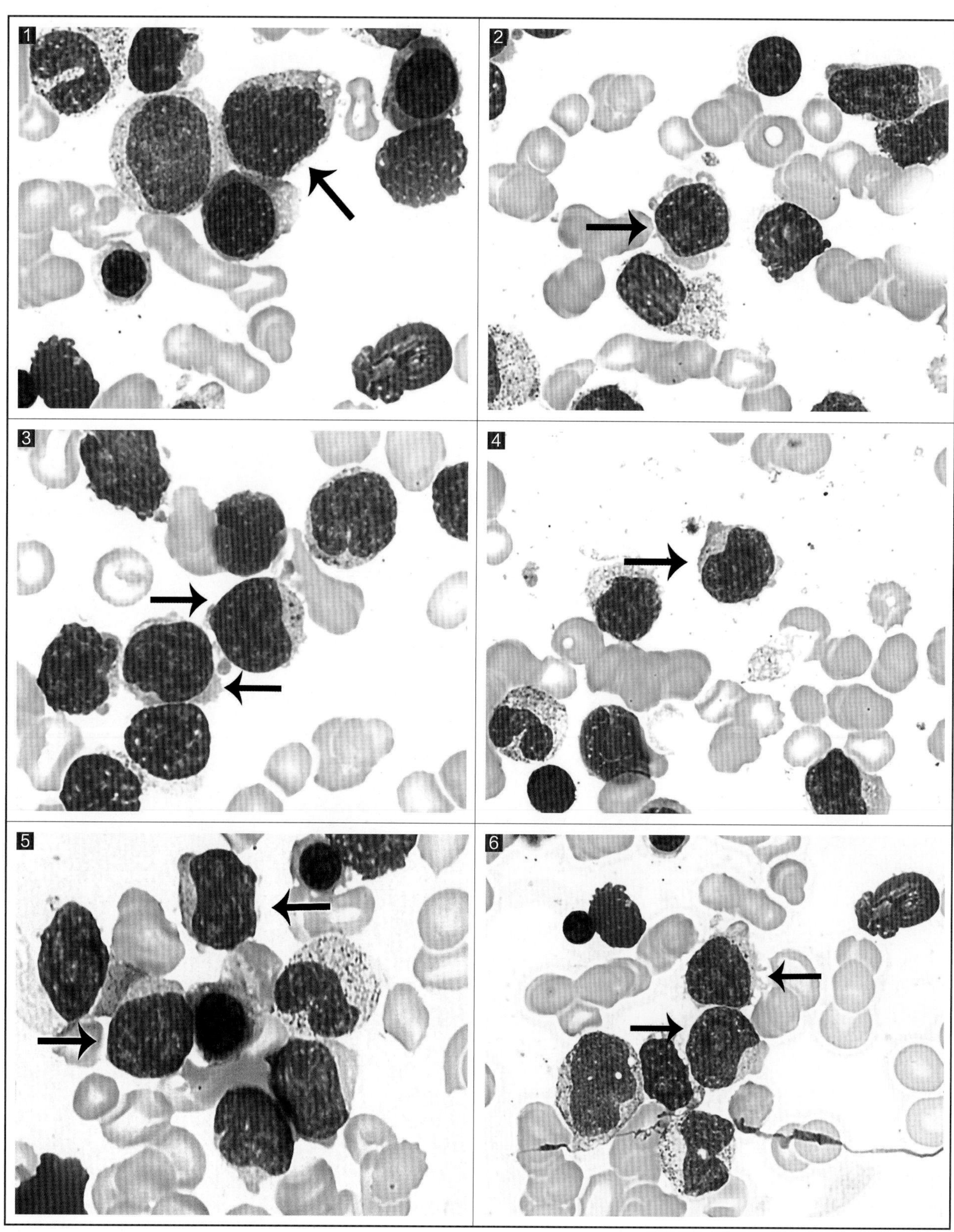

霍奇金淋巴瘤细胞

胞体偏大，形状不规则。细胞核呈不规则形，核染色质疏松。胞质较丰富，颜色呈蓝色或深蓝色，部分细胞的胞质内可见空泡。下图取自霍奇金淋巴瘤患者的外周血涂片。

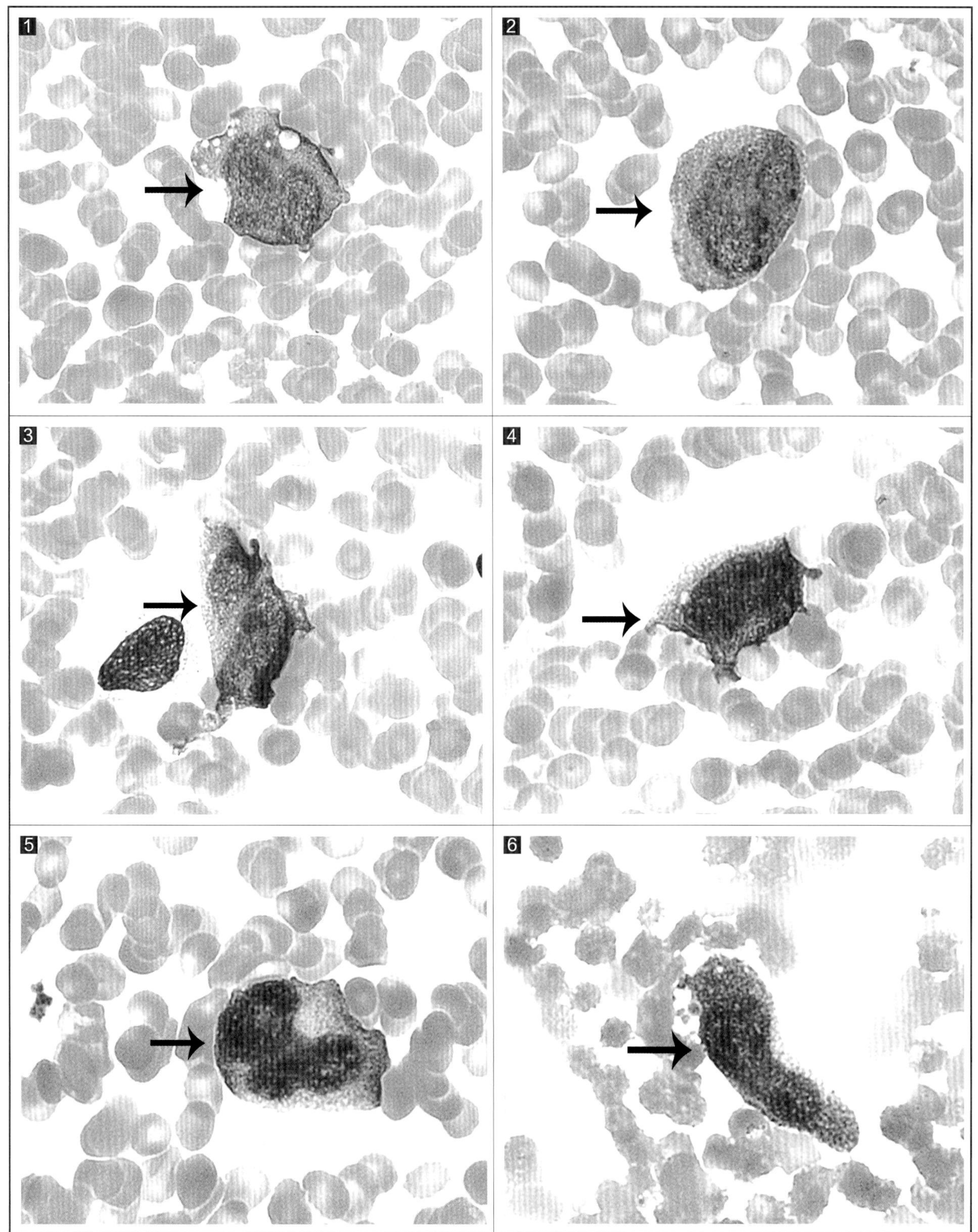

间变性大细胞淋巴瘤细胞

胞体较大或中等，椭圆形或不规则形。细胞核呈圆形、卵圆形或不规则形，核形弯曲，核膜一侧平滑微凸出，另一侧凹陷有多个切迹；部分细胞核似霍奇金 R-S 细胞样的双核瘤细胞，但无诊断性 R-S 细胞样的双核细胞；部分细胞可见多个细胞核，呈马蹄状或花环状排列。核染色质呈粗块状，核仁明显。胞质量较少，胞质内可见空泡。间变性大细胞淋巴瘤根据间变性淋巴瘤激酶（ALK）检测结果分为 ALK 阳性间变性大细胞淋巴瘤和 ALK 阴性间变性大细胞淋巴瘤。下图取自 ALK 阴性间变性大细胞淋巴瘤患者的外周血涂片。

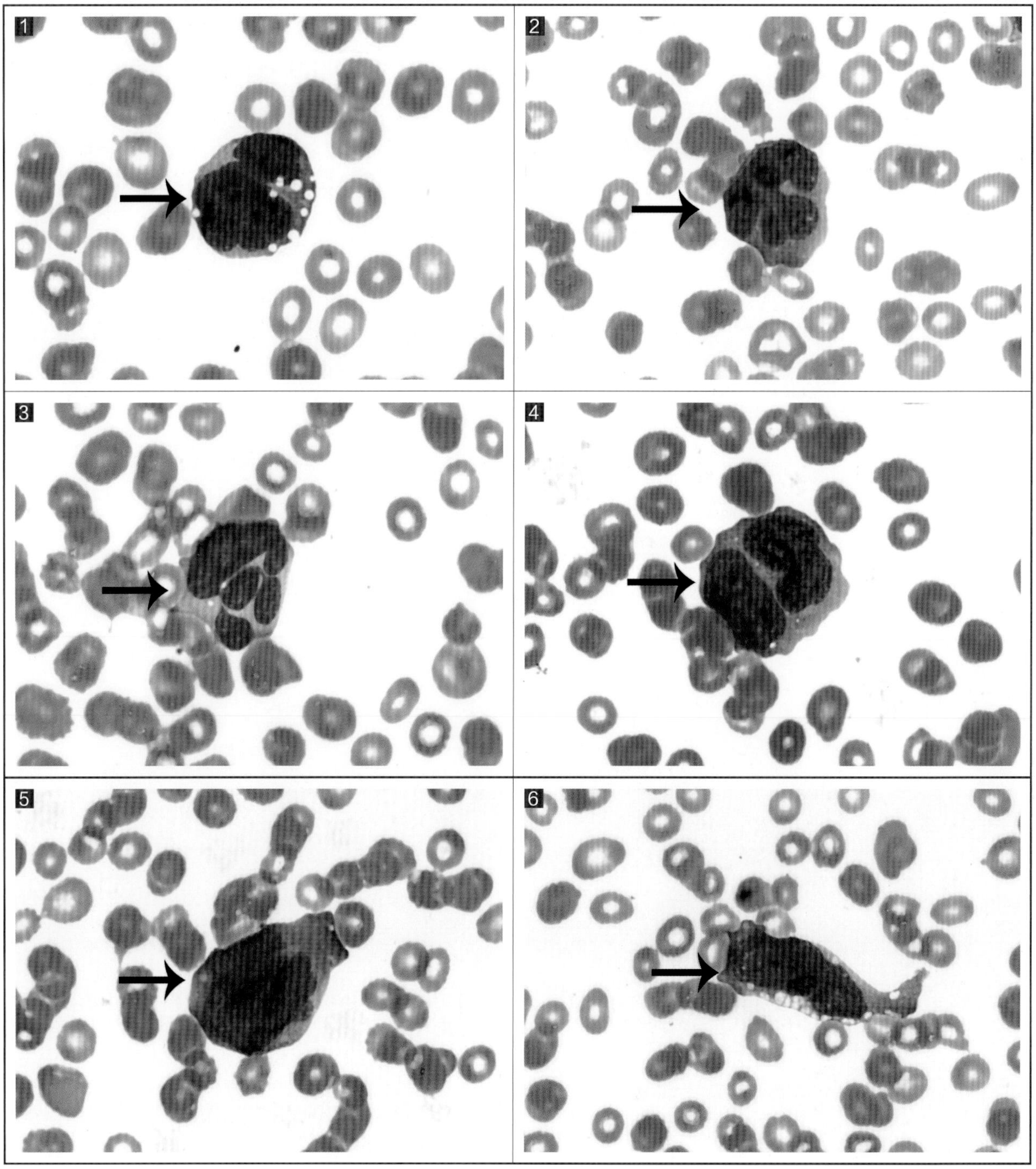

1 2 3 4 5 6

涂抹细胞的形态学特征

涂抹细胞多由于制作血涂片时人为造成白细胞受伤而形成，亦可因细胞衰老退化所致，形如竹篮，又称篮细胞。涂抹细胞的结构不清，呈形态不规则的紫红色团块状物质。正常人外周血中可见少量涂抹细胞，比例一般不超过万分之一，增多可见于淋巴细胞增殖性疾病，比例甚至超过 10%。

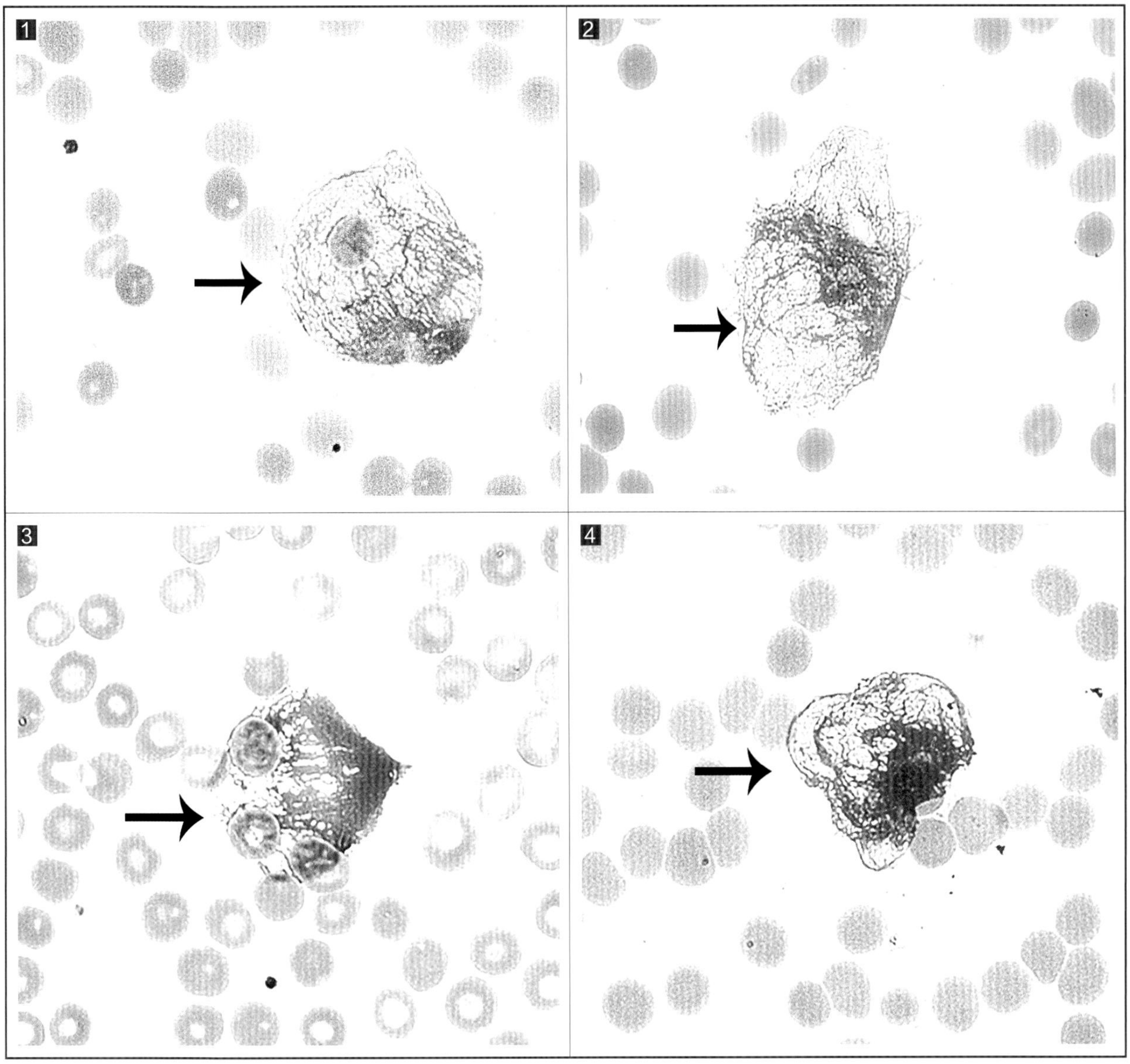

第六章 浆细胞系统

浆细胞是由淋巴细胞反应转化而来的，成熟过程可分为 3 个阶段：原始浆细胞，幼稚浆细胞和成熟浆细胞。原始浆细胞的核染色质较原始红细胞、原始粒细胞、原始淋巴细胞和原始单核细胞的核染色质粗。浆细胞的胞质较丰富，有时会出现空泡、结晶等。在浆细胞的成熟过程中，细胞核逐渐聚集呈"车轮状"，胞质逐渐变得丰富。核质比和核染色质粗细程度能够帮助辨别浆细胞的成熟阶段。正常人外周血中不会出现浆细胞，外周血中出现浆细胞可见于严重感染、浆细胞白血病等。本章主要介绍浆细胞系统各发育阶段的正常细胞形态学特征和部分异常细胞形态学特征，需要注意的是通过形态学是无法辨别浆细胞的良恶性的。

浆细胞系统各阶段示意图

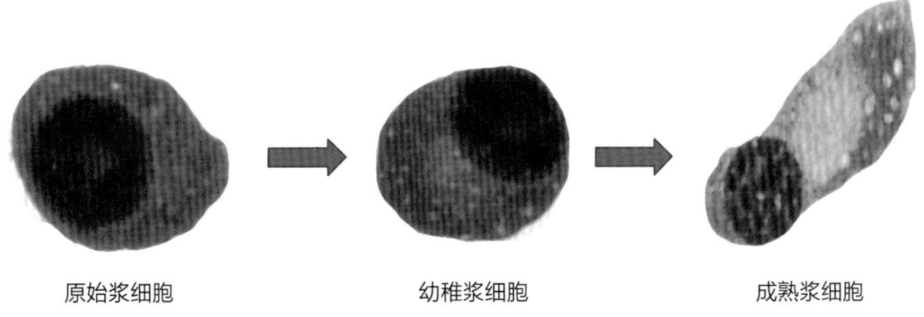

第一节　浆细胞系统的正常形态学特征

原始浆细胞的形态学特征

(1) 胞体：直径 15 ~ 25μm，为正常红细胞平均直径的 2.1 ~ 3.5 倍，类圆形或椭圆形，边缘不规则。

(2) 胞核：呈圆形，占整个胞体的 2/3 以上，核常偏位，染色质呈粗颗粒状，核仁 1 ~ 2 个。

(3) 胞质：颜色呈不透明的深蓝色，核旁有一处半月形的淡染区，胞质内无颗粒，可见空泡。

正常人外周血中不会出现原始浆细胞，外周血中出现原始浆细胞可见于浆细胞白血病。

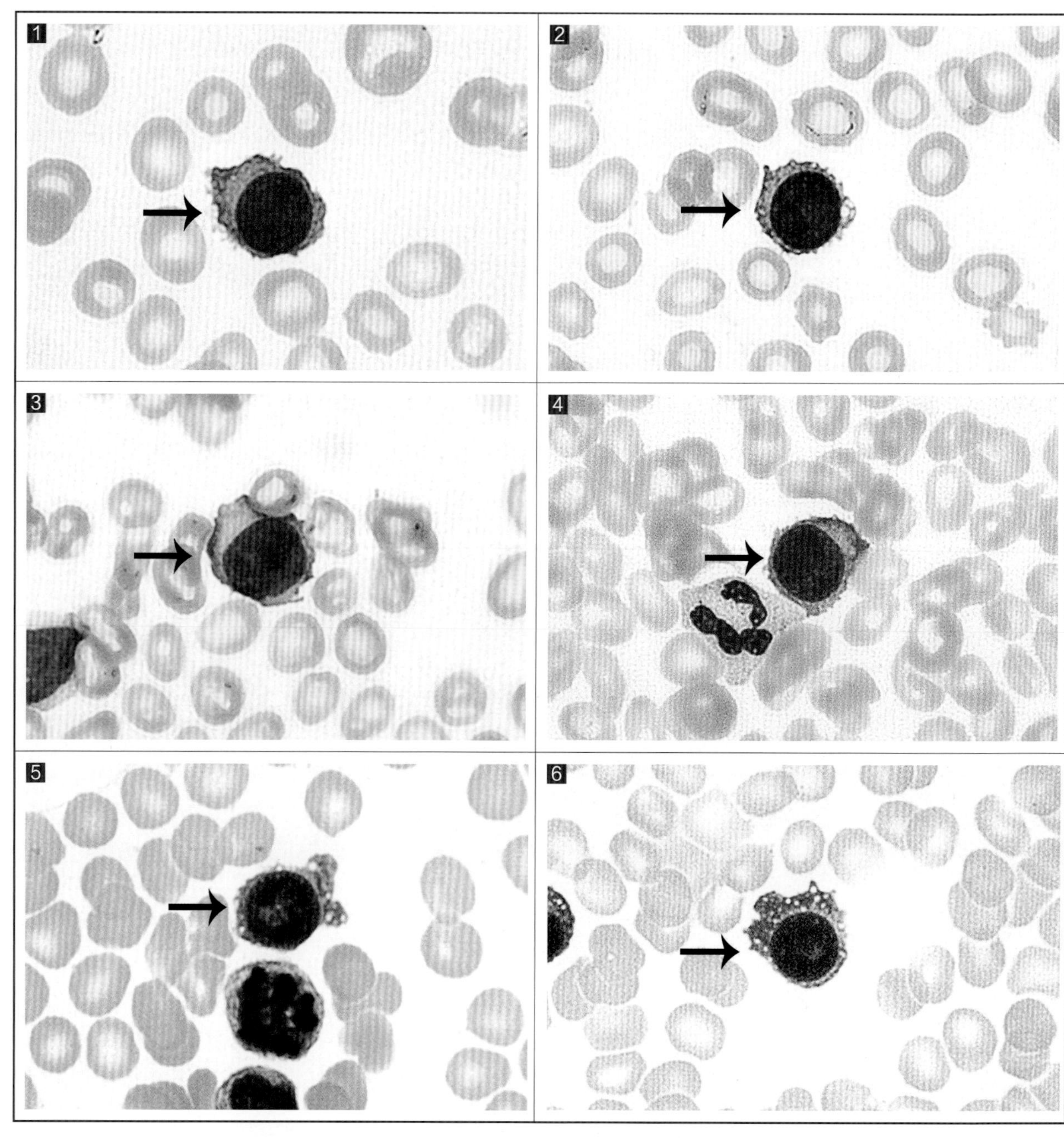

幼稚浆细胞的形态学特征

(1) 胞体：直径 12～16μm，为正常红细胞平均直径的 1.7～2.2 倍，椭圆形或不规则形。

(2) 胞核：呈圆形或卵圆形，常偏位，核染色质较原始浆细胞粗，核仁模糊或消失。

(3) 胞质：丰富且呈不透明的深蓝色，可见核周淡染区，偶有少许嗜天青颗粒、空泡。

正常人外周血中不会出现幼稚浆细胞，外周血中出现幼稚浆细胞可见于浆细胞白血病。

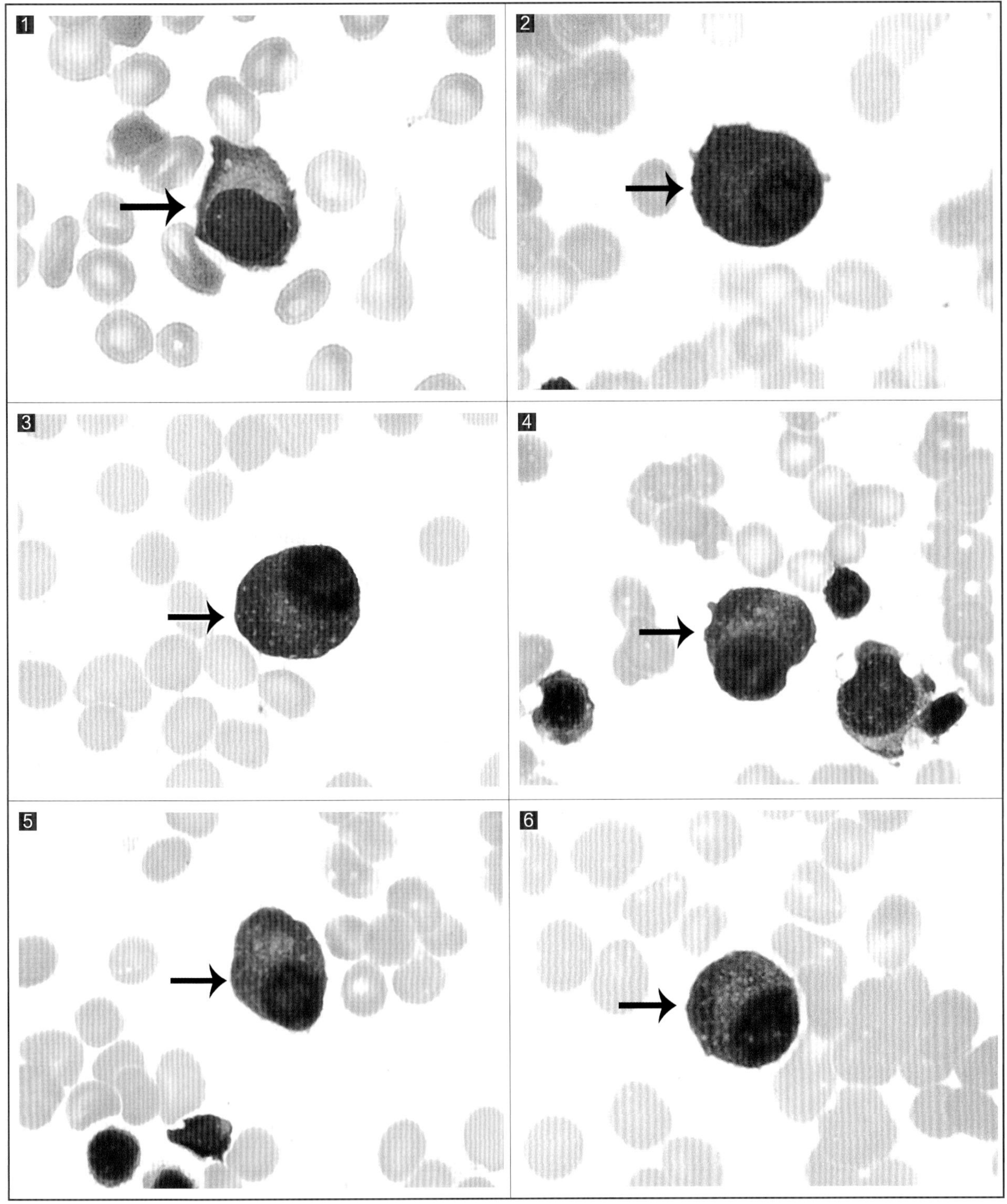

成熟浆细胞的形态学特征

（1）胞体：大小不一，直径 8 ~ 15μm，为正常红细胞平均直径的 1.1 ~ 2.1 倍，椭圆形或不规则形。

（2）胞核：小且圆，常偏位，占胞体 1/3 以下，核染色质呈块状，副染色质明显，形如车轮，无核仁。

（3）胞质：非常丰富，颜色呈不透明深蓝色，核旁有一处半圆形的淡染区。由于浆细胞分泌黏蛋白，导致部分浆细胞的胞质内可出现数量不等的空泡，也有部分浆细胞的胞质或胞质边缘呈红色。

正常人外周血中不会出现浆细胞，外周血中出现浆细胞可见于浆细胞白血病、严重感染、多发性骨髓瘤等。

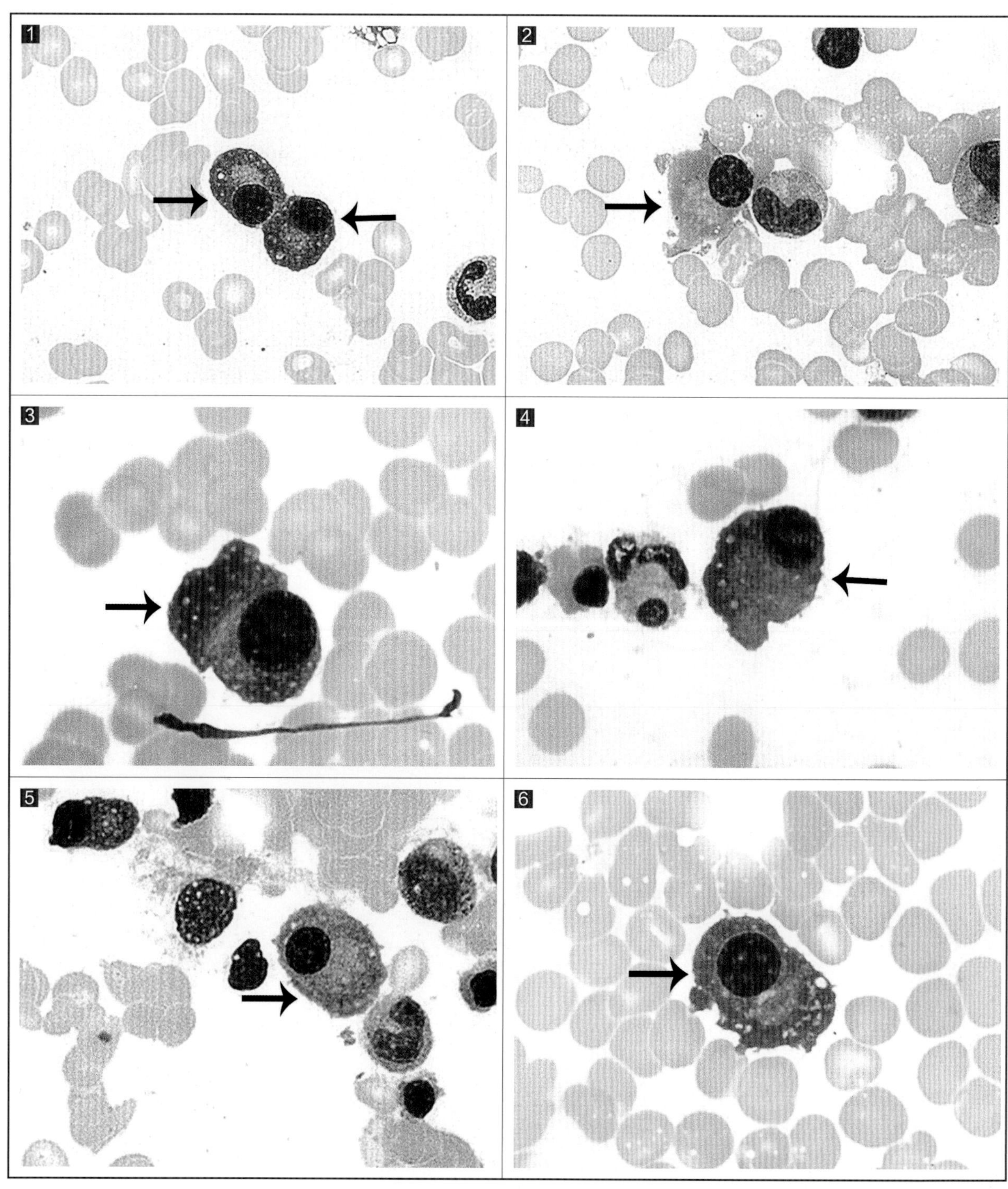

第二节　浆细胞系统的异常形态学特征

浆细胞的良恶性不是通过形态学来判定的，本节展示的异常形态可出现在正常人的骨髓中，若出现在外周血中则为异常。

双核浆细胞的形态学特征

胞体偏大，椭圆形或不规则形，有两个细胞核，胞质丰富，颜色呈不透明的深蓝色。部分双核浆细胞的胞质内可出现数量不等的紫红色颗粒或空泡。见于多发性骨髓瘤、浆细胞白血病等。

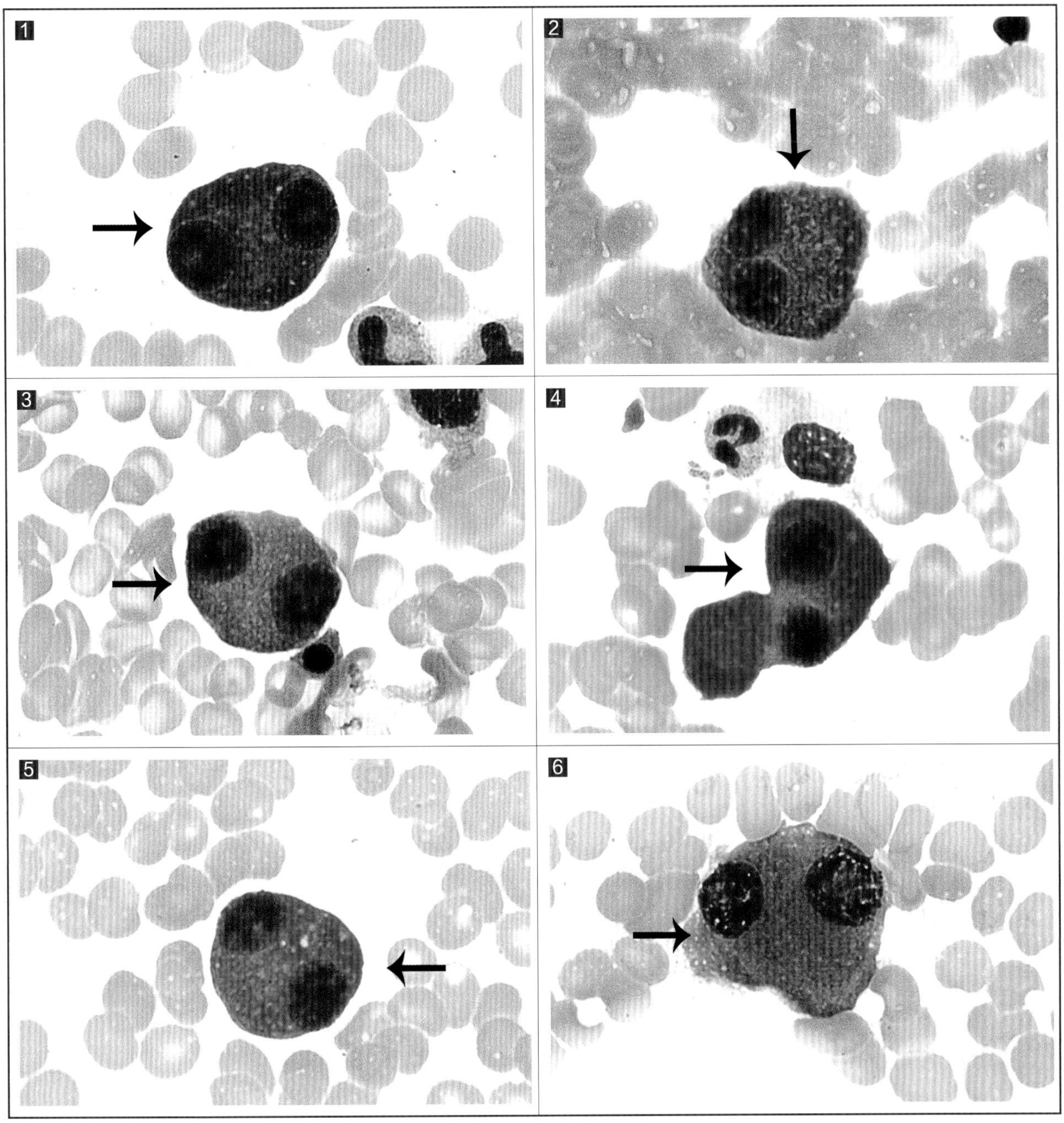

三核浆细胞和多核浆细胞的形态学特征

胞体大，类圆形或不规则形，有 3 个或多个细胞核，胞质非常丰富，颜色呈不透明的深蓝色，部分浆细胞的胞质内可见数量不等的紫红色颗粒或空泡。见于多发性骨髓瘤、浆细胞白血病等。

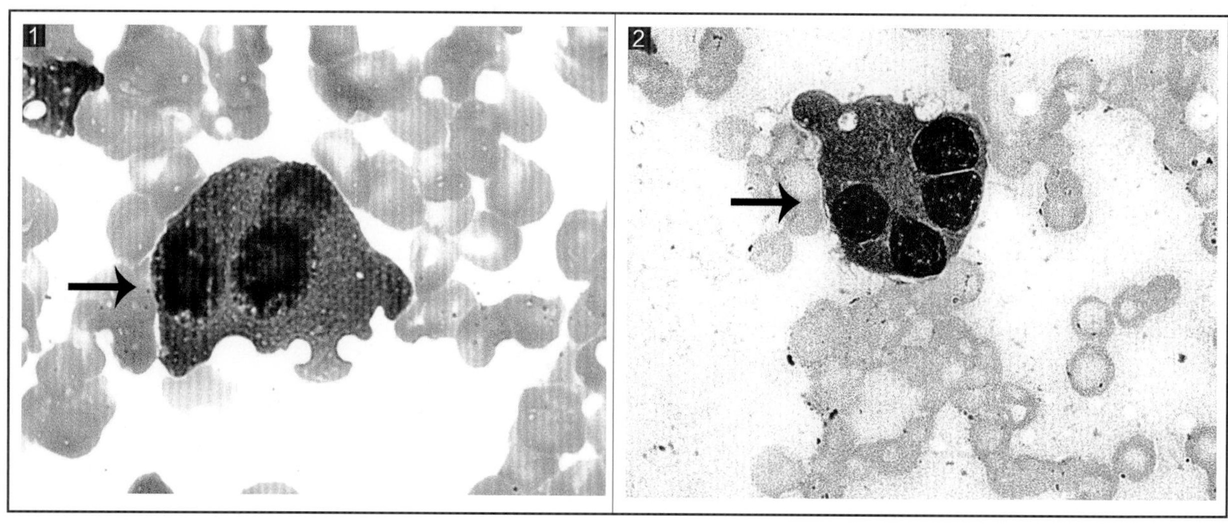

Dutcher 小体的形态学特征

浆细胞的细胞核上出现圆形或类圆形的包含体，称为 Dutcher 小体。Dutcher 小体可以覆盖在细胞核上，或内嵌在细胞核里。需要与浆细胞的核仁相鉴别。

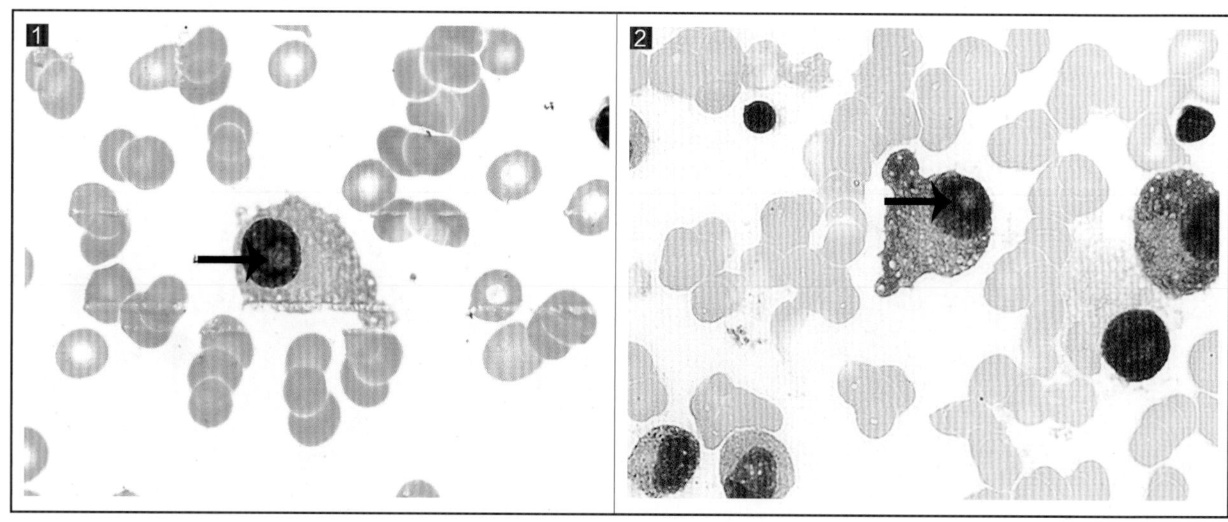

畸形核浆细胞的形态学特征

畸形核浆细胞的胞体大，呈圆形、椭圆形或不规则形。细胞核不规则，呈“蝴蝶形”“花瓣形”等，核染色质粗，核仁消失。胞质丰富，颜色呈蓝色，部分浆细胞的胞质内可见少量紫红色颗粒或空泡。下图取自治疗后多次复发的多发性骨髓瘤患者。

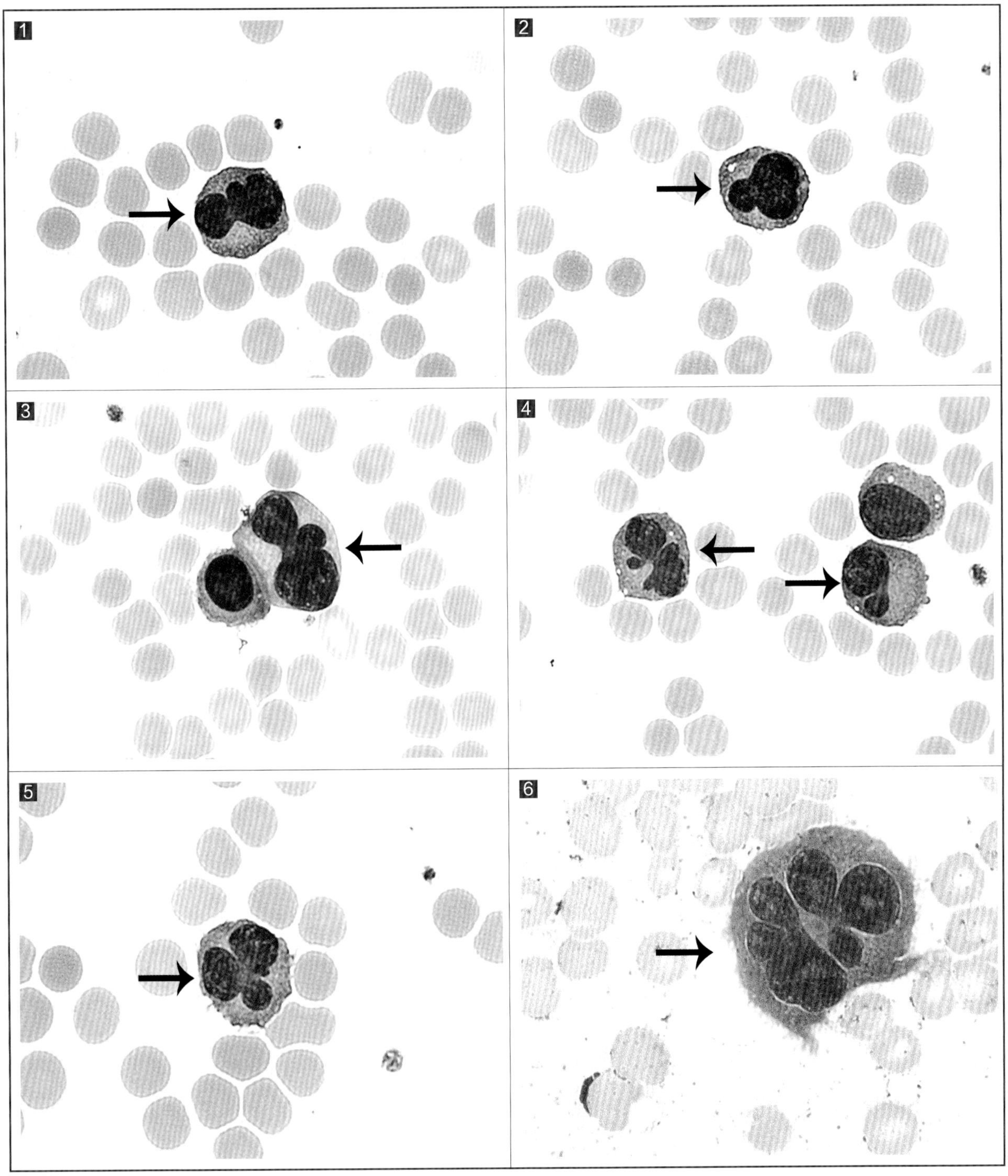

葡萄状浆细胞（Mott 细胞）的形态学特征

Russell 小体：浆细胞分泌的免疫球蛋白聚集在胞质内，经过瑞氏染色后，可以观察到多个淡蓝色或蓝色、大小不等（直径 2～3μm）、圆形或类圆形的包含体（↑）。Mott 细胞是胞质内充满 Russell 小体的浆细胞。Mott 细胞的胞体偏大，形态不规则，像一串葡萄，细胞核可 1 至数个，核染色质聚集呈块状，无核仁，胞质丰富，边缘可见即将要溢出胞质的 Russell 小体。有些 Mott 细胞形似桑葚，又称桑葚细胞（↑）。

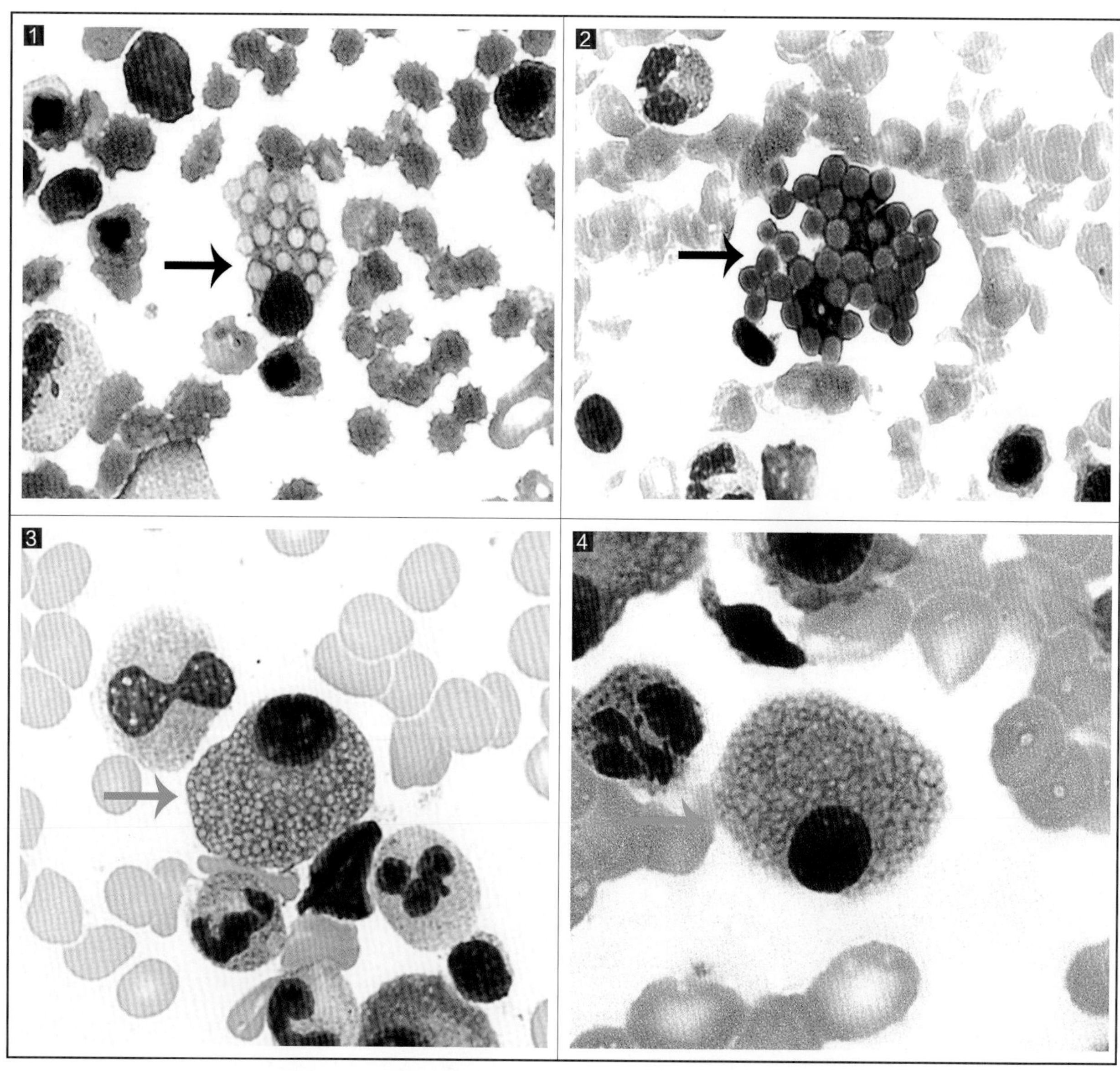

火焰浆细胞的形态学特征

胞体大，形状不规则，有 1 个或数个细胞核，核染色质聚集呈块状，无核仁，胞质丰富，颜色呈火焰般的红色，边缘为甚。由浆细胞分泌的免疫球蛋白所致，见于多发性骨髓瘤。

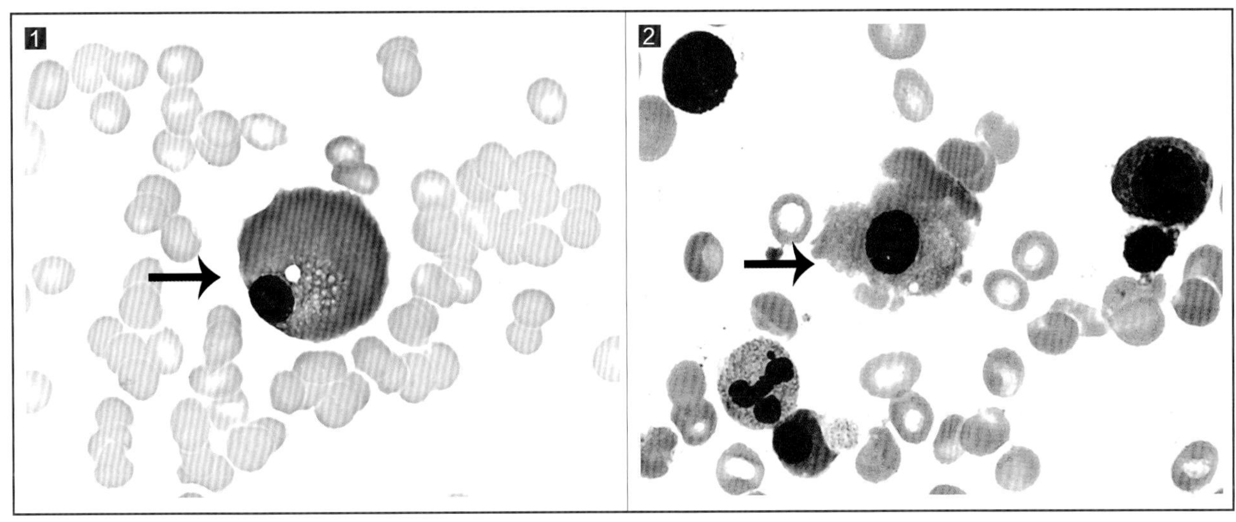

胞质含有结晶的浆细胞的形态学特征

胞体大，形态不规则，可有 1 个或数个细胞核，核染色质聚集呈块状，核仁不清，胞质丰富，颜色呈不透明的深蓝色，胞质内可见结晶样物质，见于多发性骨髓瘤。

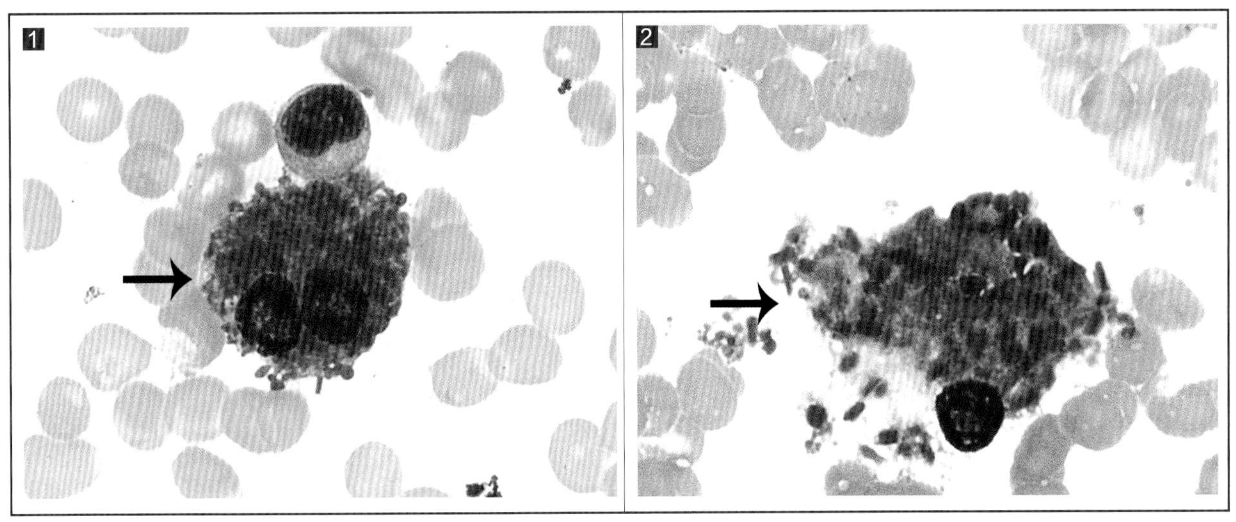

浆细胞卫星核的形态学特征

浆细胞的胞质内出现孤立的小细胞核，称为卫星核。

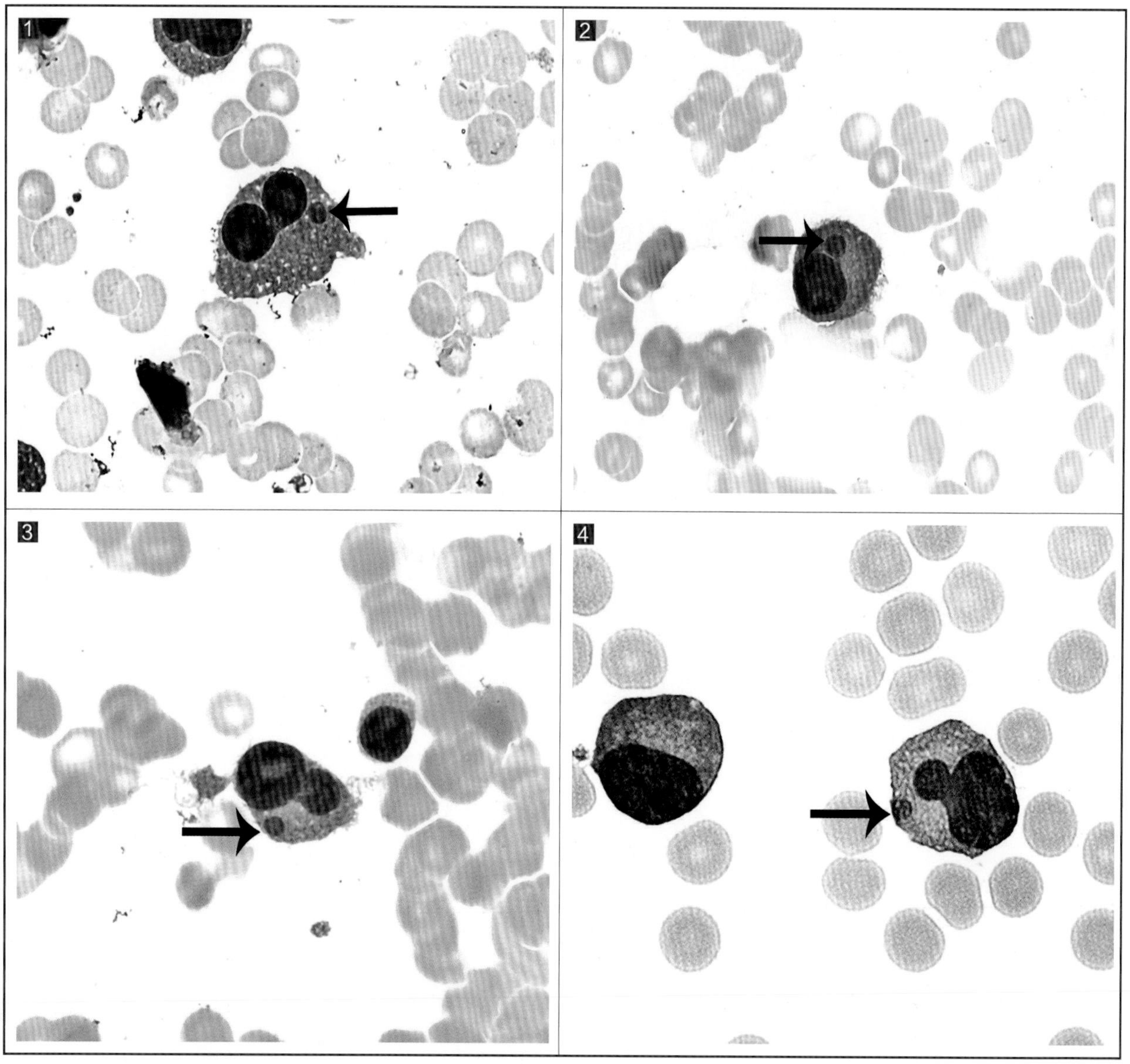

假性棒状小体和胞质颗粒的形态学特征

浆细胞的胞质内出现"Auer 小体"，称为假性棒状小体（↑）。浆细胞的胞质内出现较多粗大的紫红色颗粒（↑），见于多发性骨髓瘤。

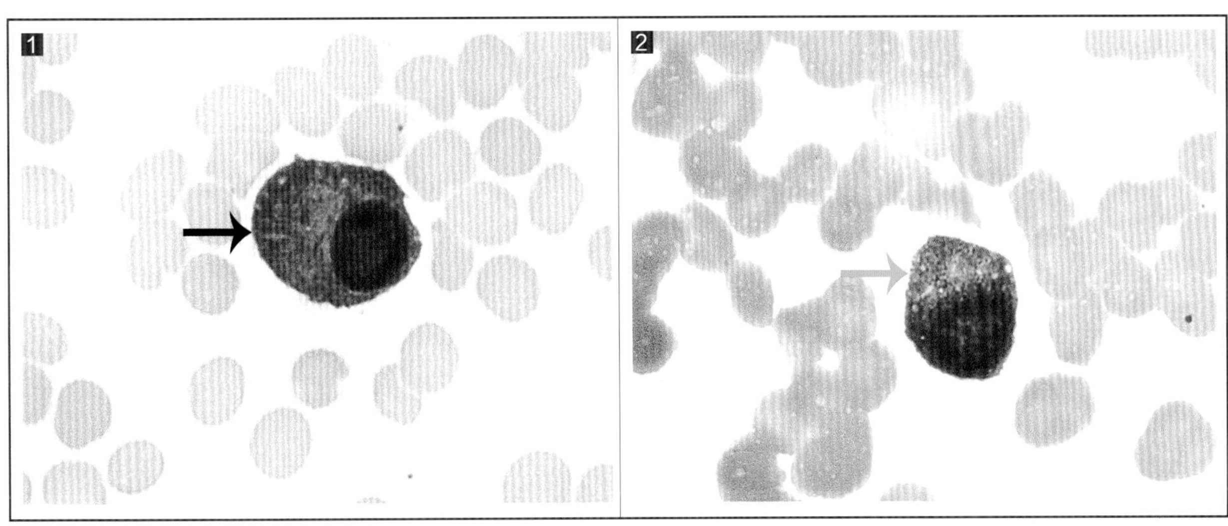

浆细胞退行性变的形态学特征

浆细胞出现胞体肿大、结构模糊、边缘不清楚、核固缩、核肿胀和核溶解（染色质模糊、疏松）等现象，称为浆细胞的退行性变。常见于衰老或发生病变的浆细胞。

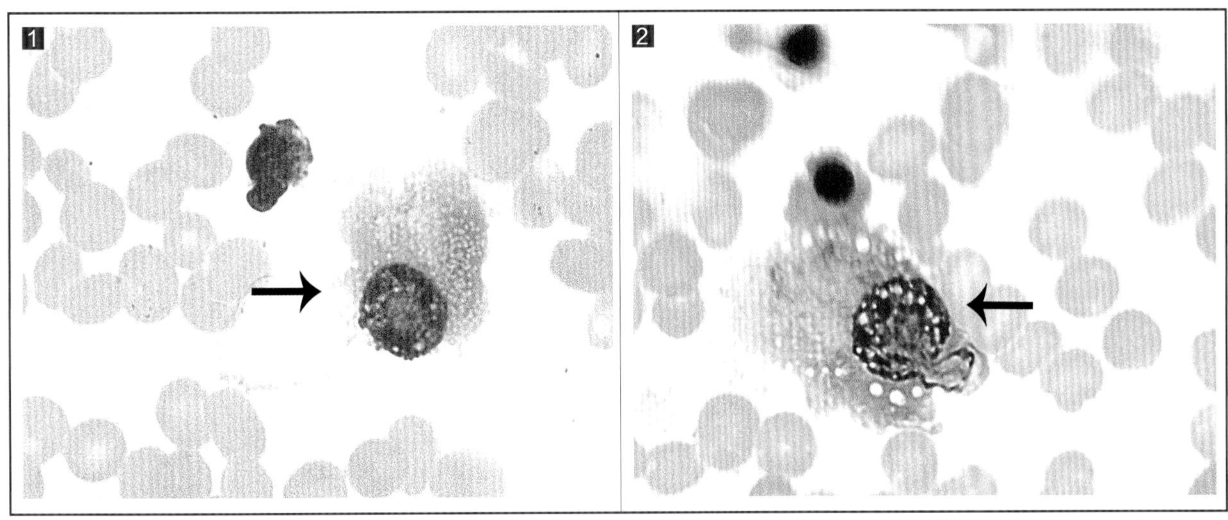

第七章　分裂象

细胞在整个成熟过程中，同时存在细胞的分裂和发育。整个分裂的过程分为 4 个阶段：分裂前期、分裂中期、分裂后期和分裂末期。每个分裂阶段有各自鲜明的形态学特征，本章主要介绍分裂象 4 个阶段的形态学特征。

第一节　分裂前期的形态学特征

分裂前期细胞核的核膜解体，细胞核呈粗条状盘结成团，核仁消失，核染色质压缩，呈螺旋形的染色体，细胞胞质无明显改变。

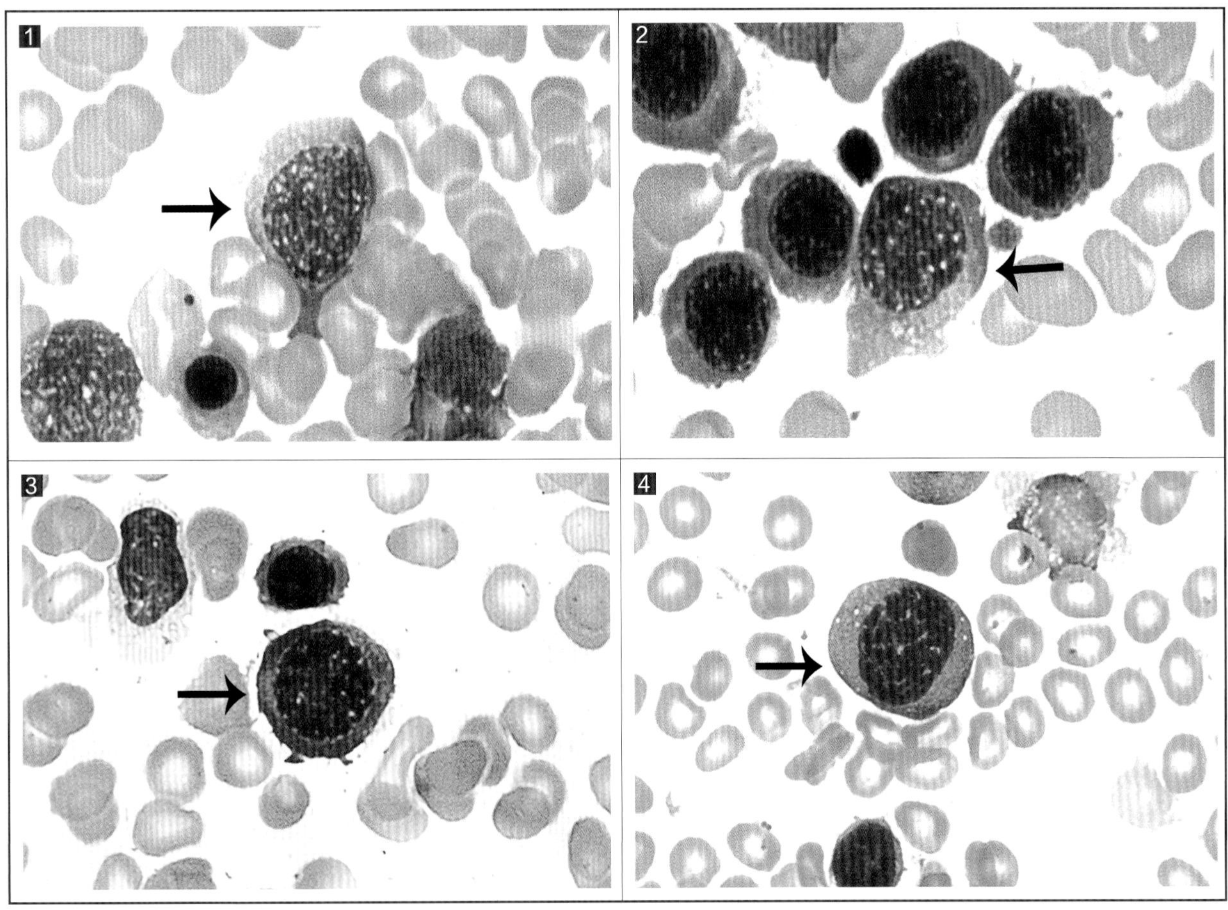

第二节　分裂中期的形态学特征

分裂中期的染色体排列在赤道板上，赤道板是细胞中央的立体平面，而不是具体结构。染色体有时可呈线状排列，有时可呈圆圈状辐射样排列。

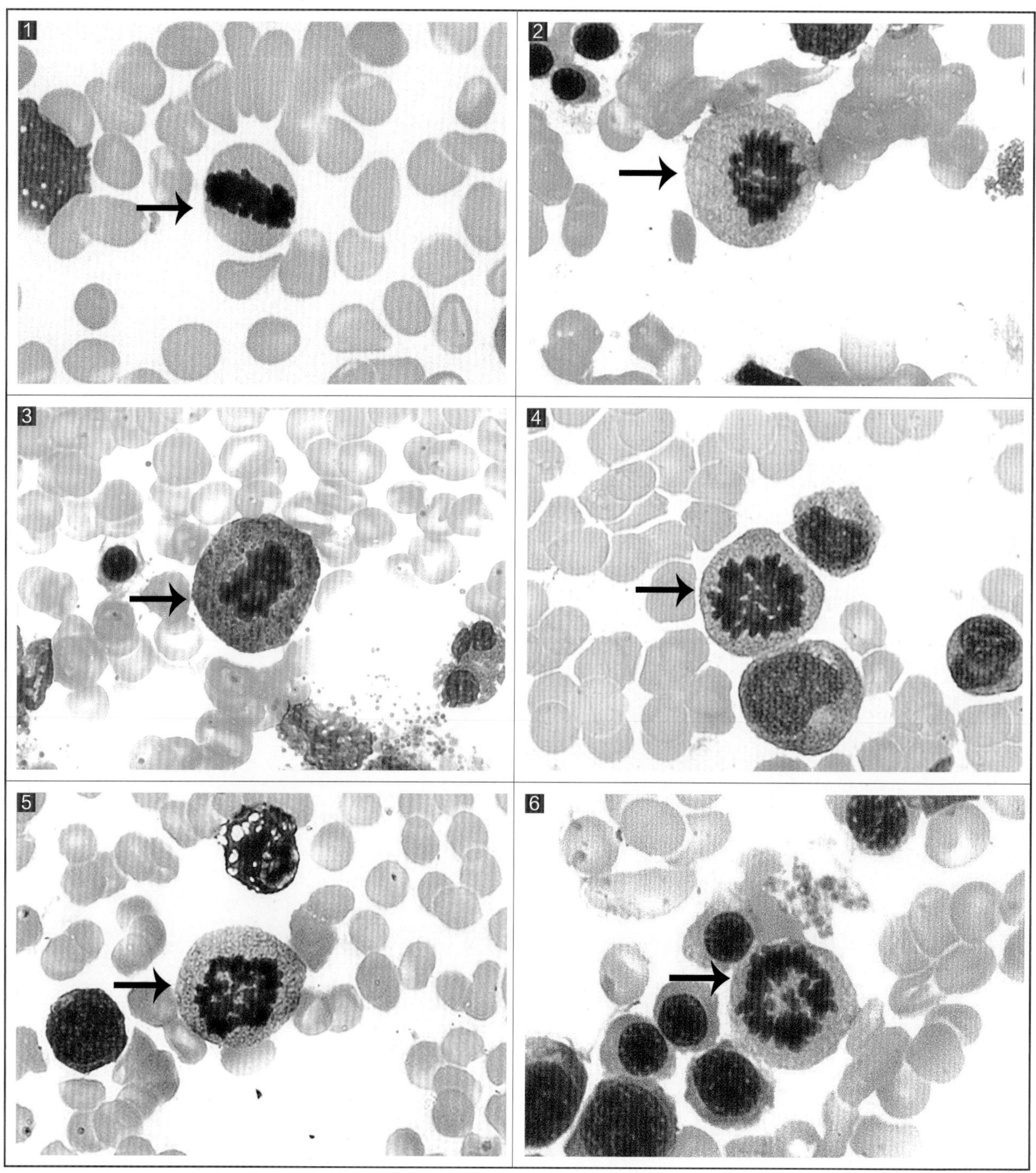

第三节　分裂后期的形态学特征

分裂后期的两个姐妹染色单体分开形成两条染色体并向细胞的两极移动，可见两个独立的染色体团，但整体还是一个细胞。

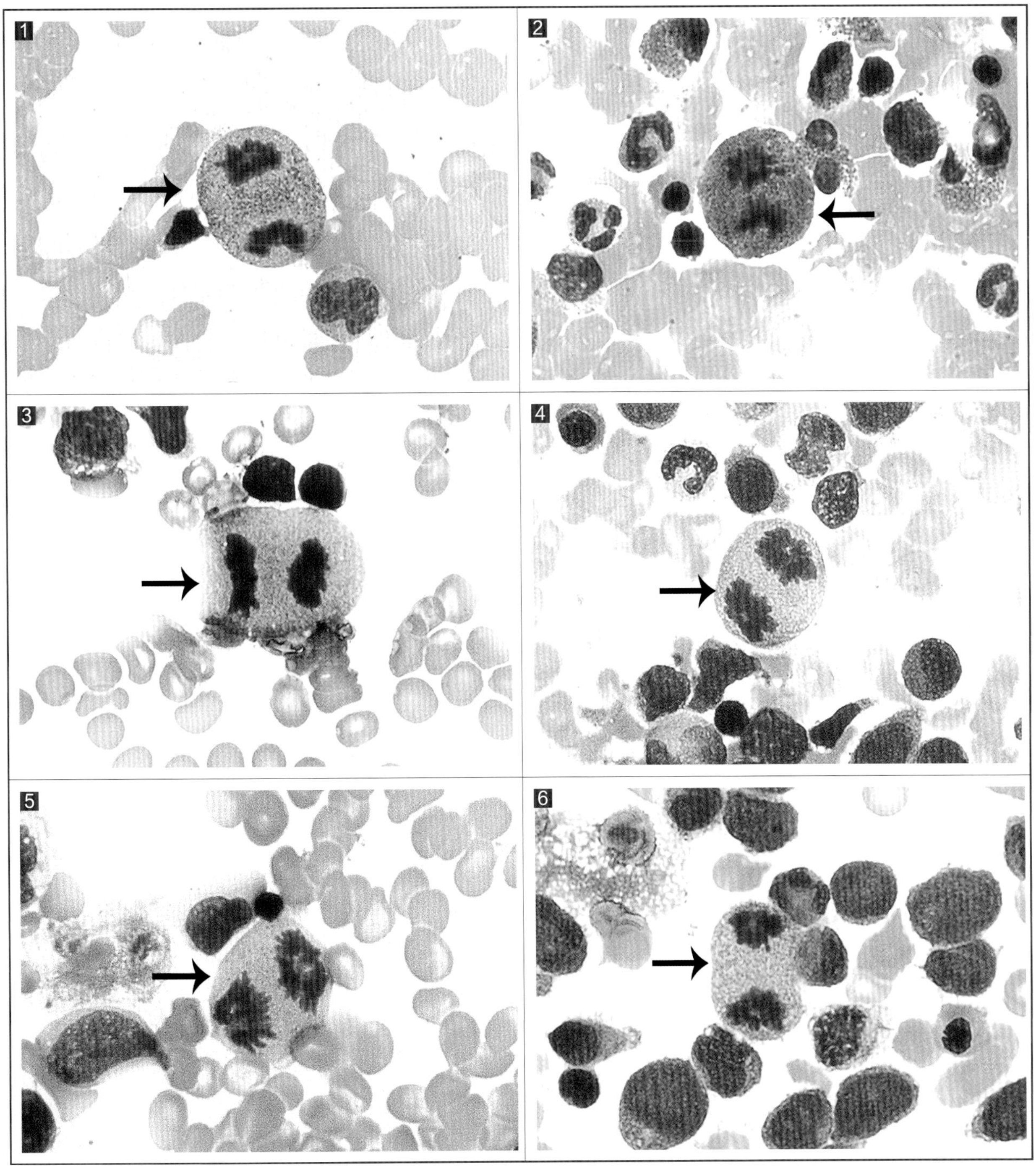

第四节　分裂末期的形态学特征

分裂末期，胞体出现凹陷，即将或已经形成两个子细胞。

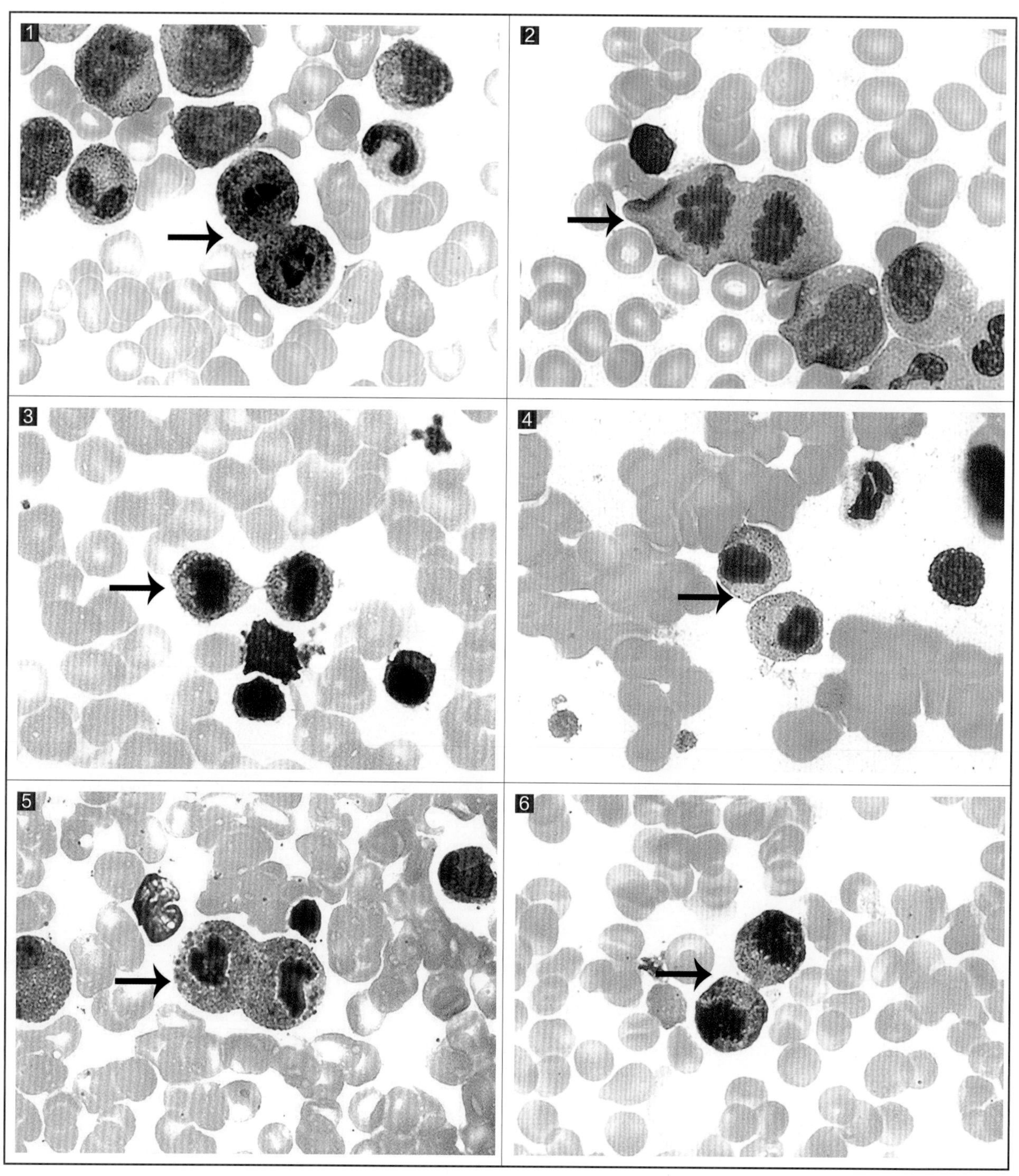

第八章　骨髓转移的肿瘤细胞

髓外组织或器官中的恶性肿瘤细胞转移到骨髓内，不断增生并形成转移灶。肿瘤细胞破坏骨组织，引发造血功能障碍。常见的成人肿瘤为乳腺肿瘤、前列腺癌、肺癌等，儿童以神经母细胞瘤多见。骨髓转移的肿瘤细胞有时可以释放到外周血中，这种来源不明的异常形态细胞需要引起注意。本章简单介绍了骨髓转移的神经母细胞瘤、骨髓转移的横纹肌肉瘤和骨髓转移的癌细胞的形态学特征。

第一节　骨髓转移的神经母细胞瘤细胞的形态学特征

神经母细胞瘤是一种发病率和死亡率较高的儿童期肿瘤。低倍镜下可见成团、成簇的细胞团，有时可见大片纤维丝。高倍镜下骨髓转移的神经母细胞瘤细胞的胞体大小不等，呈圆形、类圆形或不规则形。细胞核可单个或多个，核染色质较细致，核仁不清。胞质量不等，颜色呈灰蓝色，细胞边界不清，有时甚至与周边的细胞融合或被纤维丝缠绕。瘤细胞呈“菊花团”“城墙状”排列。

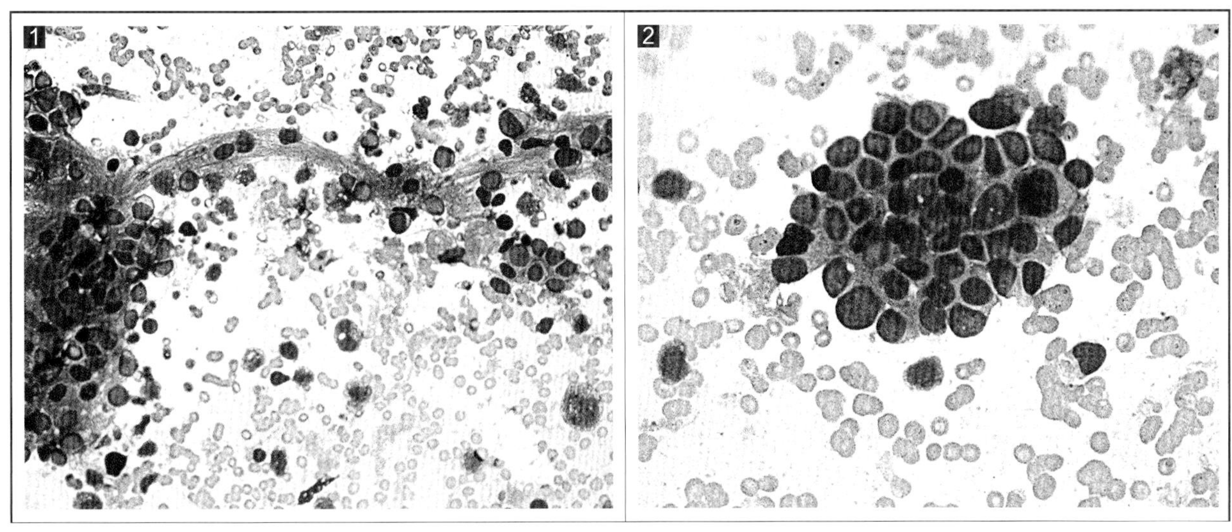

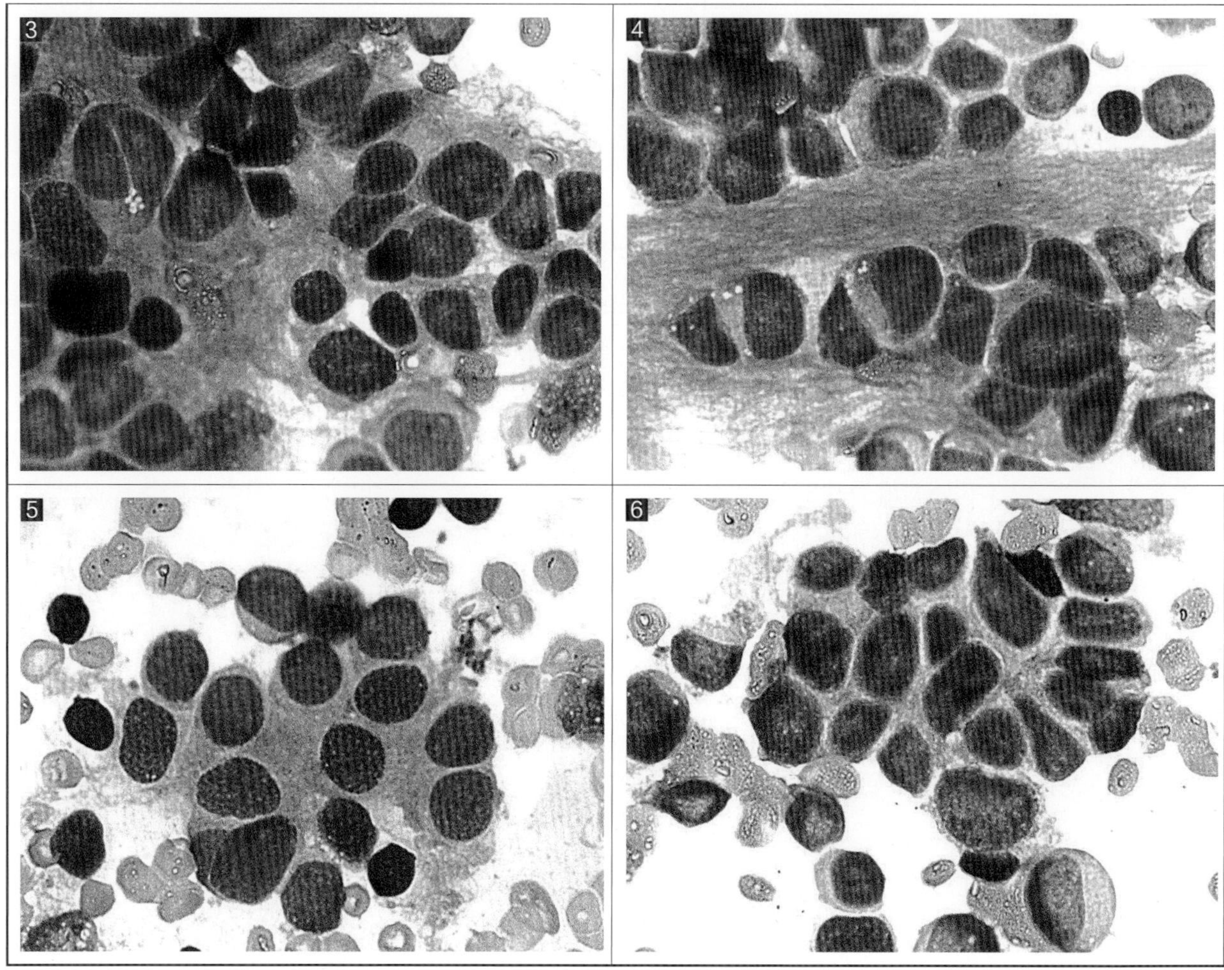
3
4
5
6

第二节　骨髓转移的横纹肌肉瘤细胞的形态学特征

横纹肌肉瘤是儿童常见的软组织恶性肿瘤之一。骨髓转移的横纹肌肉瘤细胞的形态似 Burkitt 淋巴瘤细胞。细胞的胞体大小不等，呈圆形或类圆形。有单个或多个细胞核，核染色质细致疏松，可见蓝色核仁。胞质颜色呈蓝色，伴有空泡，部分瘤细胞胞质可融合。

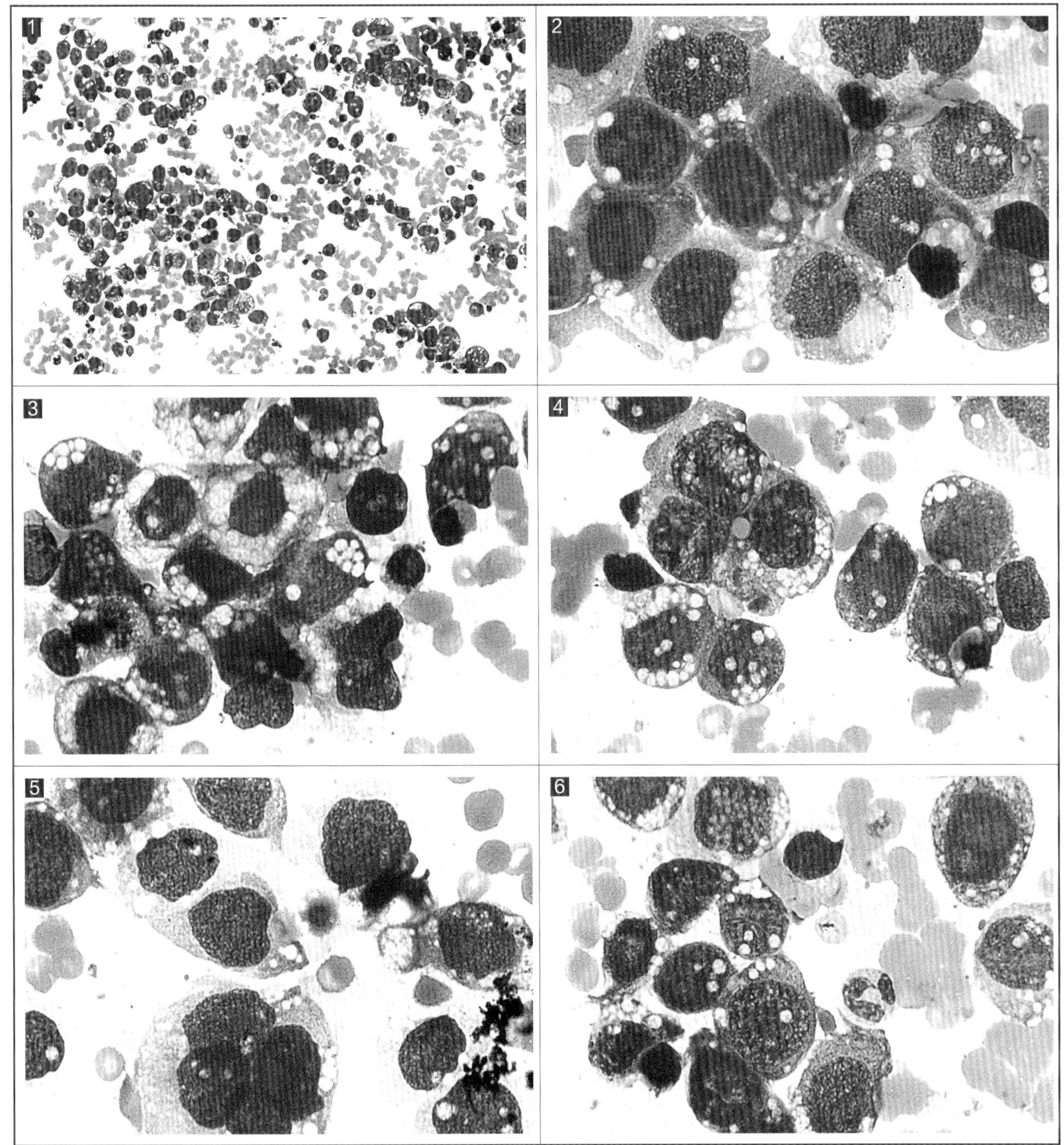

第三节 骨髓转移的癌细胞的形态学特征

不同组织来源的骨髓转移的癌细胞形态会存在差异。基本形态学特征为：低倍镜下骨髓转移的癌细胞呈团块状或散在出现，有时像一堆退化的细胞聚集成团。高倍镜下骨髓转移的癌细胞胞体大小不等，形态多样。核染色质粗糙，核仁可见或不清。胞质量不等，颜色呈蓝色，胞质内可见空泡，胞质边缘模糊，有时与周围癌细胞融合，甚至看不清结构。

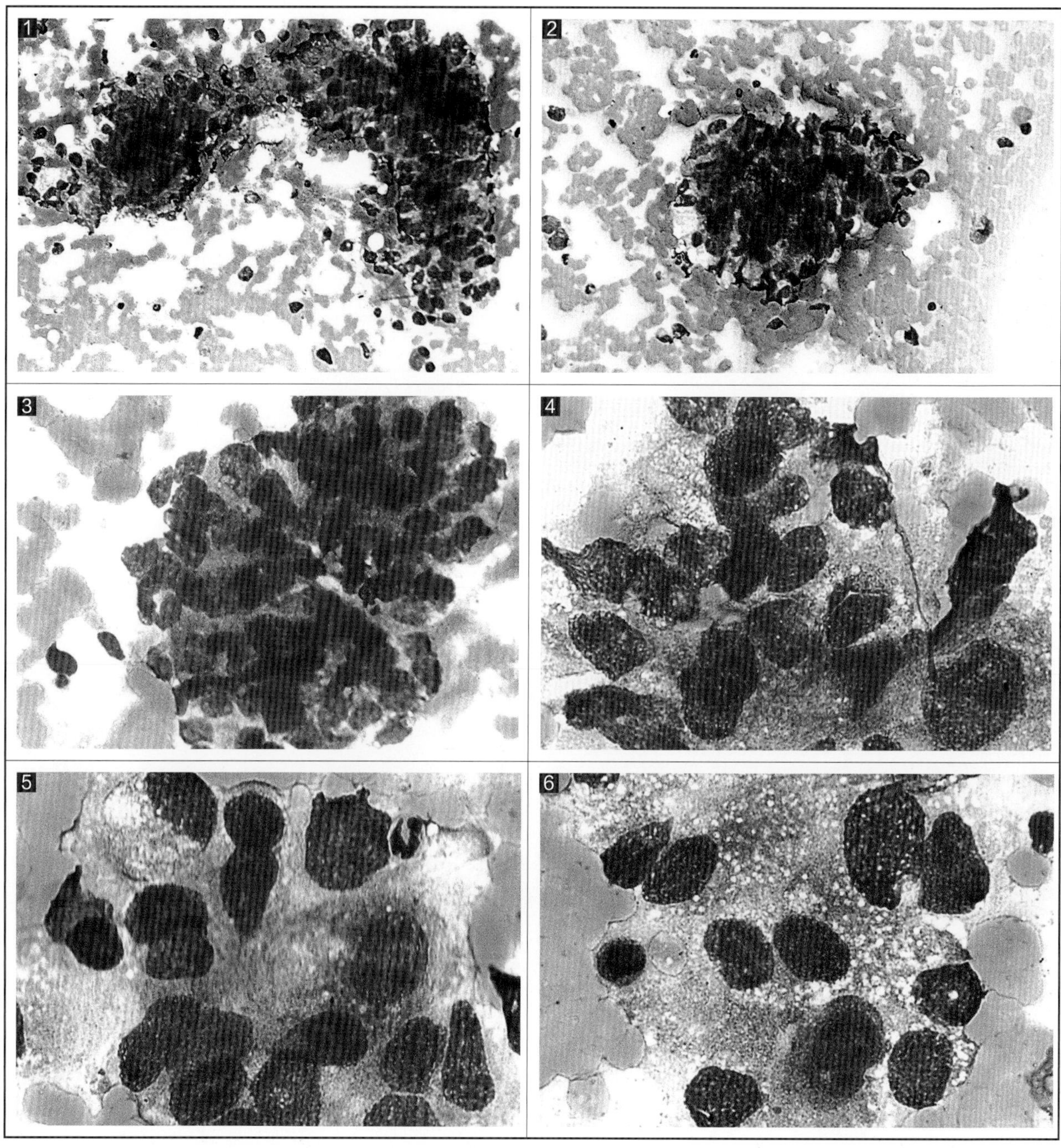

第九章　外周血常见病原体

外周血涂片检查可以作为部分常见病原体感染的辅助诊断方法，这些病原体可出现在外周血的血细胞胞质内，也可出现在血细胞胞质外。它们会伪装成染料的杂质、血小板、细胞碎片等。本章主要介绍4种常见的外周血病原体的形态学特征，分别是：疟原虫、马尔尼菲青霉菌、组织胞浆菌和杜氏利什曼原虫杜利体。

第一节　外周血疟原虫的形态学特征

疟原虫在血液中有4种形态：环状体、滋养体、裂殖体、裂殖子。其中前3种在红细胞内，后一种释放入血。下图是恶性疟原虫的4种形态，分别是环状体（↑）、滋养体（↑）、裂殖体（↑）、裂殖子（↑）。

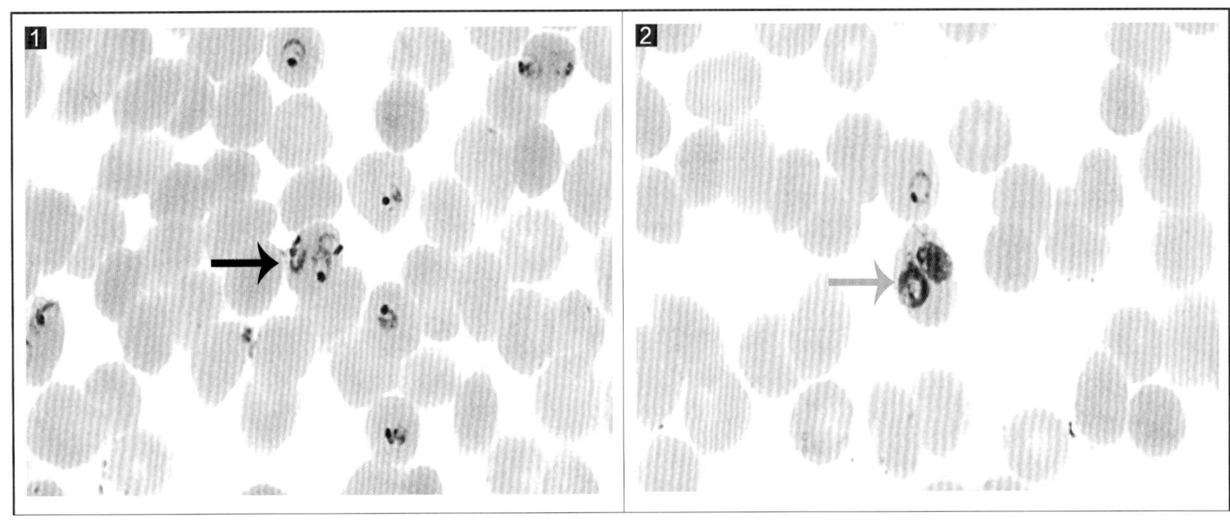

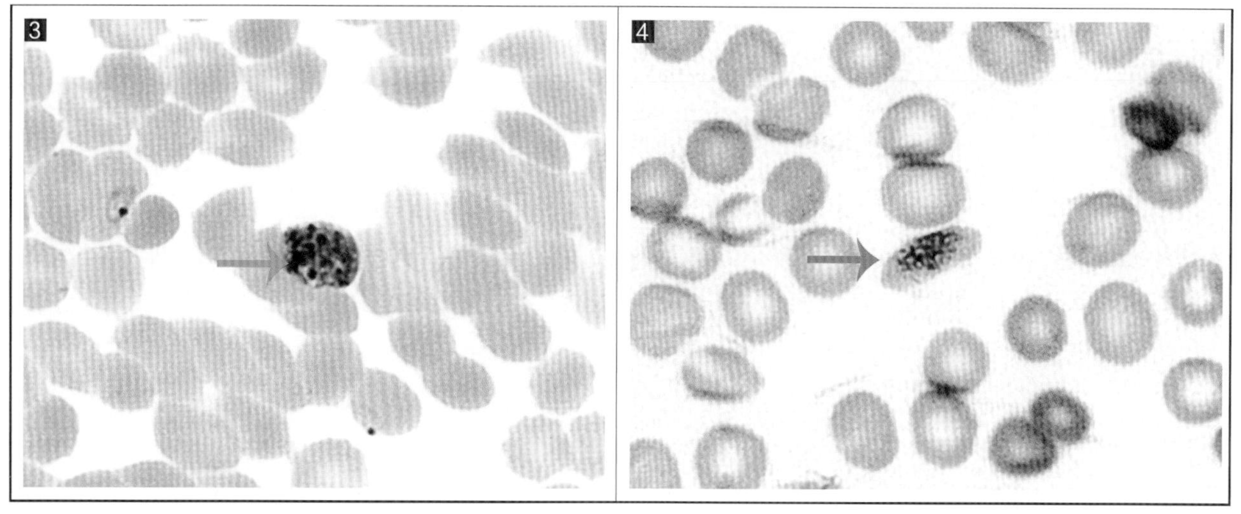

第二节　外周血马尔尼菲青霉菌的形态学特征

马尔尼菲青霉菌是一种罕见致病菌，多见于免疫缺陷或免疫功能抑制者。该菌可出现在外周血或骨髓中，因此外周血涂片镜检是早期发现马尔尼菲青霉菌的方法之一。该菌可出现在中性粒细胞、单核细胞或吞噬细胞中，成堆或散在分布，大小均一，呈椭圆形或腊肠形，胞核 1 ~ 2 个，颜色呈紫红色，1 个核的形似“斗鸡眼”，2 个核之间有一条明显透明的横隔。

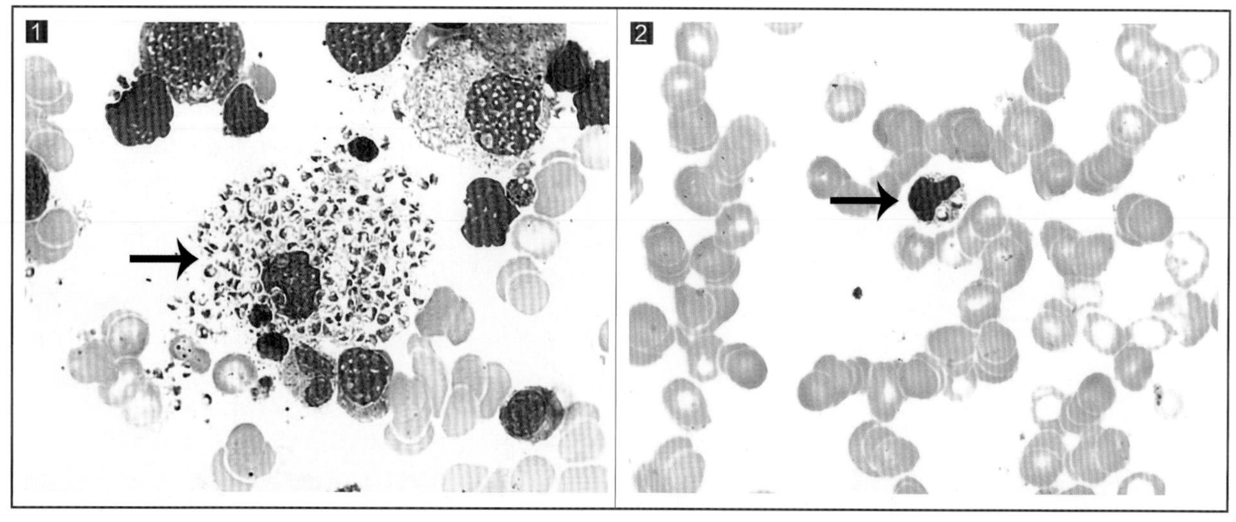

（该图片引自陆军军医大学第一附属医院　黄兴琴老师）

第三节　外周血组织胞浆菌的形态学特征

组织胞浆菌是一种深部致病真菌，能够播散至全身各处。由于组织胞浆菌血培养的阳性率低且时间较长，因此外周血和骨髓涂片是发现组织胞浆菌的重要手段。组织胞浆菌常出现在单核－巨噬细胞系统中，菌体常呈椭圆形，菌外附有一层淡淡的荚膜，菌体内部有一个核，常偏于一侧。

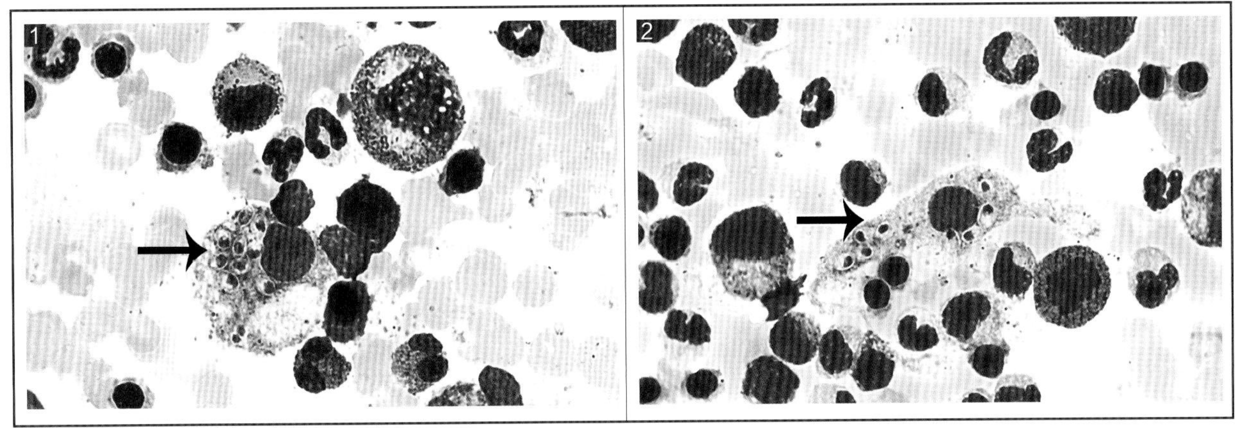

（该图片引自陆军军医大学第一附属医院　黄兴琴老师）

第四节　外周血杜氏利什曼原虫杜利体的形态学特征

杜氏利什曼原虫是黑热病的病原体，分为前鞭毛体和无鞭毛体。无鞭毛体又称杜利体，常寄生在人体的单核－巨噬细胞系统中。外周血或骨髓涂片中找到杜氏利什曼原虫杜利体是杜氏利什曼原虫感染诊断的金标准。虫体呈淡蓝色或深蓝色，内有一个较大的红色或淡紫色的圆形核，核旁有一个着色较深、细小的杆状体（动基体）。菌体有时在外周血中成堆聚集，易与血小板聚集相混淆。

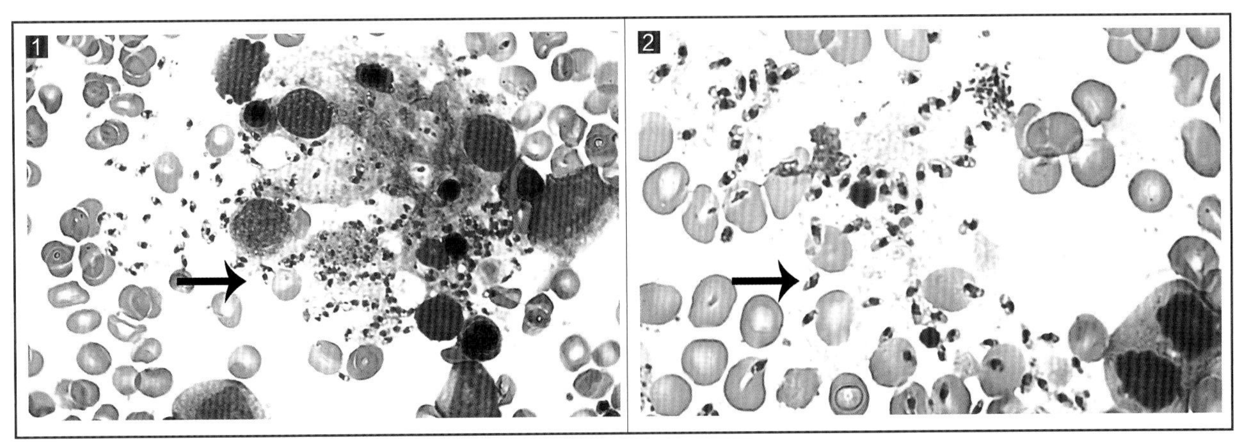

（该图片引自西安市儿童医院　高晓鹏老师）

第二篇　外周血 DI-60 图片集

Sysmex DI-60 是一个可自动进行细胞定位的图像识别分析系统，这个系统具有独立的细胞形态学图库。外周血中可见各血细胞系统的成熟阶段：中性杆状核粒细胞、中性分叶核粒细胞、成熟淋巴细胞、成熟单核细胞、嗜酸性分叶核粒细胞、嗜碱性分叶核粒细胞、成熟红细胞、血小板等。当外周血中各类成熟细胞在数量或形态上出现异常，或出现幼稚细胞、异常细胞时，需引起警惕。本篇主要展示了 DI-60 图库中各类细胞的形态。

第一章　外周血白细胞图片集

第一节　中性杆状核粒细胞的图片集

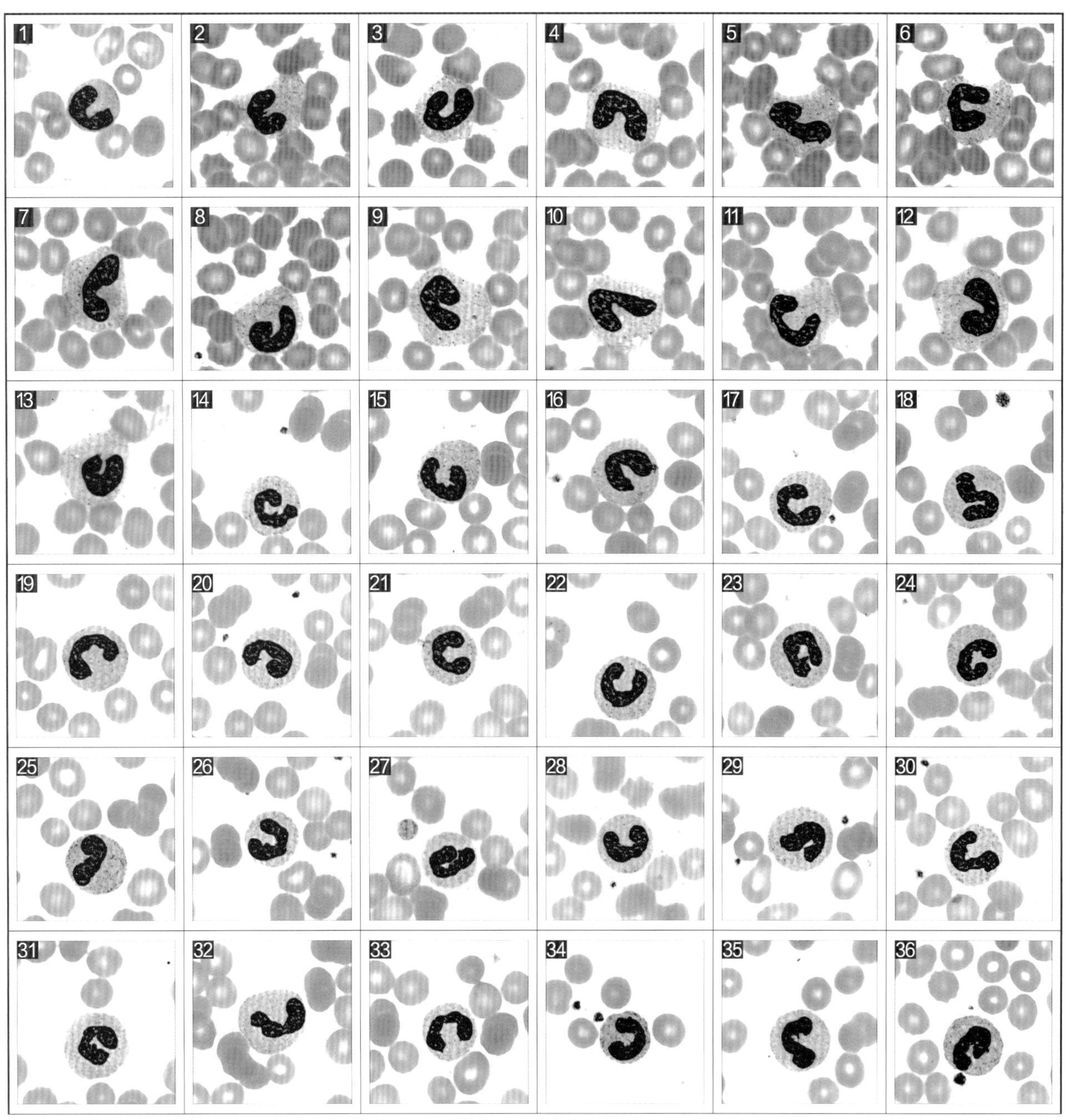

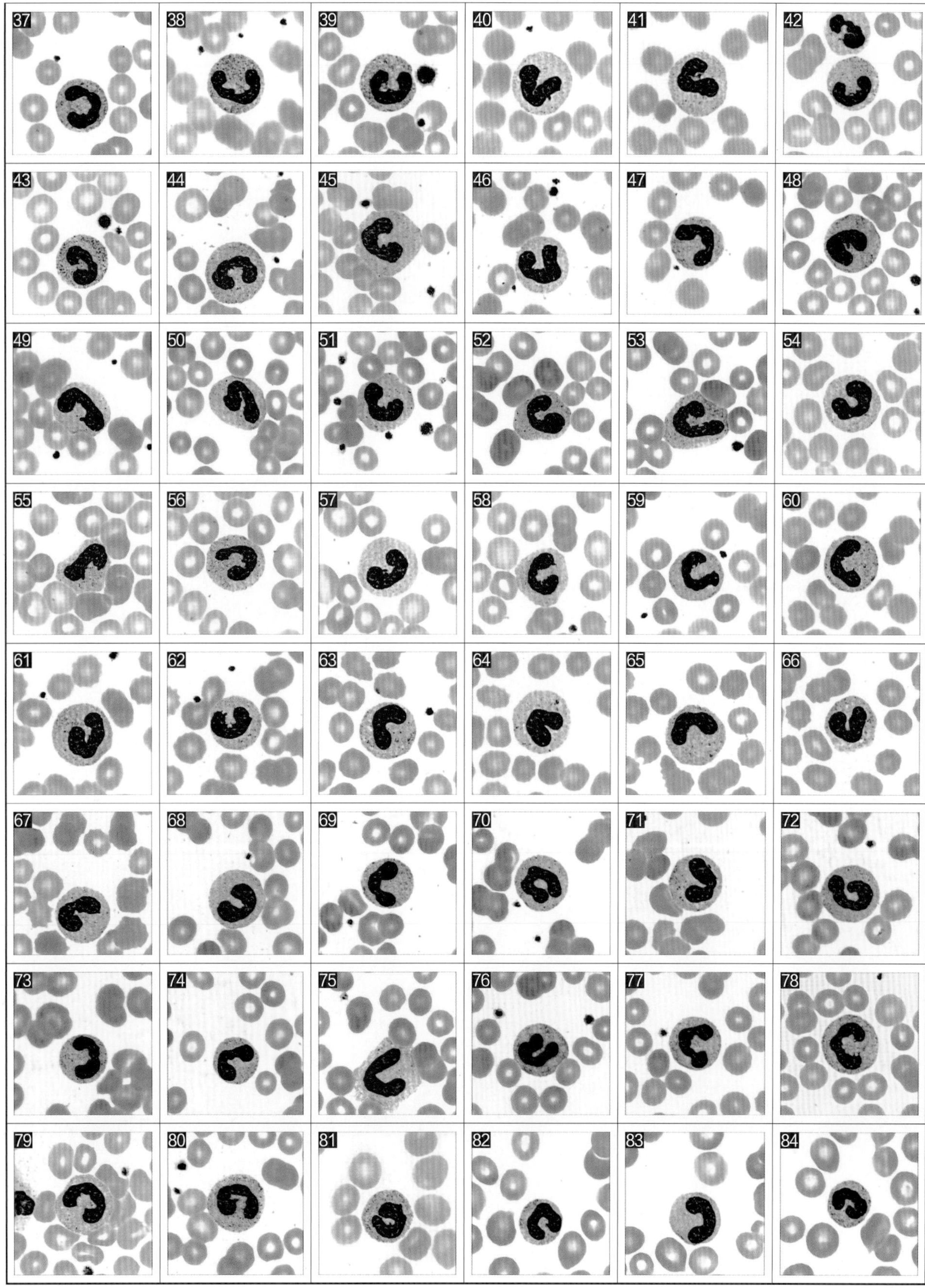
37
38
39
40
41
42
43
44
45
46
47
48
49
50
51
52
53
54
55
56
57
58
59
60
61
62
63
64
65
66
67
68
69
70
71
72
73
74
75
76
77
78
79
80
81
82
83
84

第二节　中性分叶核粒细胞的图片集

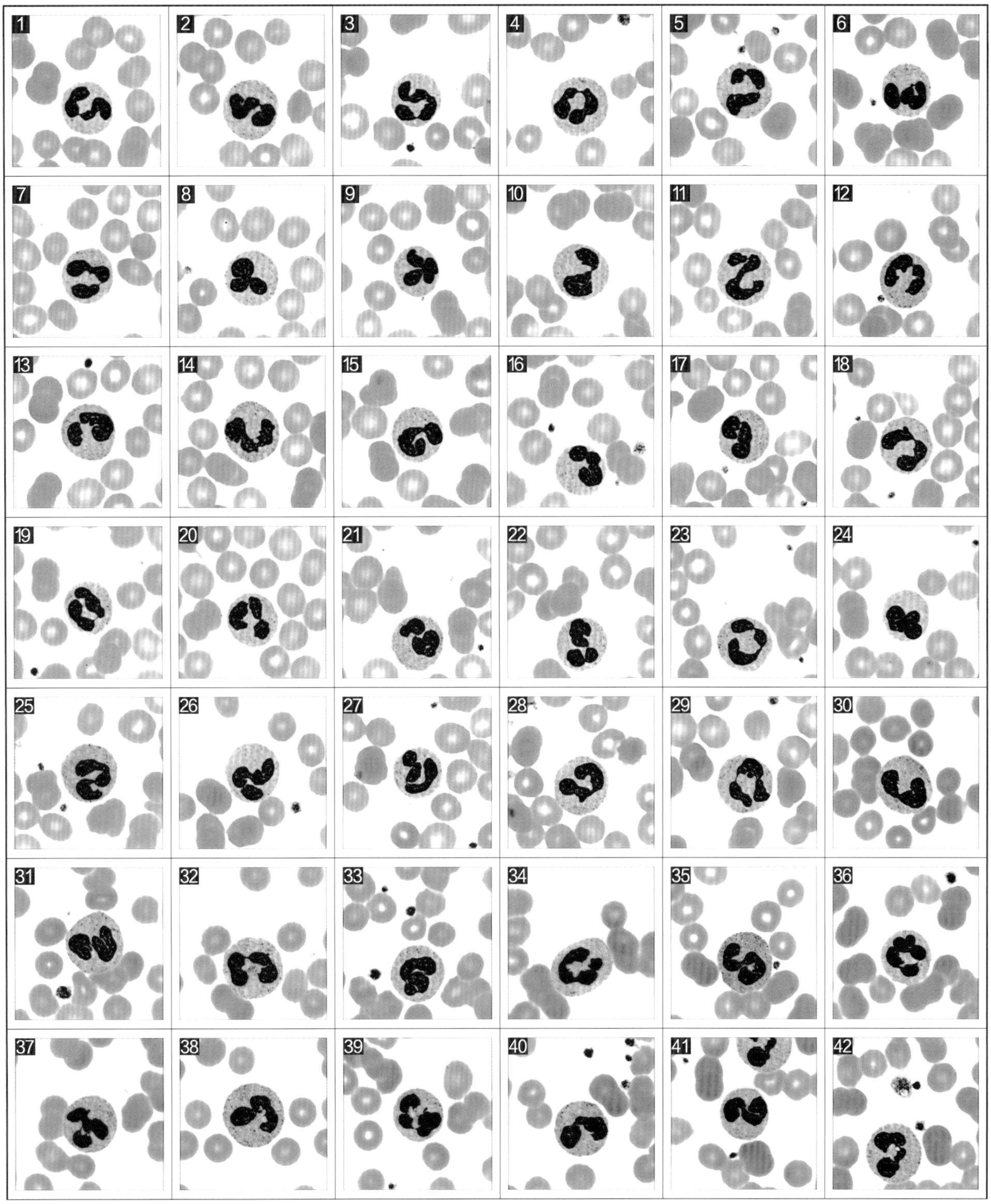

1	2	3	4	5	6
7	8	9	10	11	12
13	14	15	16	17	18
19	20	21	22	23	24
25	26	27	28	29	30
31	32	33	34	35	36
37	38	39	40	41	42

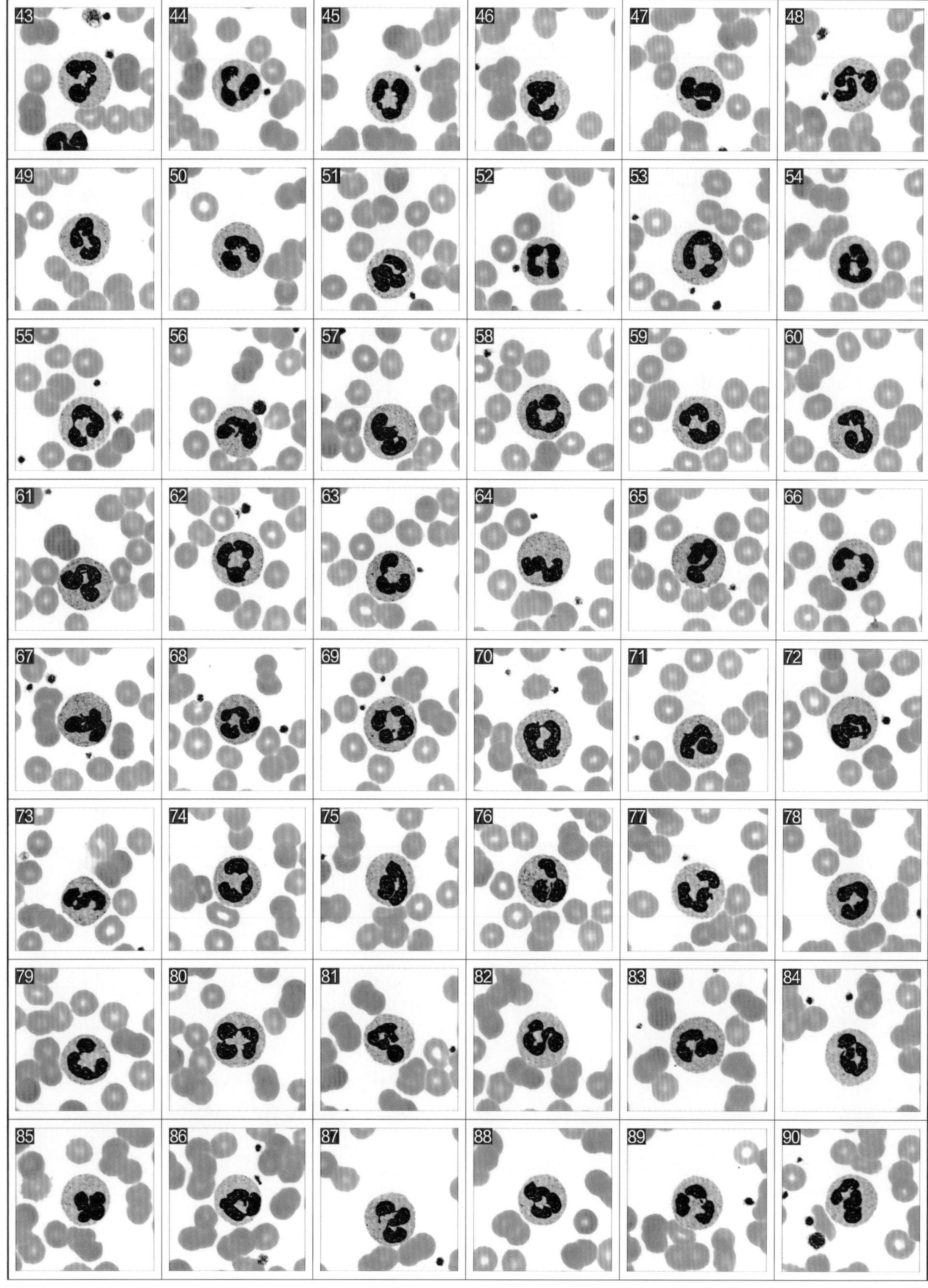
43
44
45
46
47
48
49
50
51
52
53
54
55
56
57
58
59
60
61
62
63
64
65
66
67
68
69
70
71
72
73
74
75
76
77
78
79
80
81
82
83
84
85
86
87
88
89
90

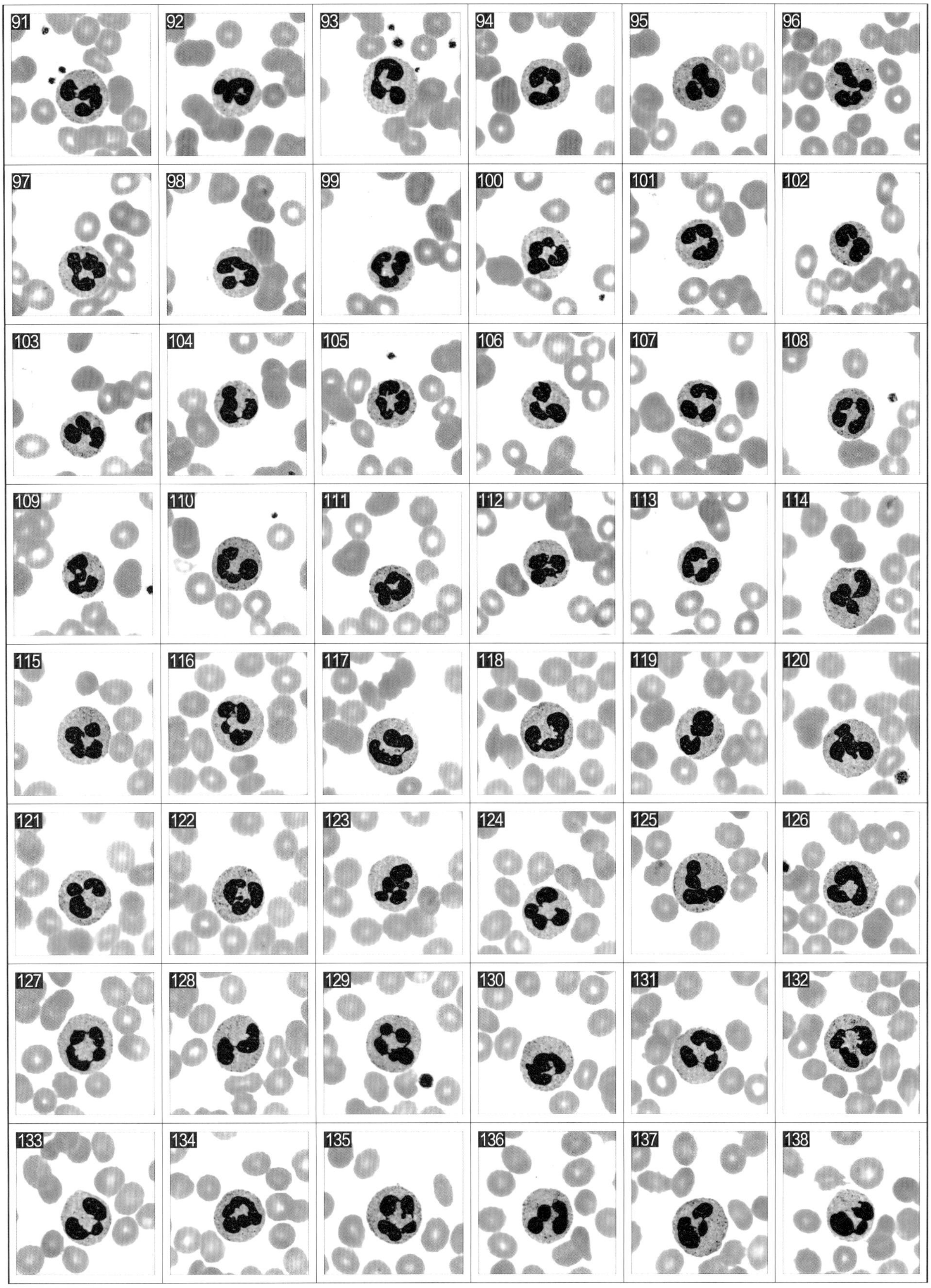

91 92 93 94 95 96

97 98 99 100 101 102

103 104 105 106 107 108

109 110 111 112 113 114

115 116 117 118 119 120

121 122 123 124 125 126

127 128 129 130 131 132

133 134 135 136 137 138

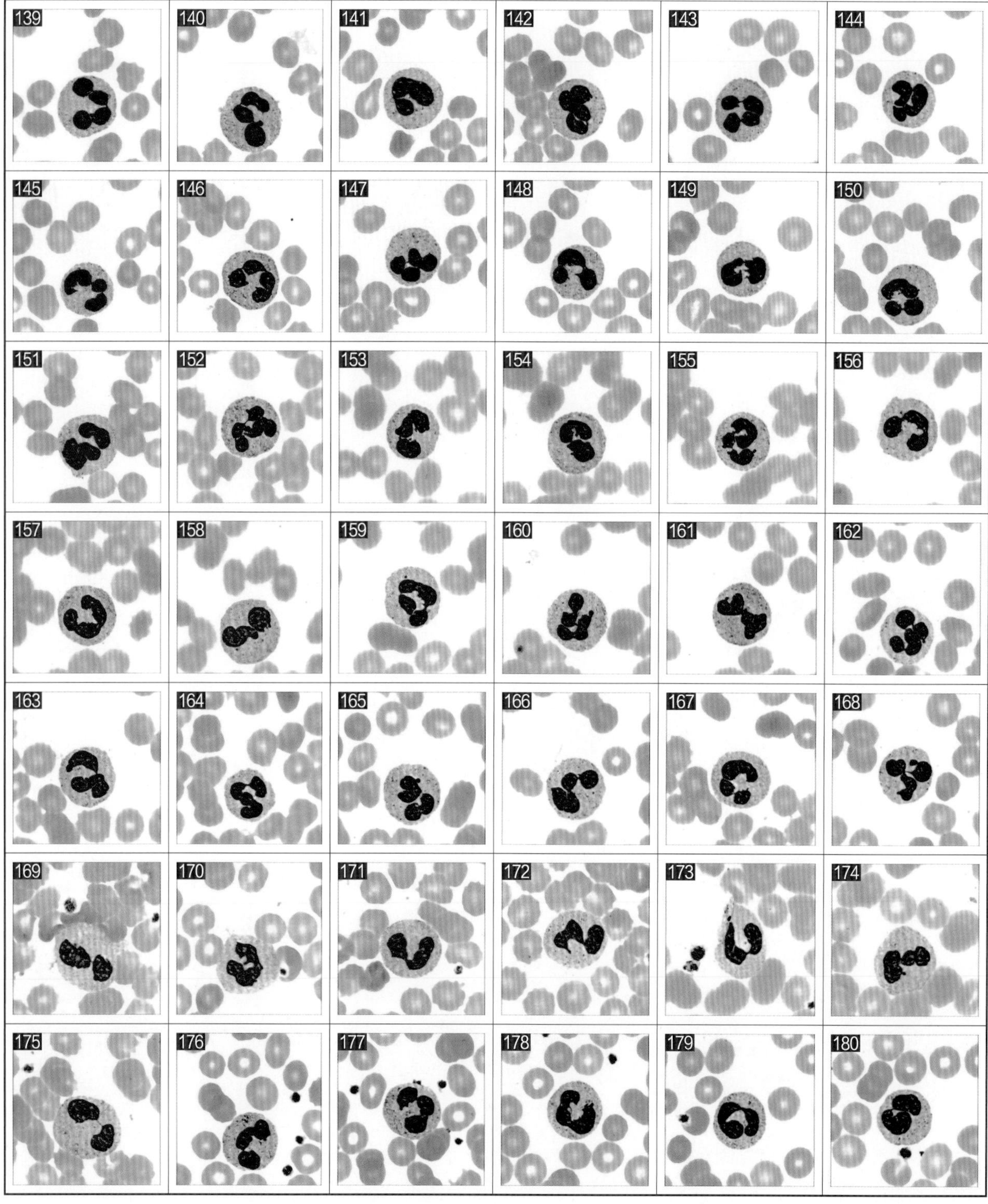
139
140
141
142
143
144
145
146
147
148
149
150
151
152
153
154
155
156
157
158
159
160
161
162
163
164
165
166
167
168
169
170
171
172
173
174
175
176
177
178
179
180

第三节　嗜酸性粒细胞的图片集

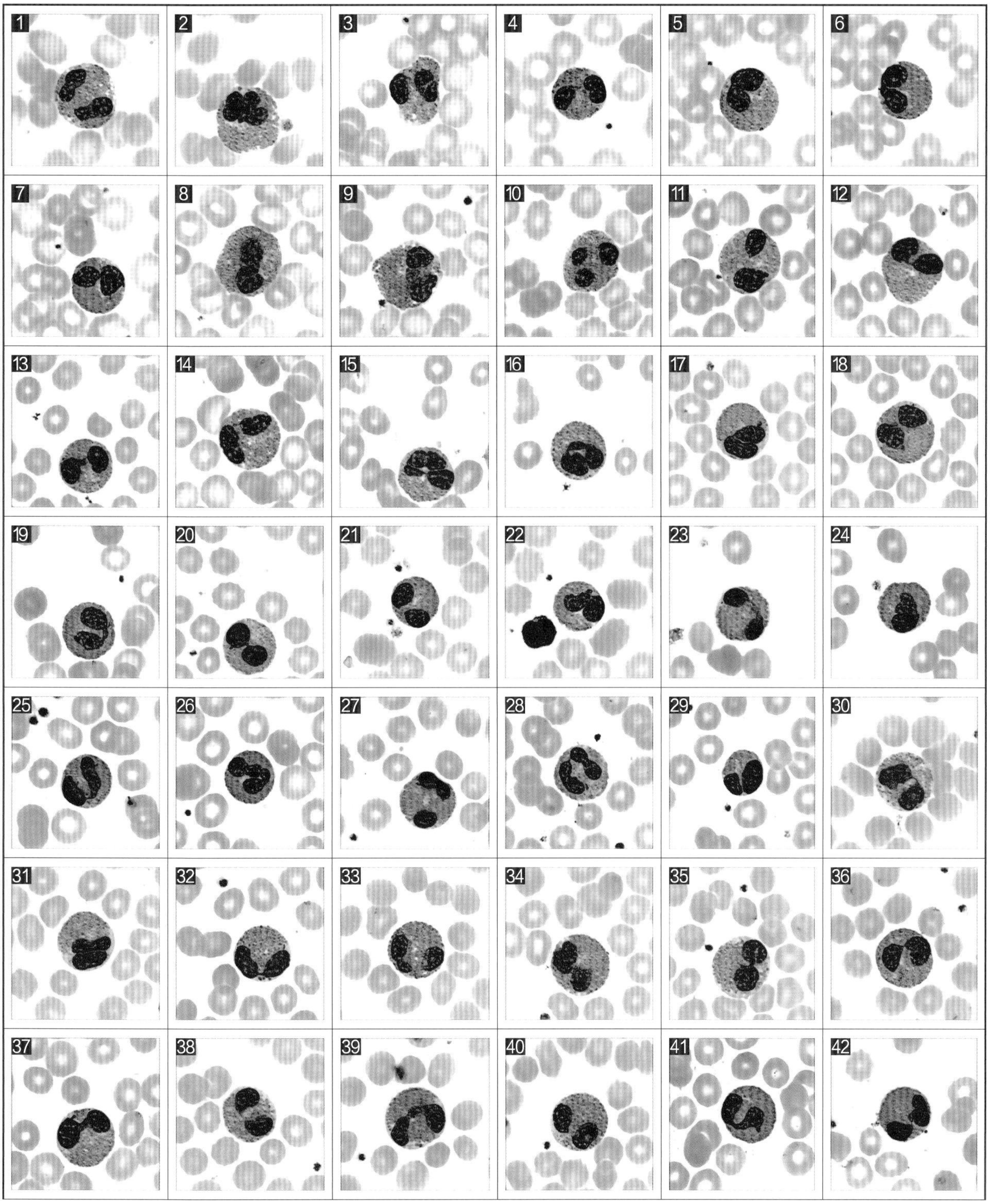

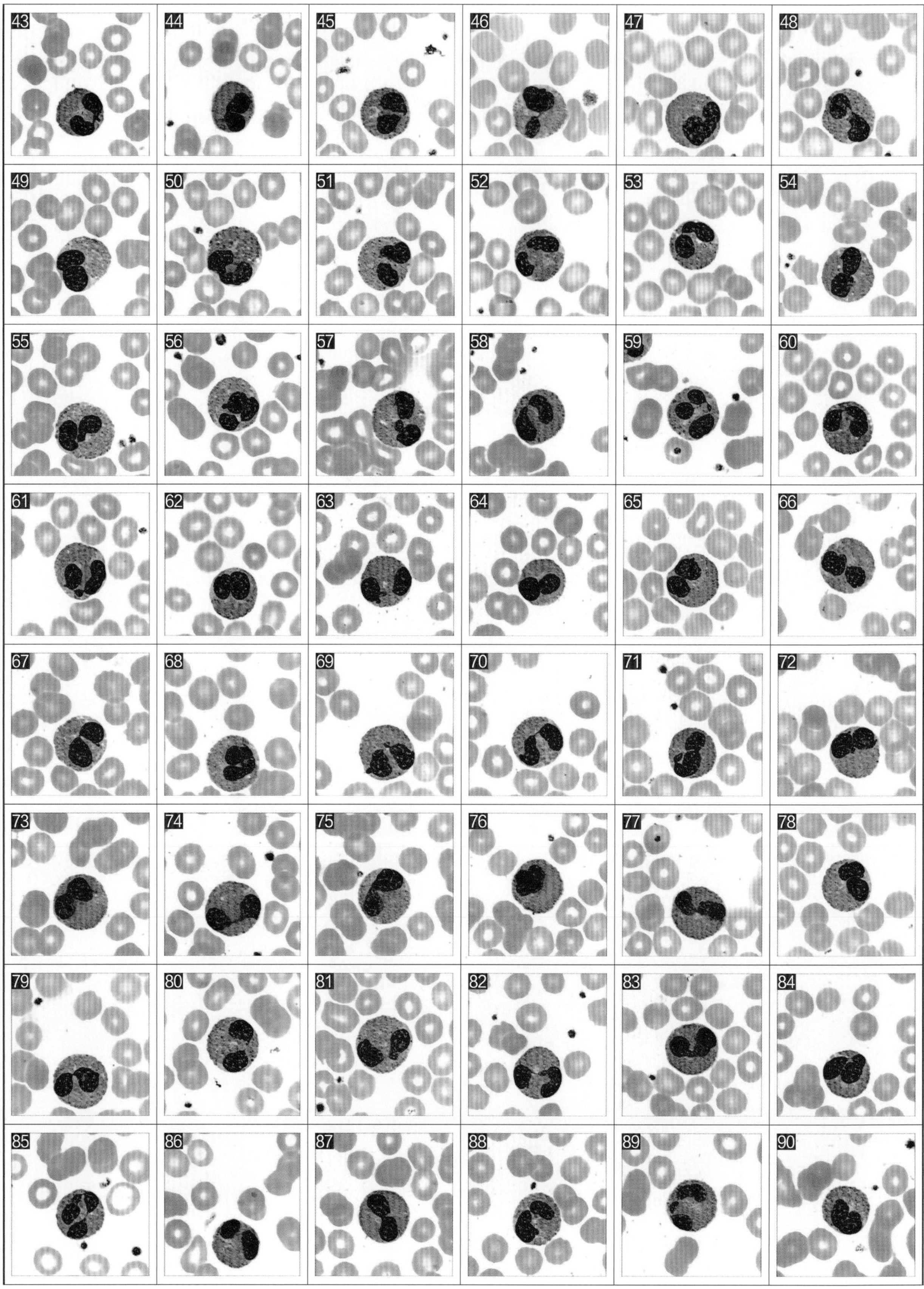
43
44
45
46
47
48
49
50
51
52
53
54
55
56
57
58
59
60
61
62
63
64
65
66
67
68
69
70
71
72
73
74
75
76
77
78
79
80
81
82
83
84
85
86
87
88
89
90

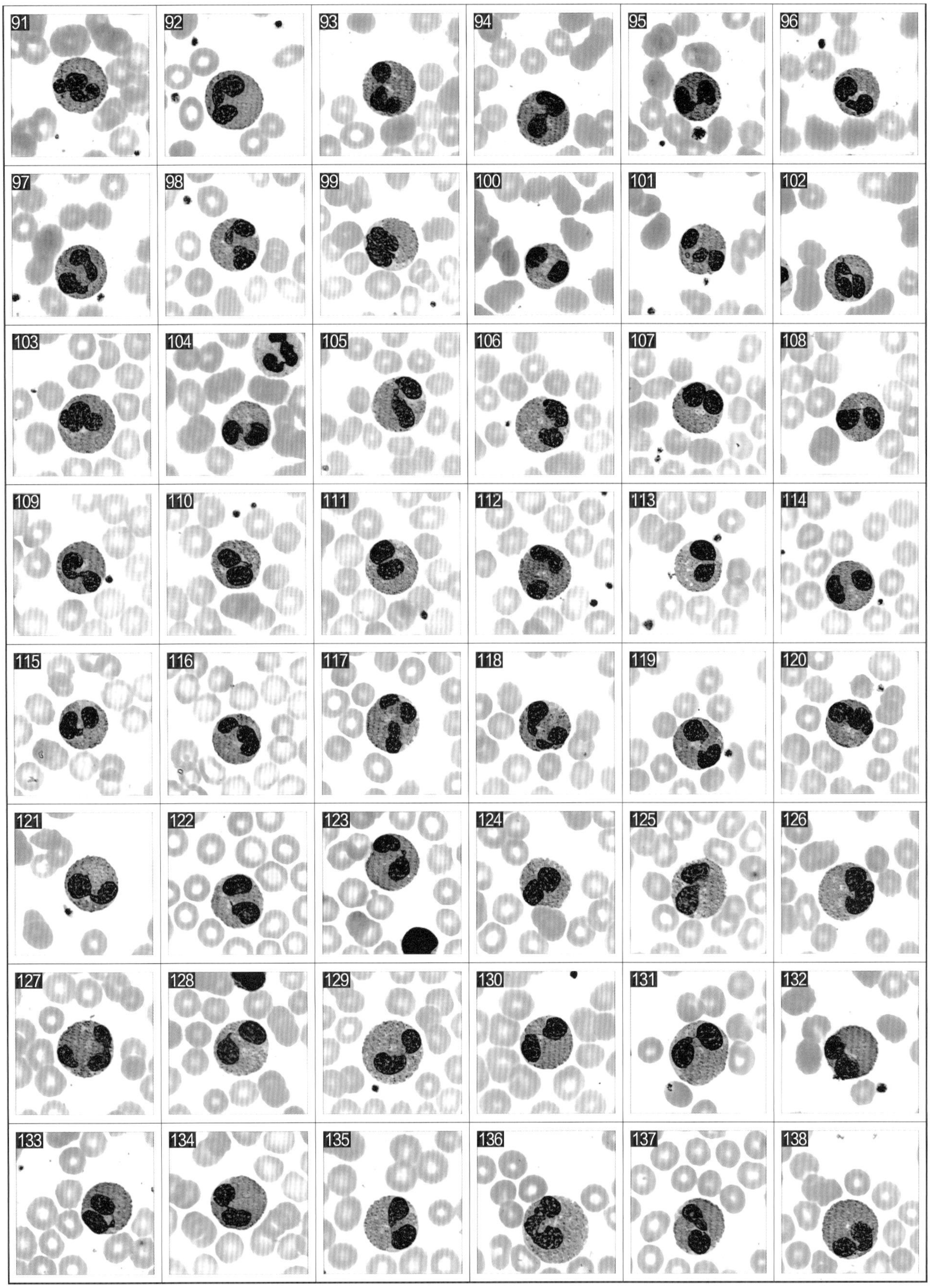

91 92 93 94 95 96

97 98 99 100 101 102

103 104 105 106 107 108

109 110 111 112 113 114

115 116 117 118 119 120

121 122 123 124 125 126

127 128 129 130 131 132

133 134 135 136 137 138

第四节　嗜碱性粒细胞的图片集

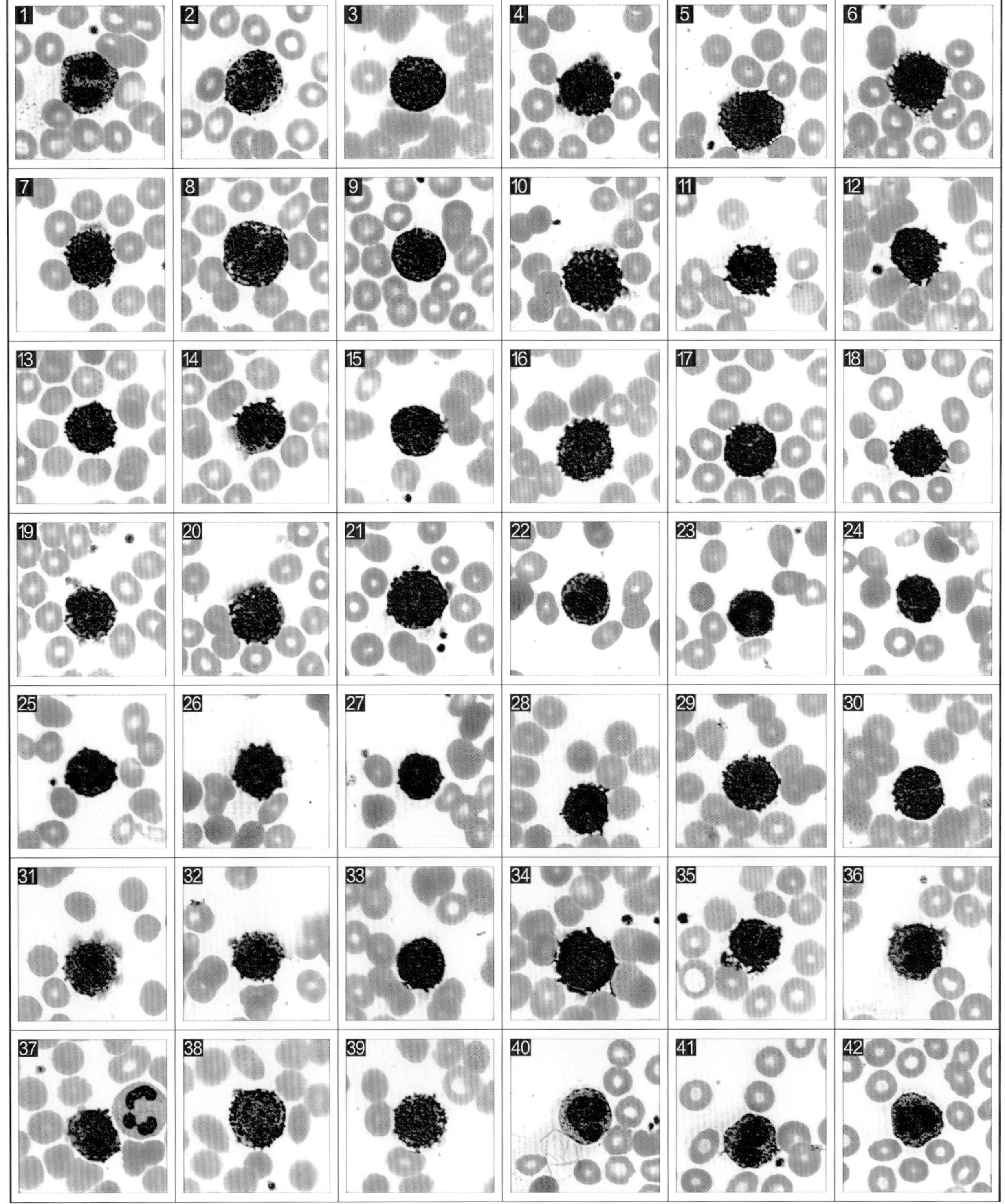

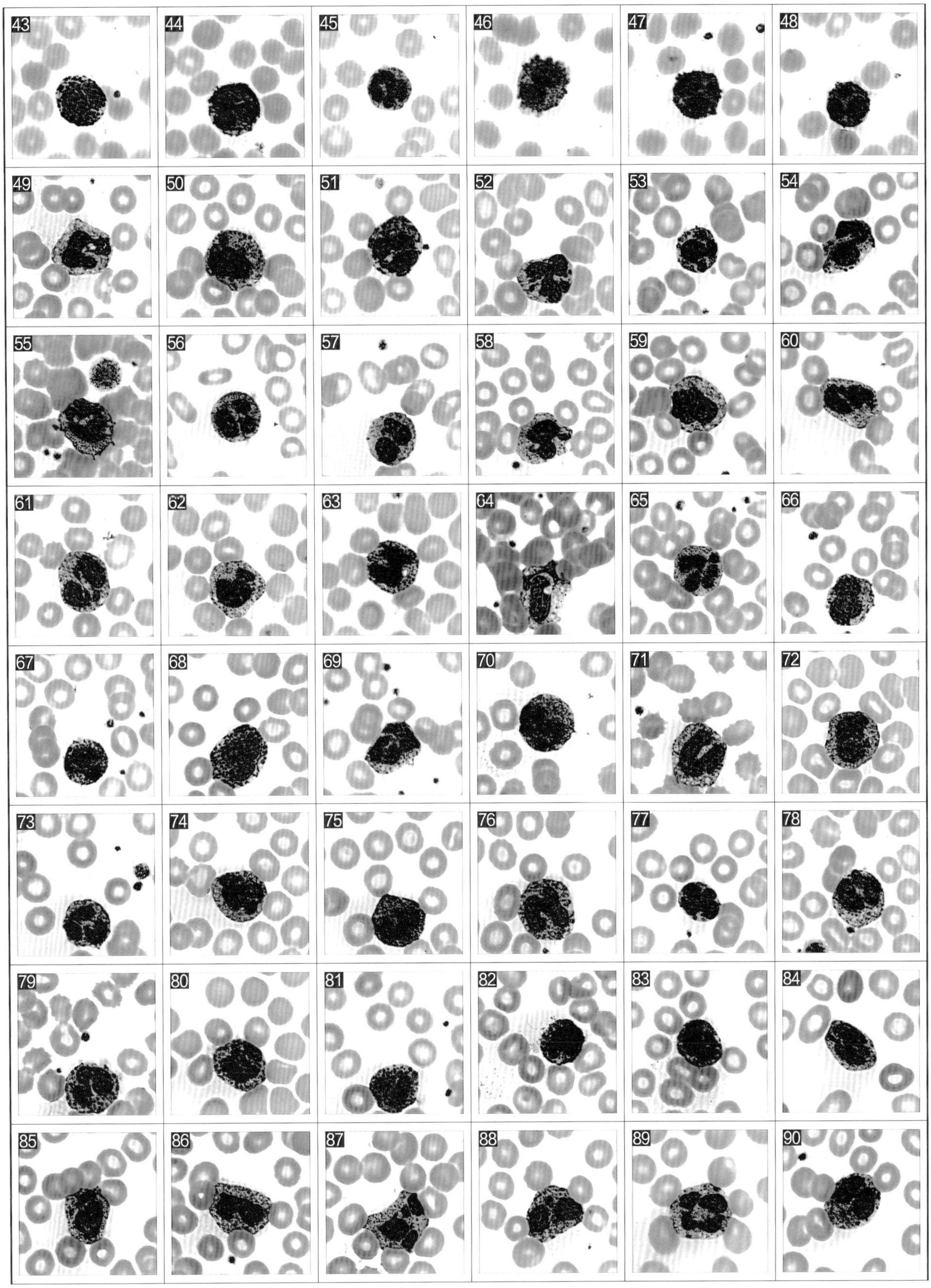

43 44 45 46 47 48

49 50 51 52 53 54

55 56 57 58 59 60

61 62 63 64 65 66

67 68 69 70 71 72

73 74 75 76 77 78

79 80 81 82 83 84

85 86 87 88 89 90

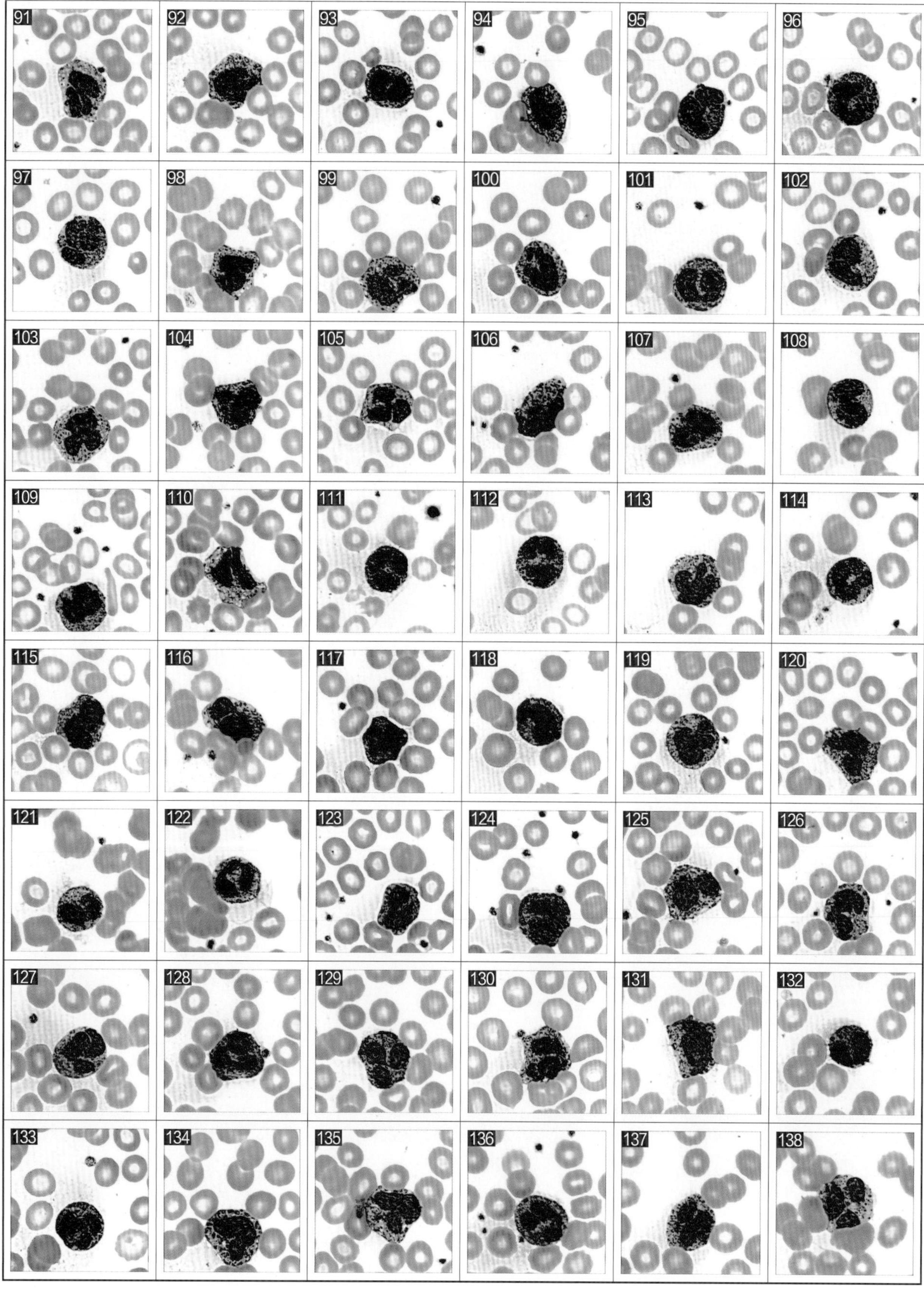
91 92 93 94 95 96
97 98 99 100 101 102
103 104 105 106 107 108
109 110 111 112 113 114
115 116 117 118 119 120
121 122 123 124 125 126
127 128 129 130 131 132
133 134 135 136 137 138

第五节　幼稚粒细胞的图片集

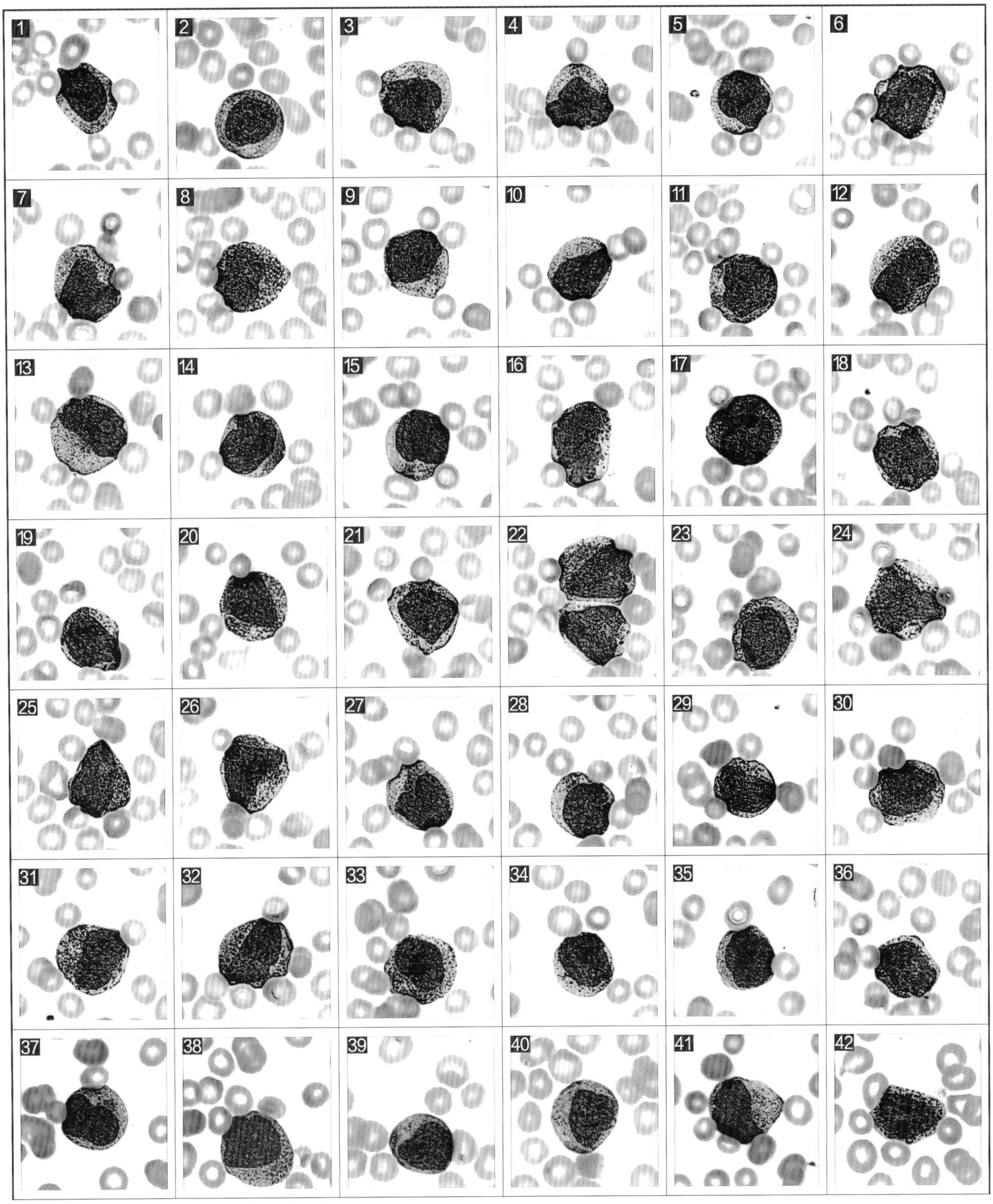

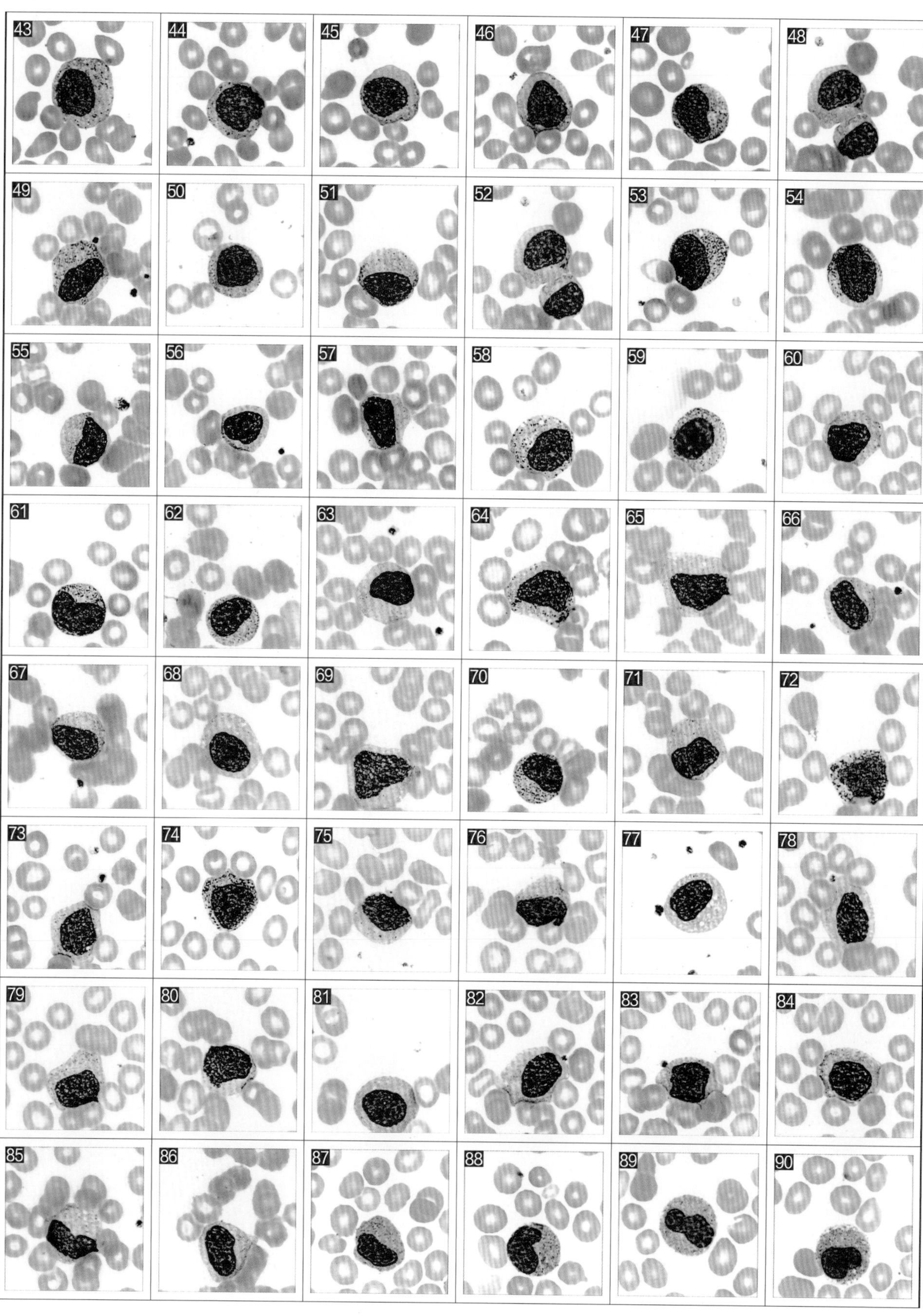
43
44
45
46
47
48
49
50
51
52
53
54
55
56
57
58
59
60
61
62
63
64
65
66
67
68
69
70
71
72
73
74
75
76
77
78
79
80
81
82
83
84
85
86
87
88
89
90

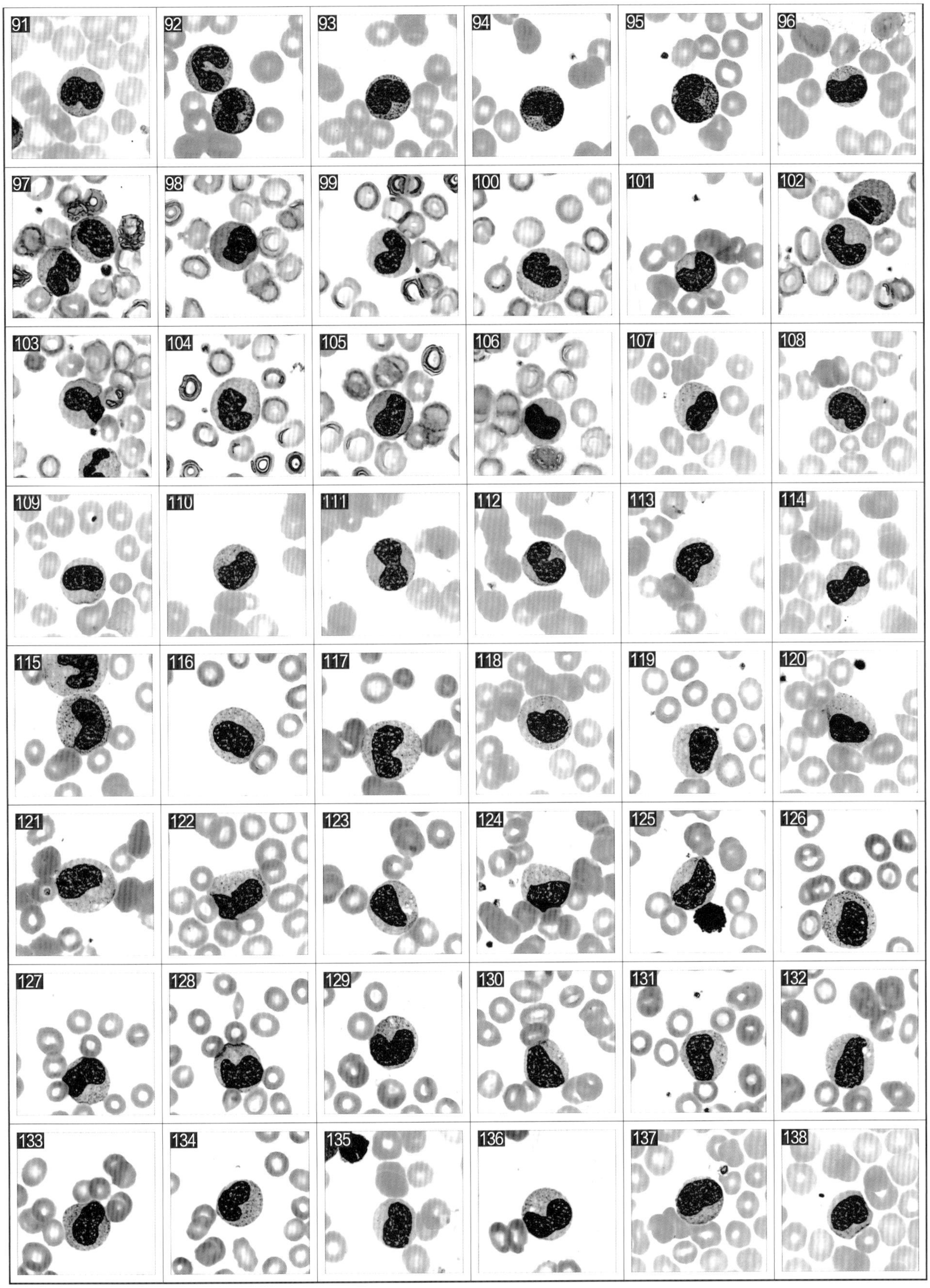

91	92	93	94	95	96
97	98	99	100	101	102
103	104	105	106	107	108
109	110	111	112	113	114
115	116	117	118	119	120
121	122	123	124	125	126
127	128	129	130	131	132
133	134	135	136	137	138

第六节　异常早幼粒细胞的图片集

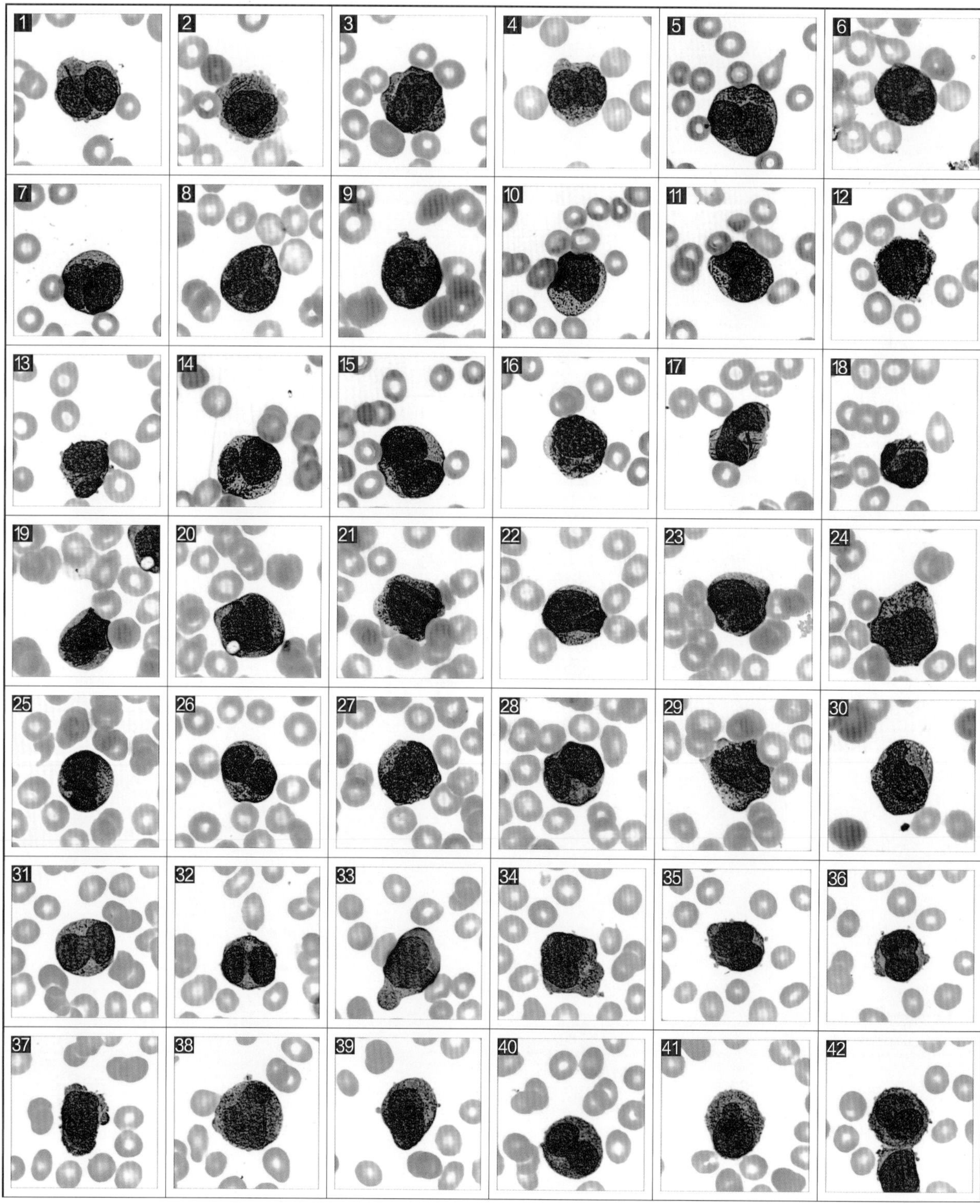

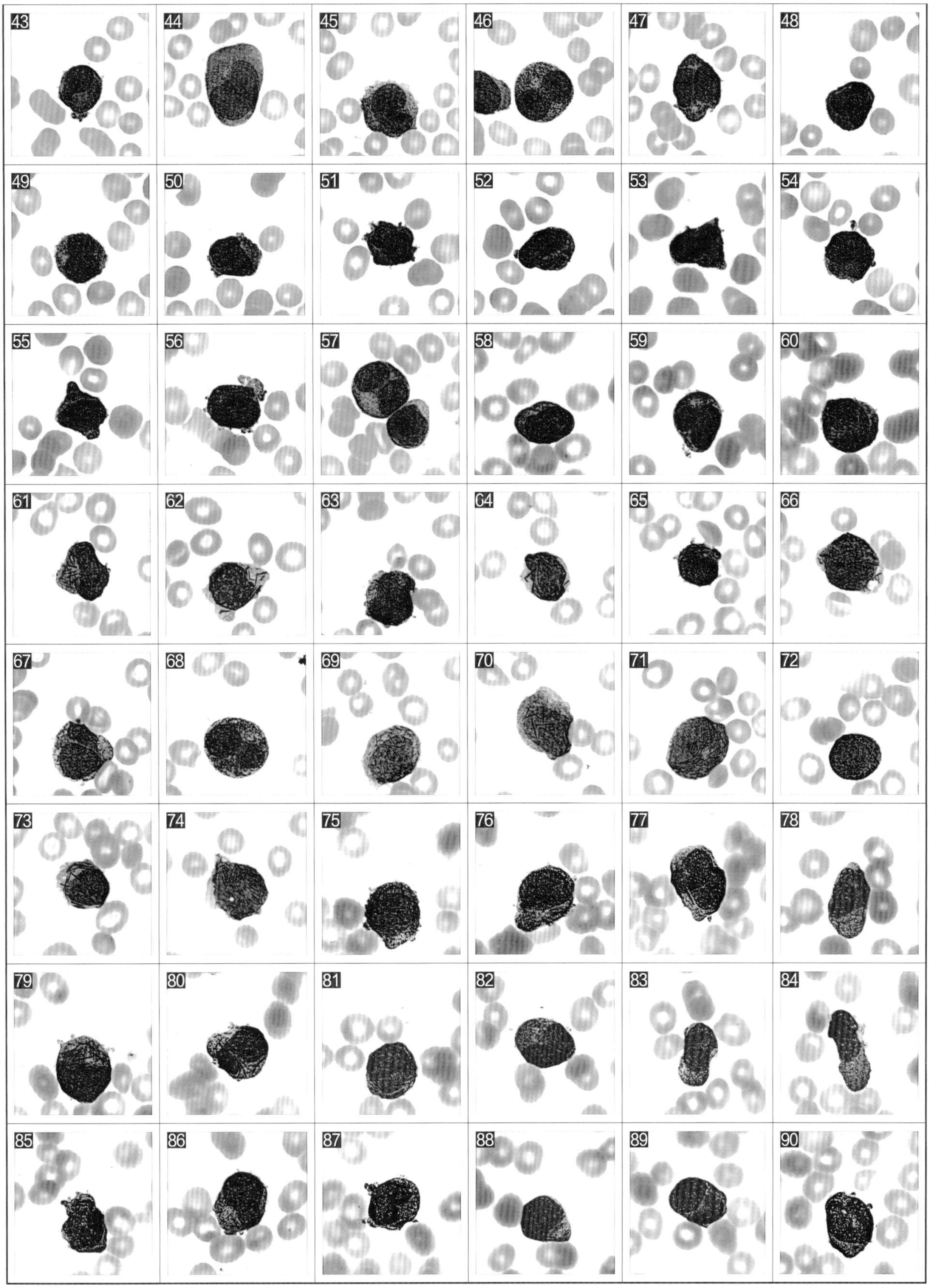

43	44	45	46	47	48
49	50	51	52	53	54
55	56	57	58	59	60
61	62	63	64	65	66
67	68	69	70	71	72
73	74	75	76	77	78
79	80	81	82	83	84
85	86	87	88	89	90

第七节　多分叶核中性粒细胞的图片集

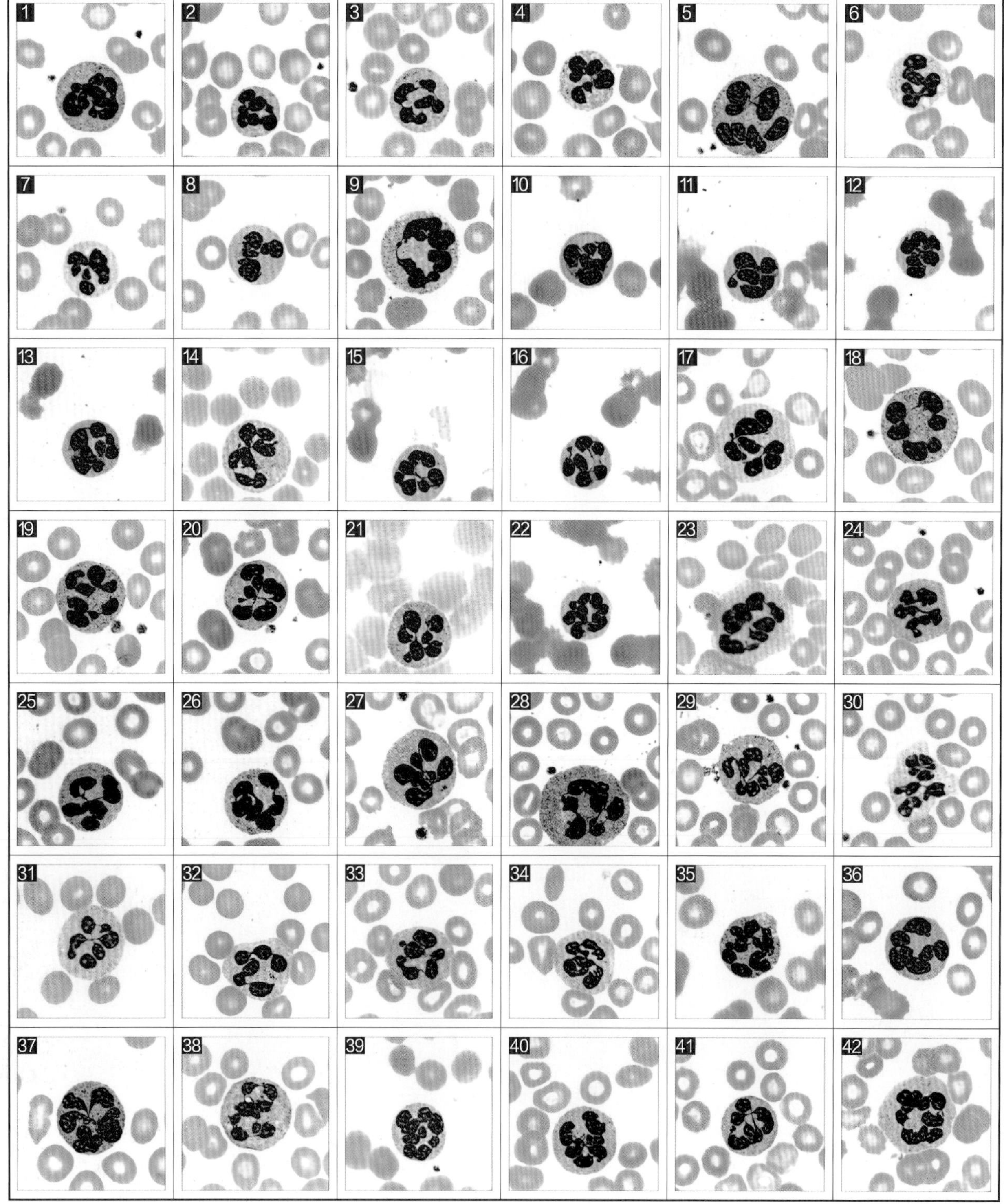

第八节　分叶不良的中性粒细胞的图片集

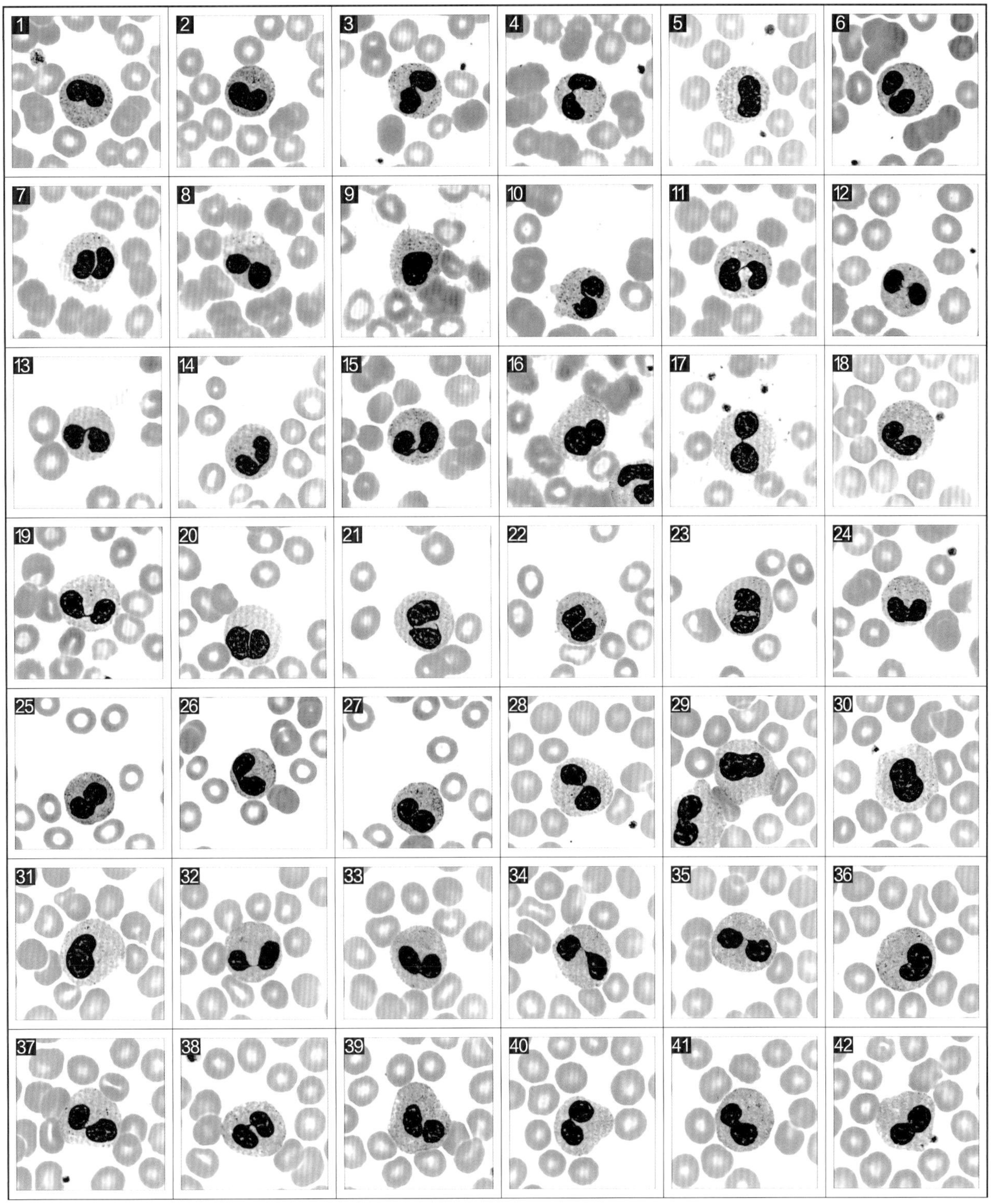

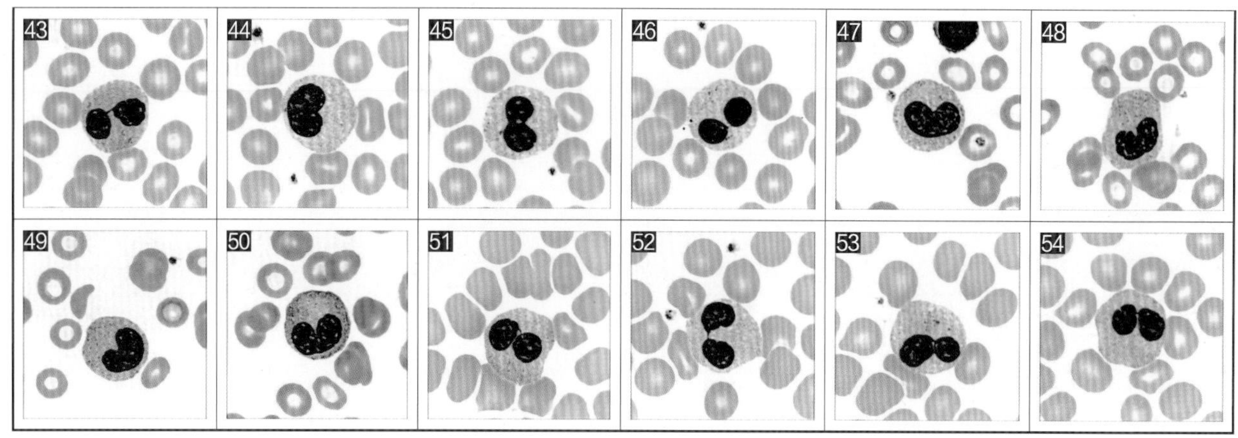

第九节　环形核中性粒细胞的图片集

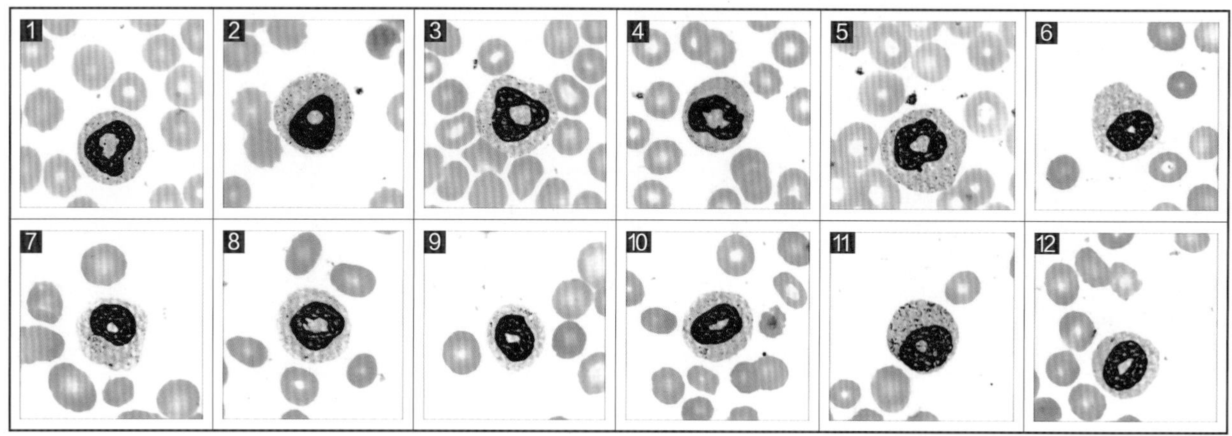

第十节　中性粒细胞中毒颗粒的图片集

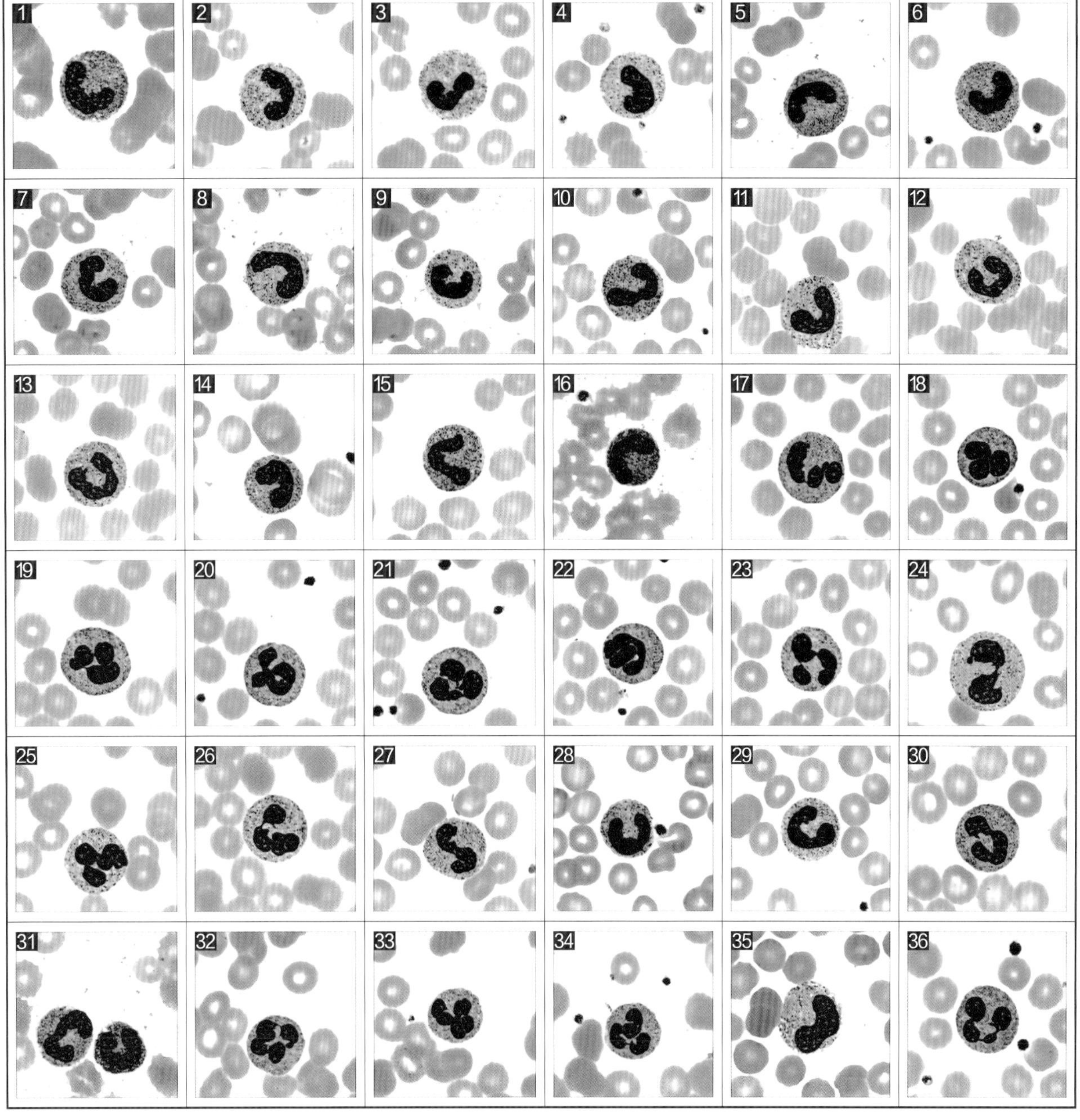

第十一节　中性粒细胞空泡形成的图片集

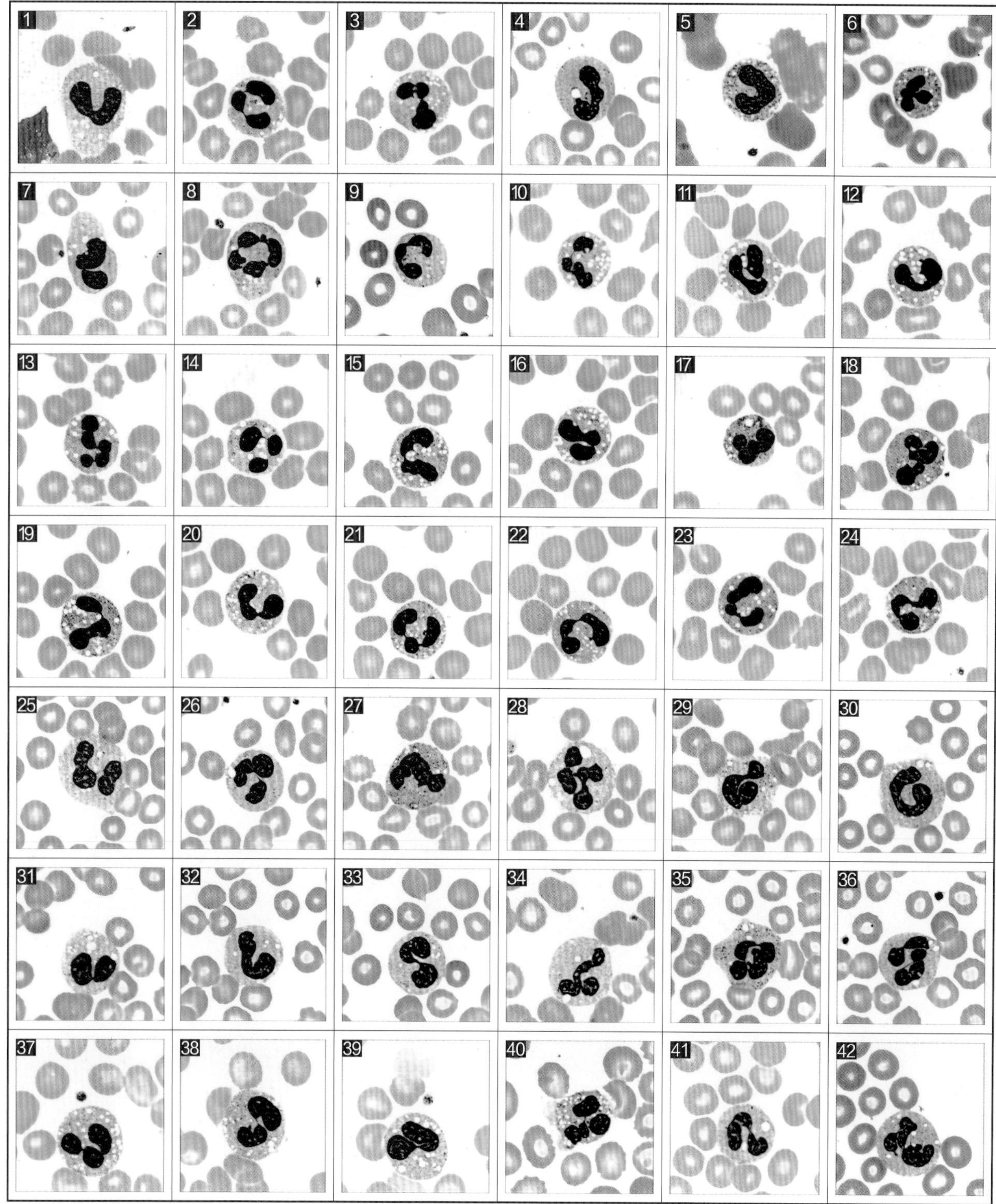

第十二节　中性粒细胞杜勒小体的图片集

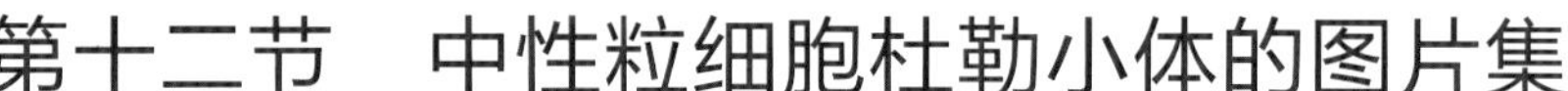

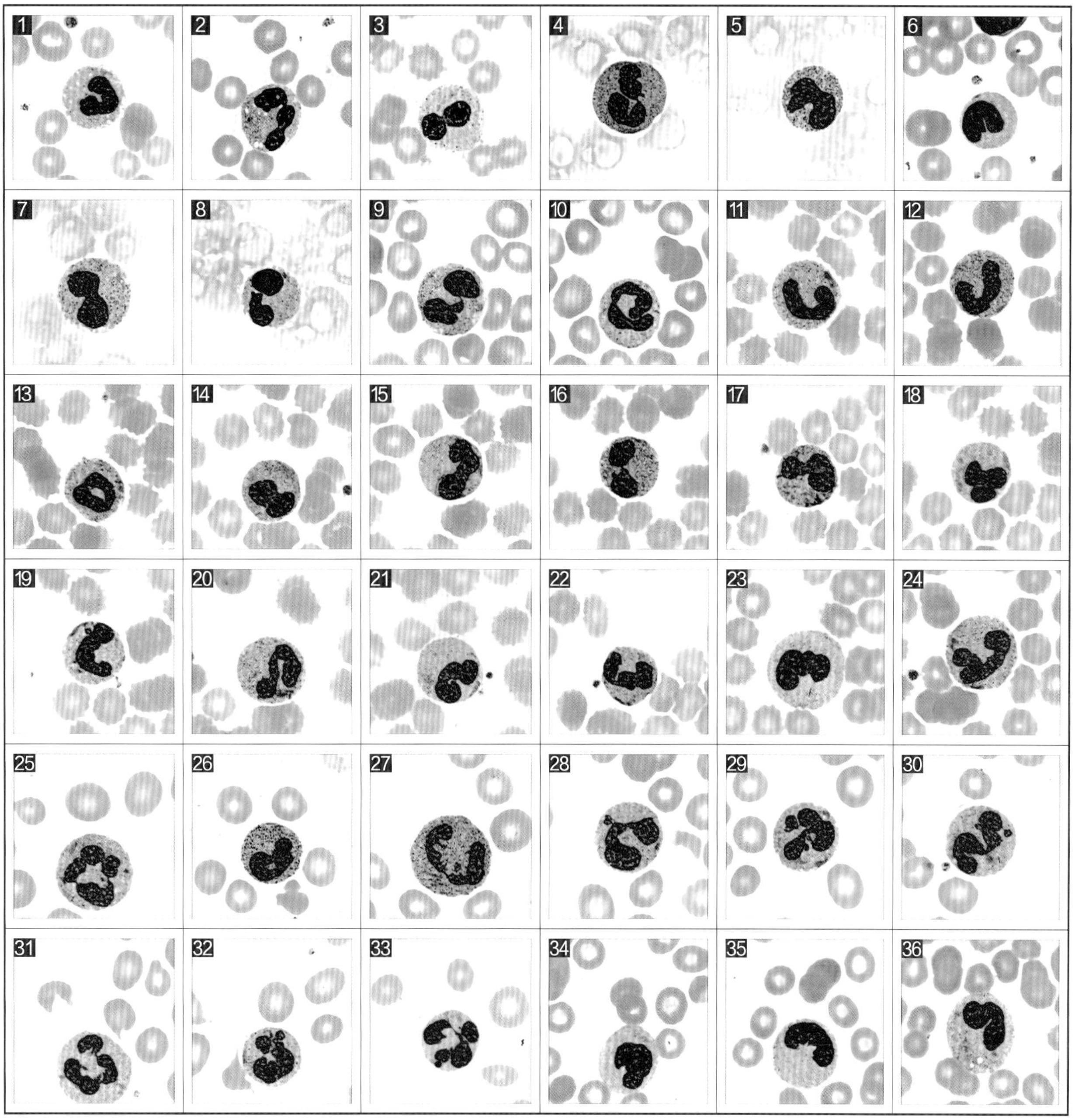

第十三节　Auer 小体的图片集

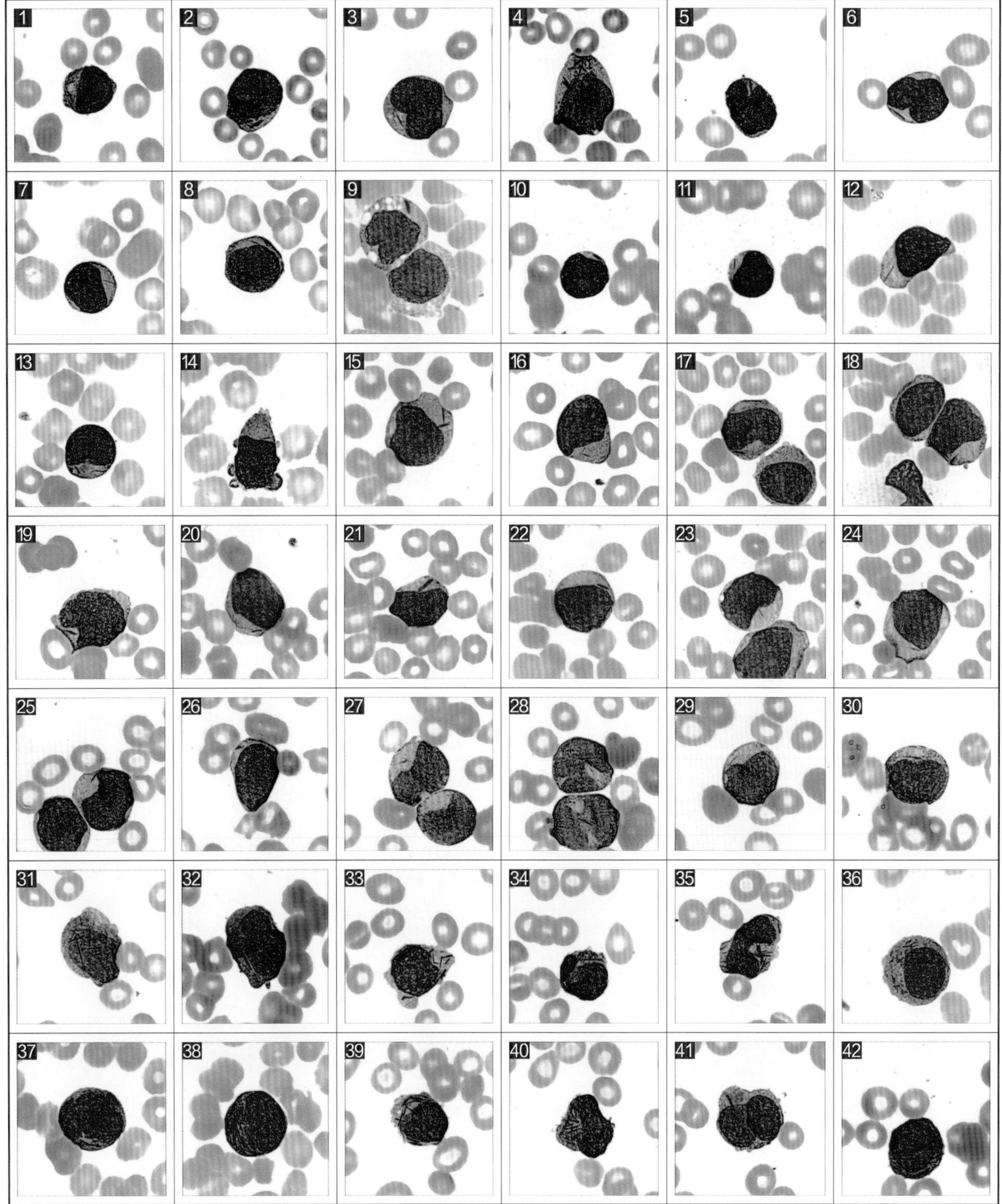

第十四节　鼓槌小体的图片集

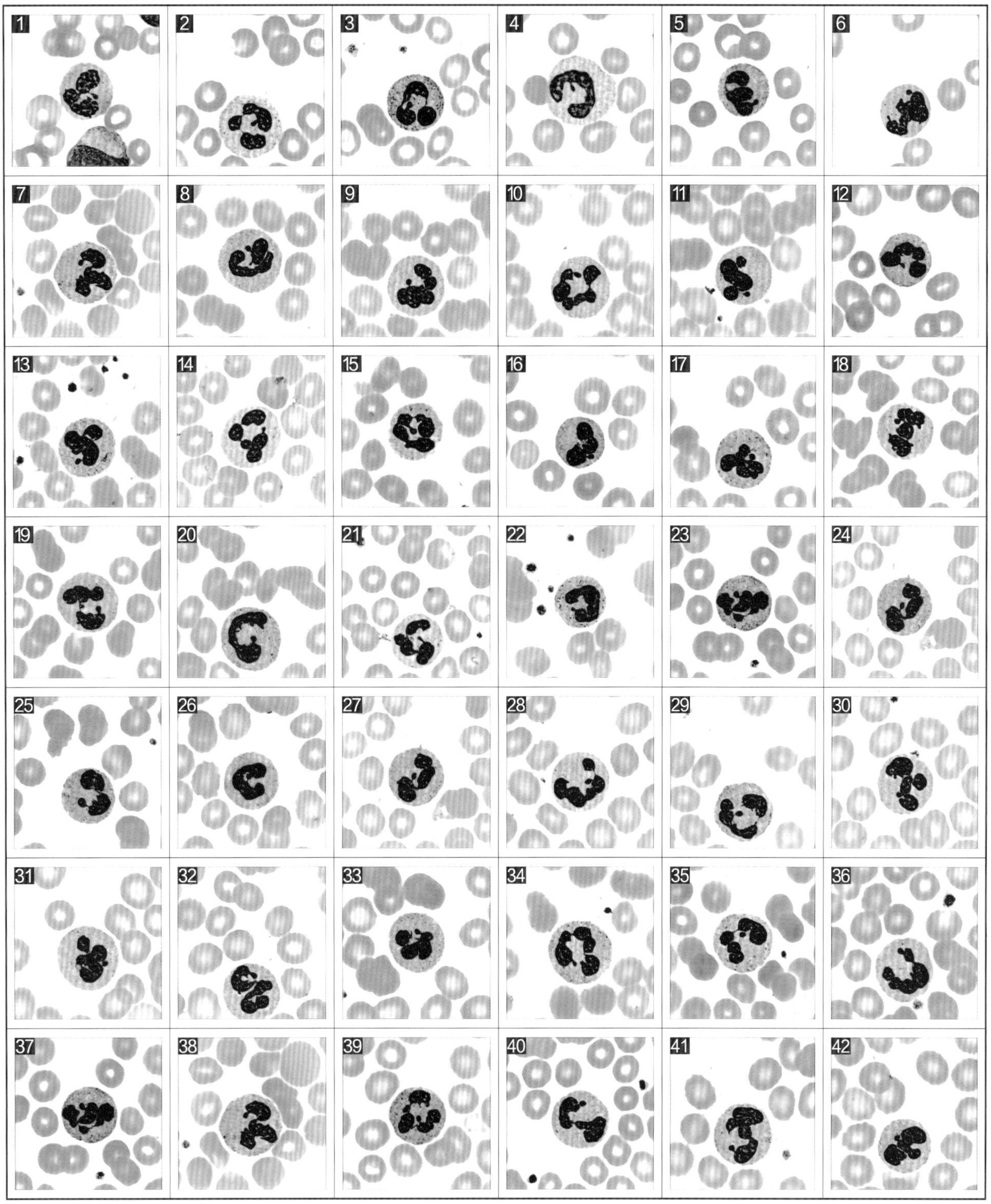

第十五节　淋巴细胞的图片集

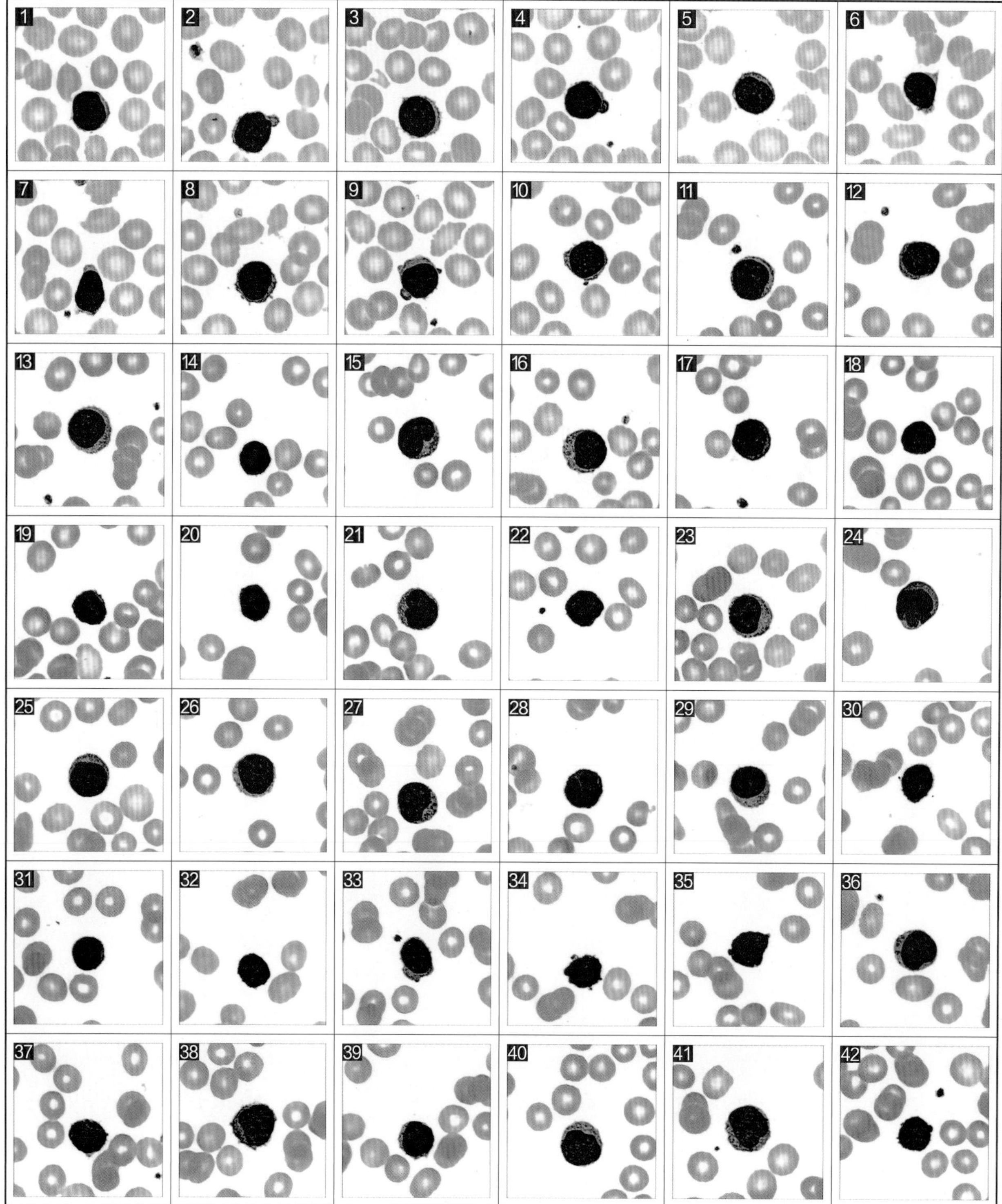

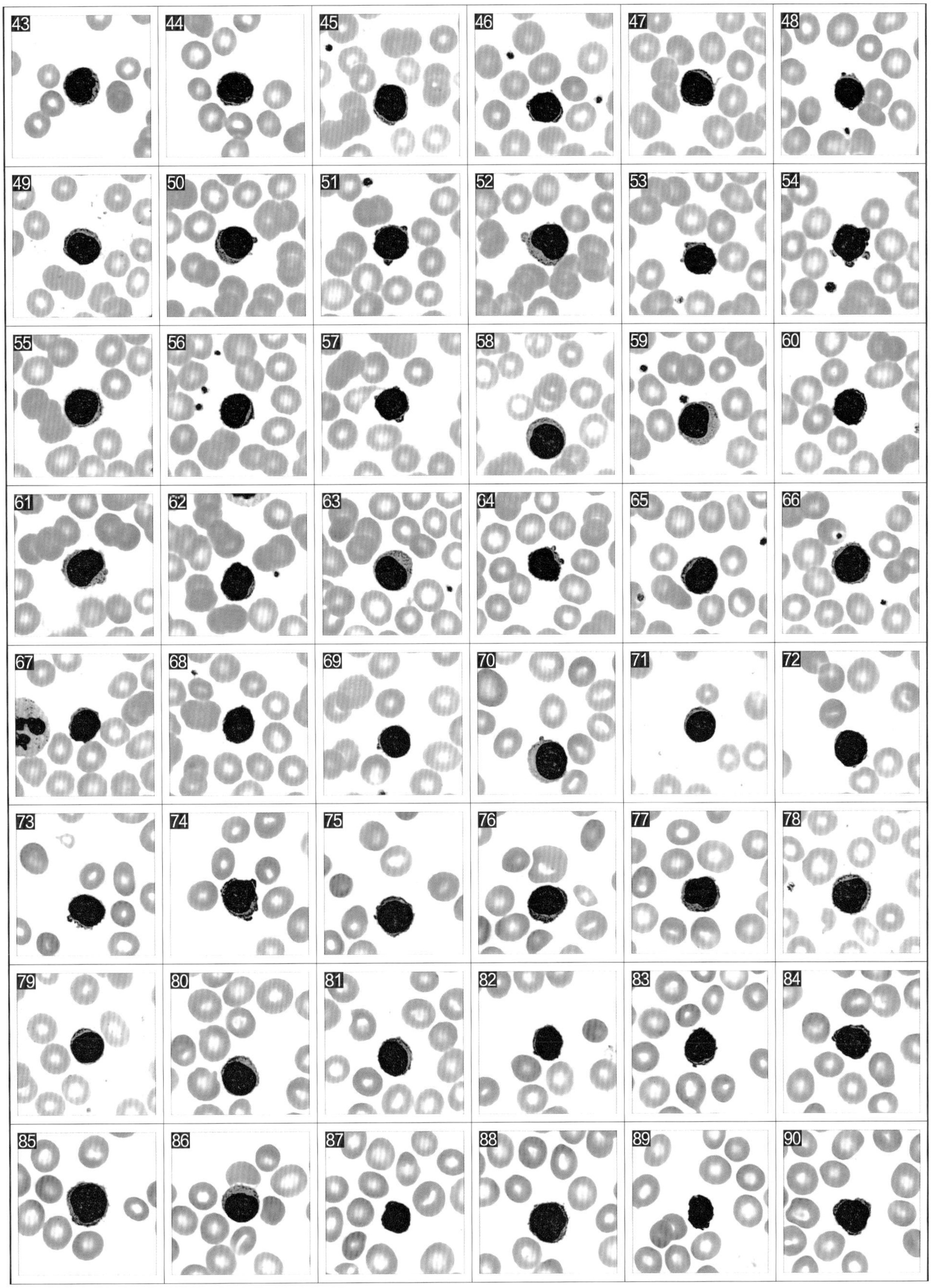

43	44	45	46	47	48
49	50	51	52	53	54
55	56	57	58	59	60
61	62	63	64	65	66
67	68	69	70	71	72
73	74	75	76	77	78
79	80	81	82	83	84
85	86	87	88	89	90

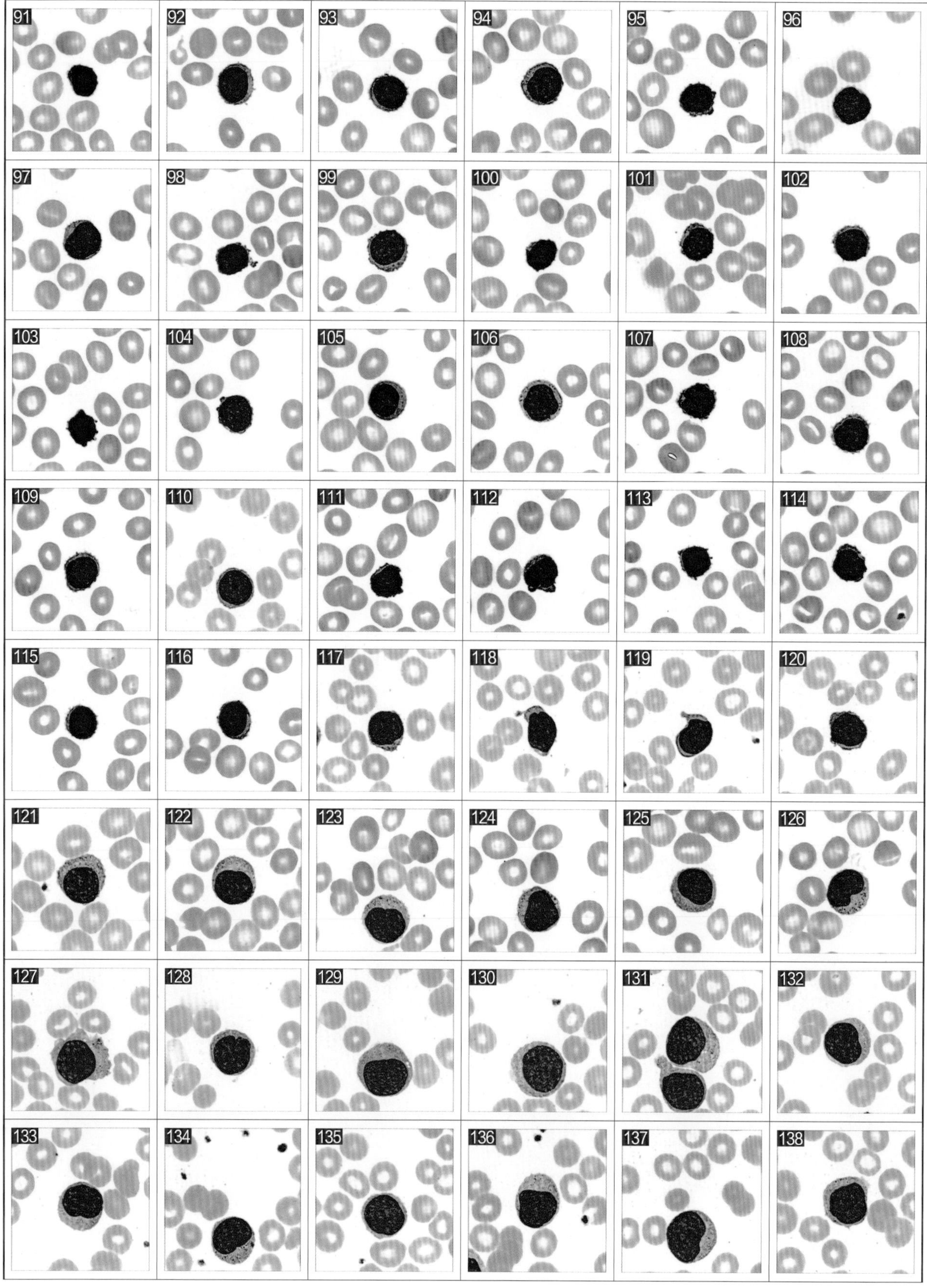
91 92 93 94 95 96
97 98 99 100 101 102
103 104 105 106 107 108
109 110 111 112 113 114
115 116 117 118 119 120
121 122 123 124 125 126
127 128 129 130 131 132
133 134 135 136 137 138

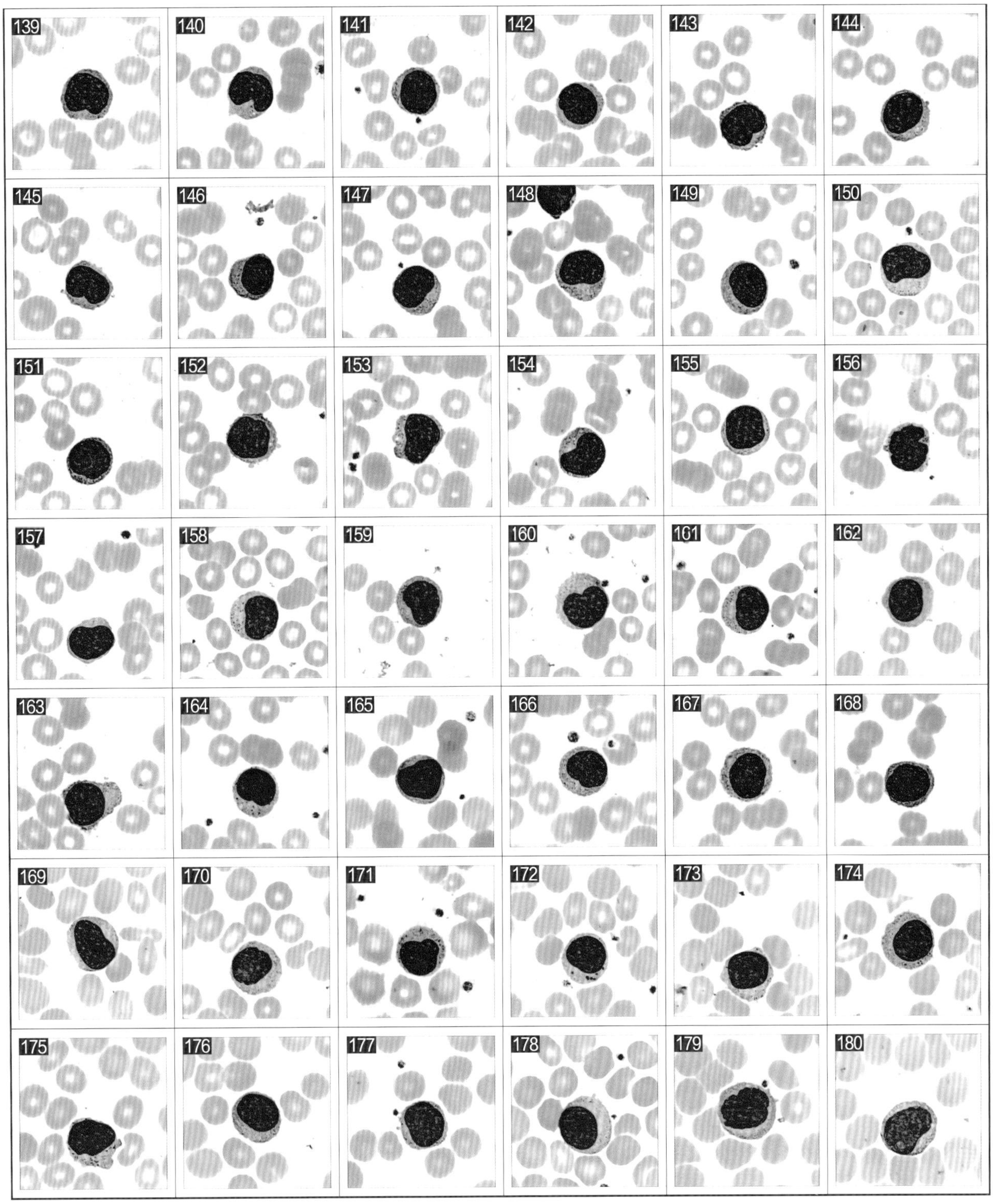

139	140	141	142	143	144
145	146	147	148	149	150
151	152	153	154	155	156
157	158	159	160	161	162
163	164	165	166	167	168
169	170	171	172	173	174
175	176	177	178	179	180

第十六节　异型淋巴细胞的图片集

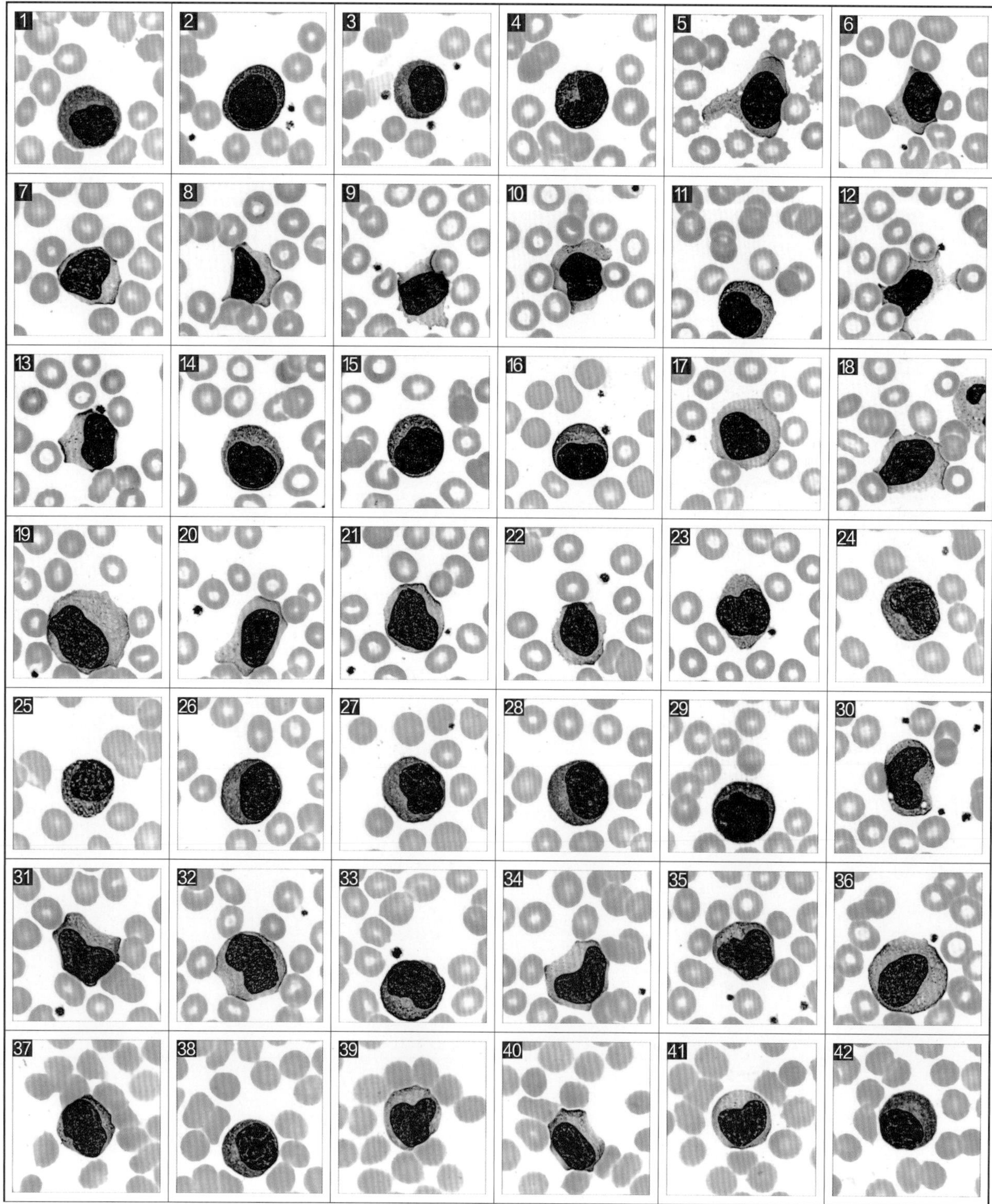

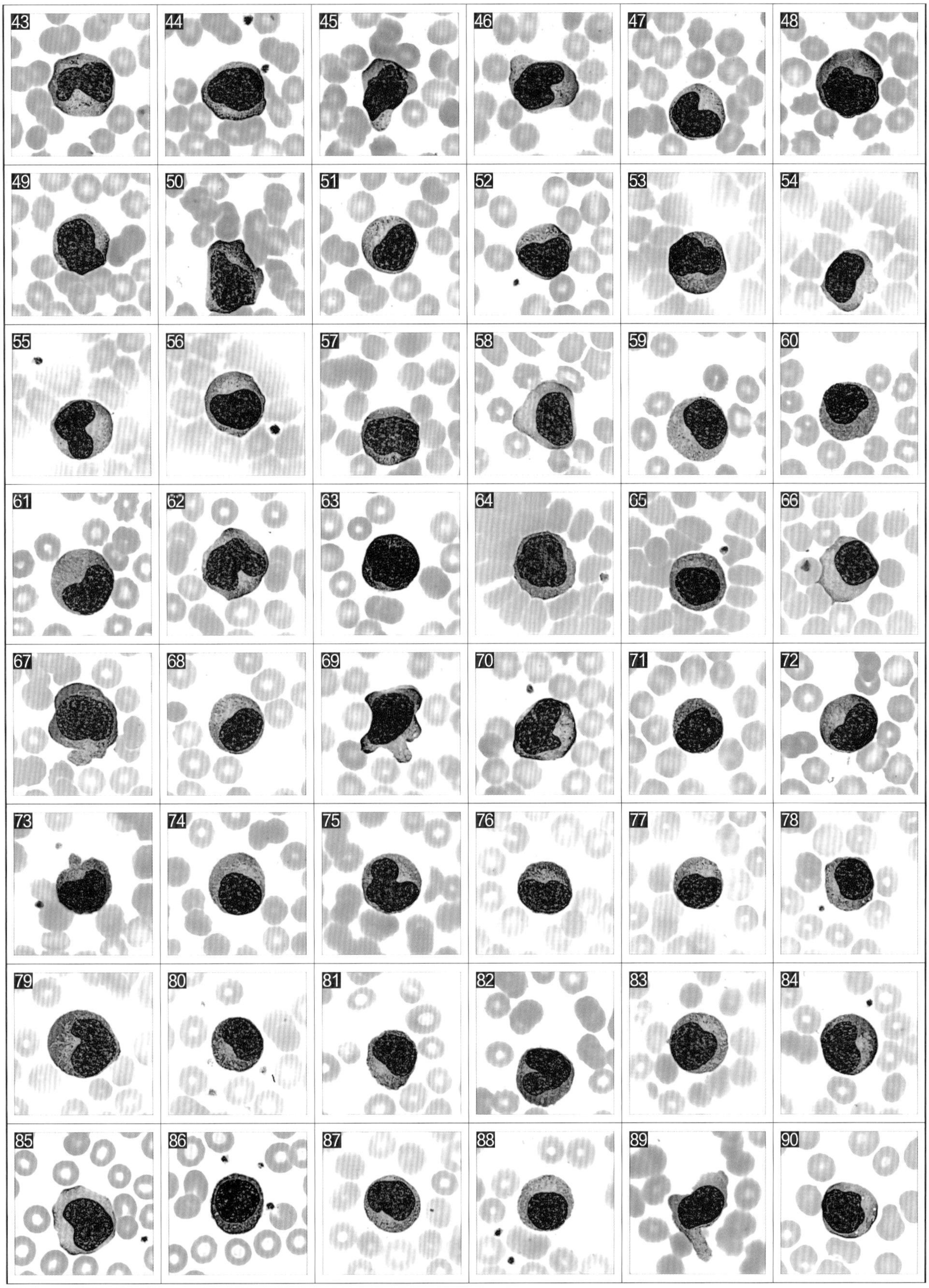

43 44 45 46 47 48

49 50 51 52 53 54

55 56 57 58 59 60

61 62 63 64 65 66

67 68 69 70 71 72

73 74 75 76 77 78

79 80 81 82 83 84

85 86 87 88 89 90

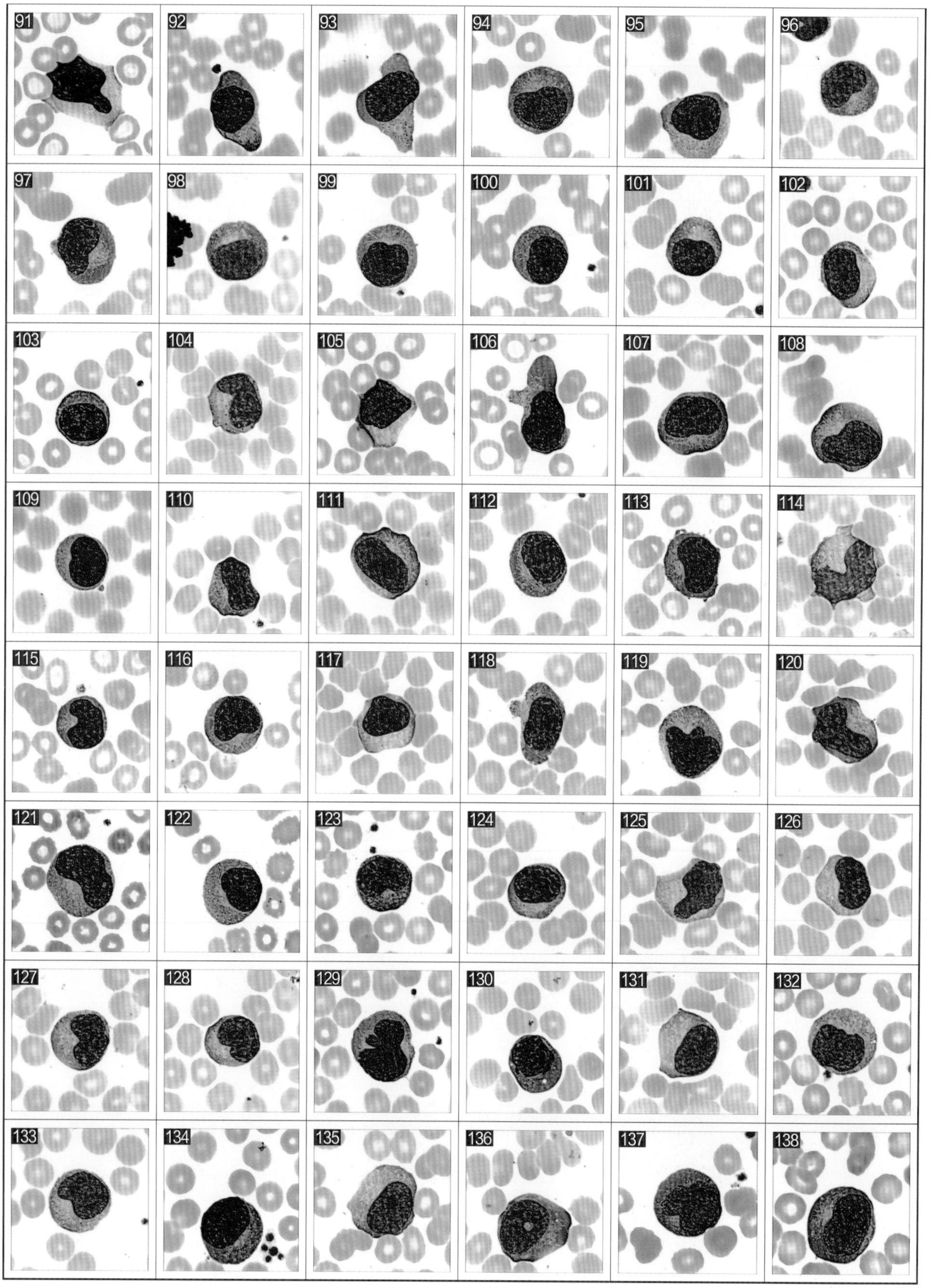

91	92	93	94	95	96
97	98	99	100	101	102
103	104	105	106	107	108
109	110	111	112	113	114
115	116	117	118	119	120
121	122	123	124	125	126
127	128	129	130	131	132
133	134	135	136	137	138

第十七节　异常淋巴细胞的图片集

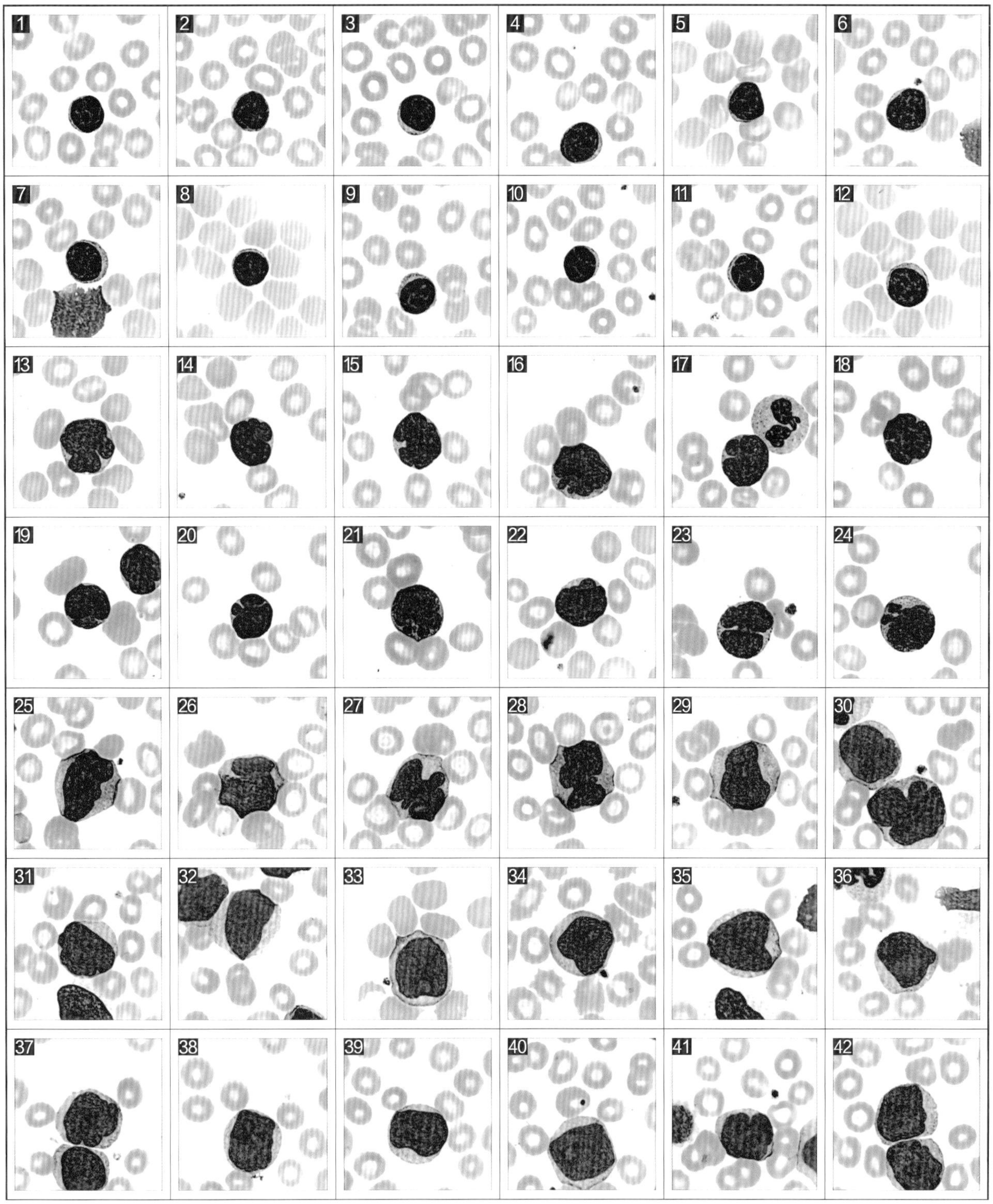

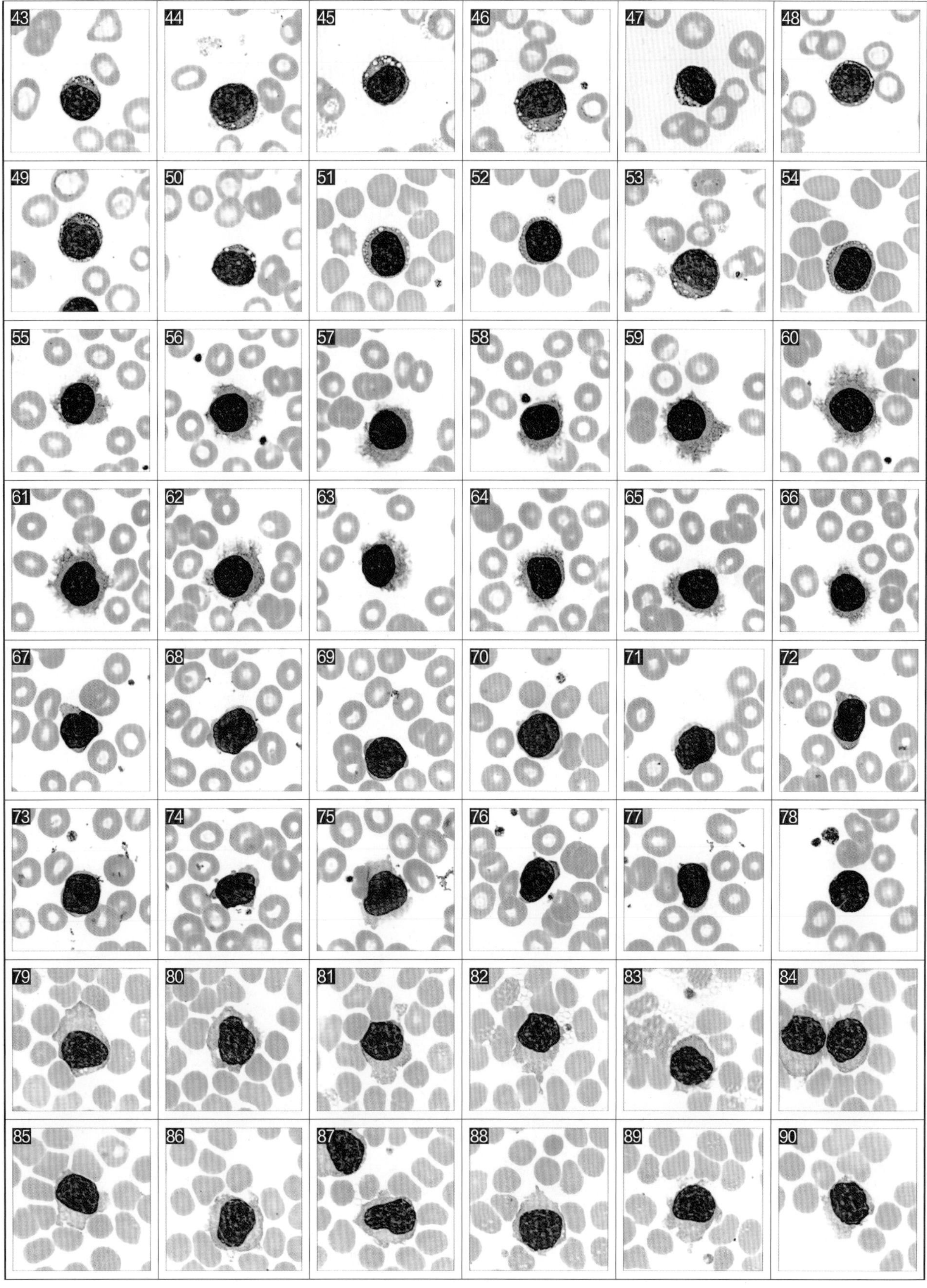
43
44
45
46
47
48
49
50
51
52
53
54
55
56
57
58
59
60
61
62
63
64
65
66
67
68
69
70
71
72
73
74
75
76
77
78
79
80
81
82
83
84
85
86
87
88
89
90

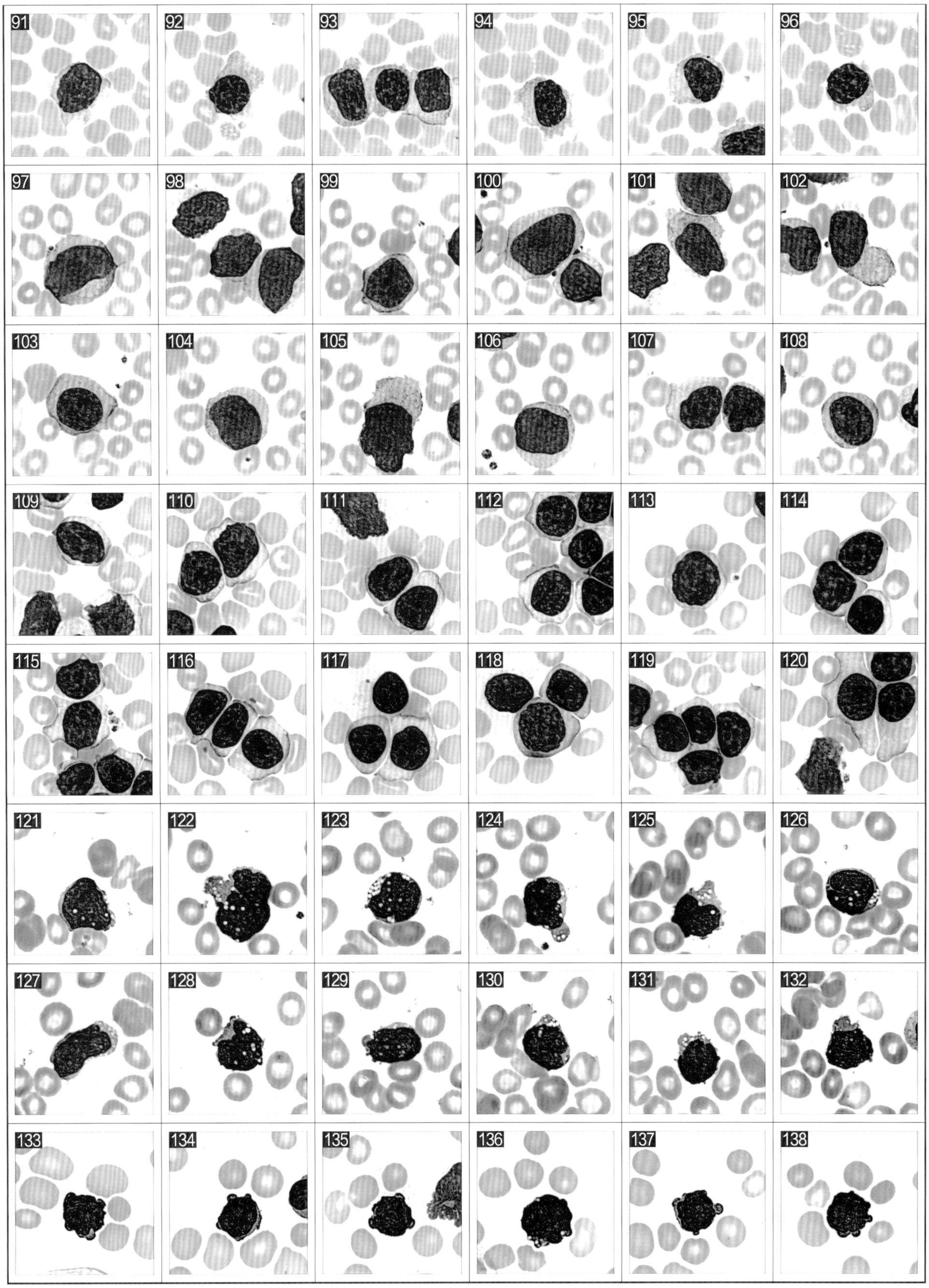

91 92 93 94 95 96
97 98 99 100 101 102
103 104 105 106 107 108
109 110 111 112 113 114
115 116 117 118 119 120
121 122 123 124 125 126
127 128 129 130 131 132
133 134 135 136 137 138

第十八节　单核细胞的图片集

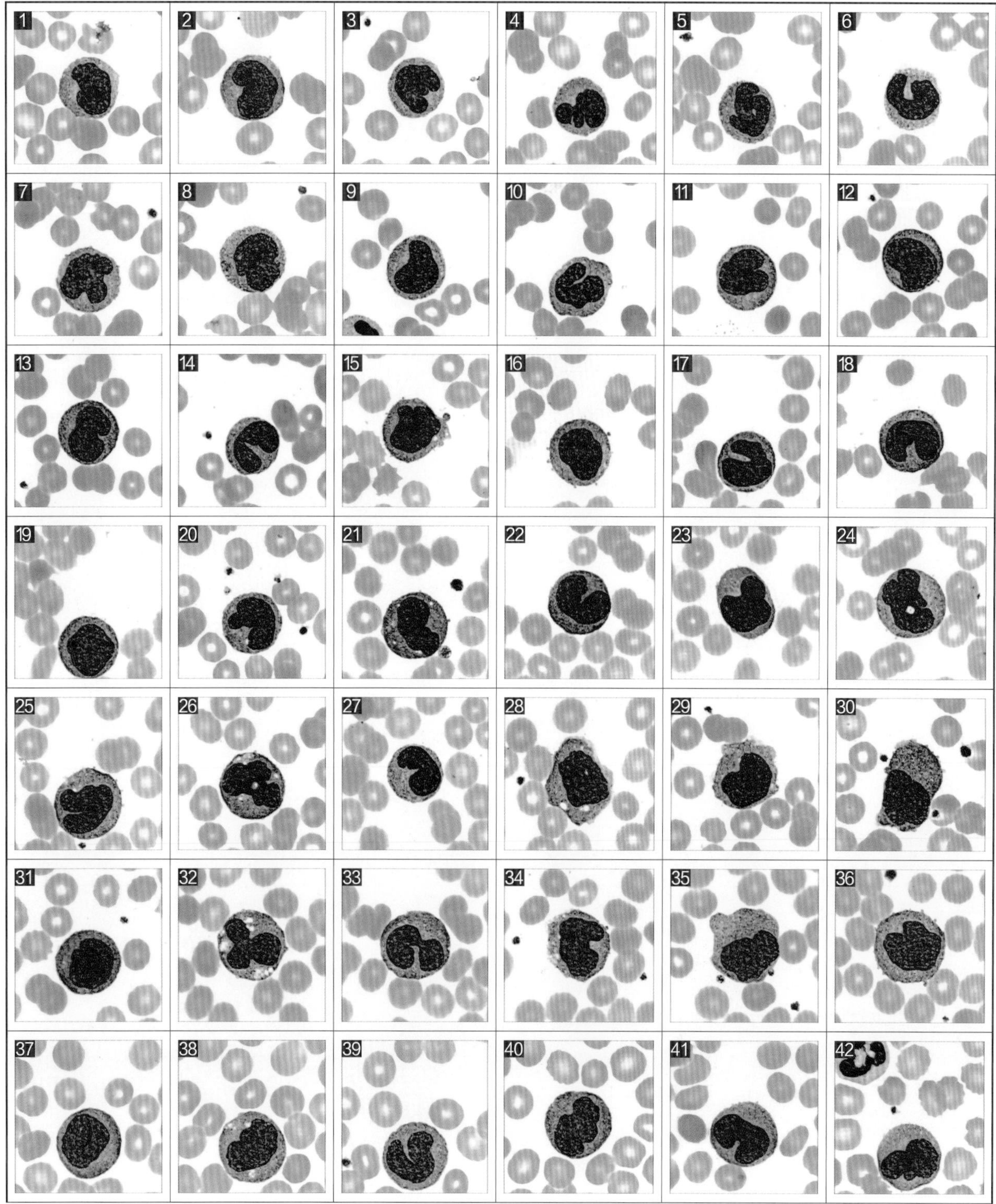

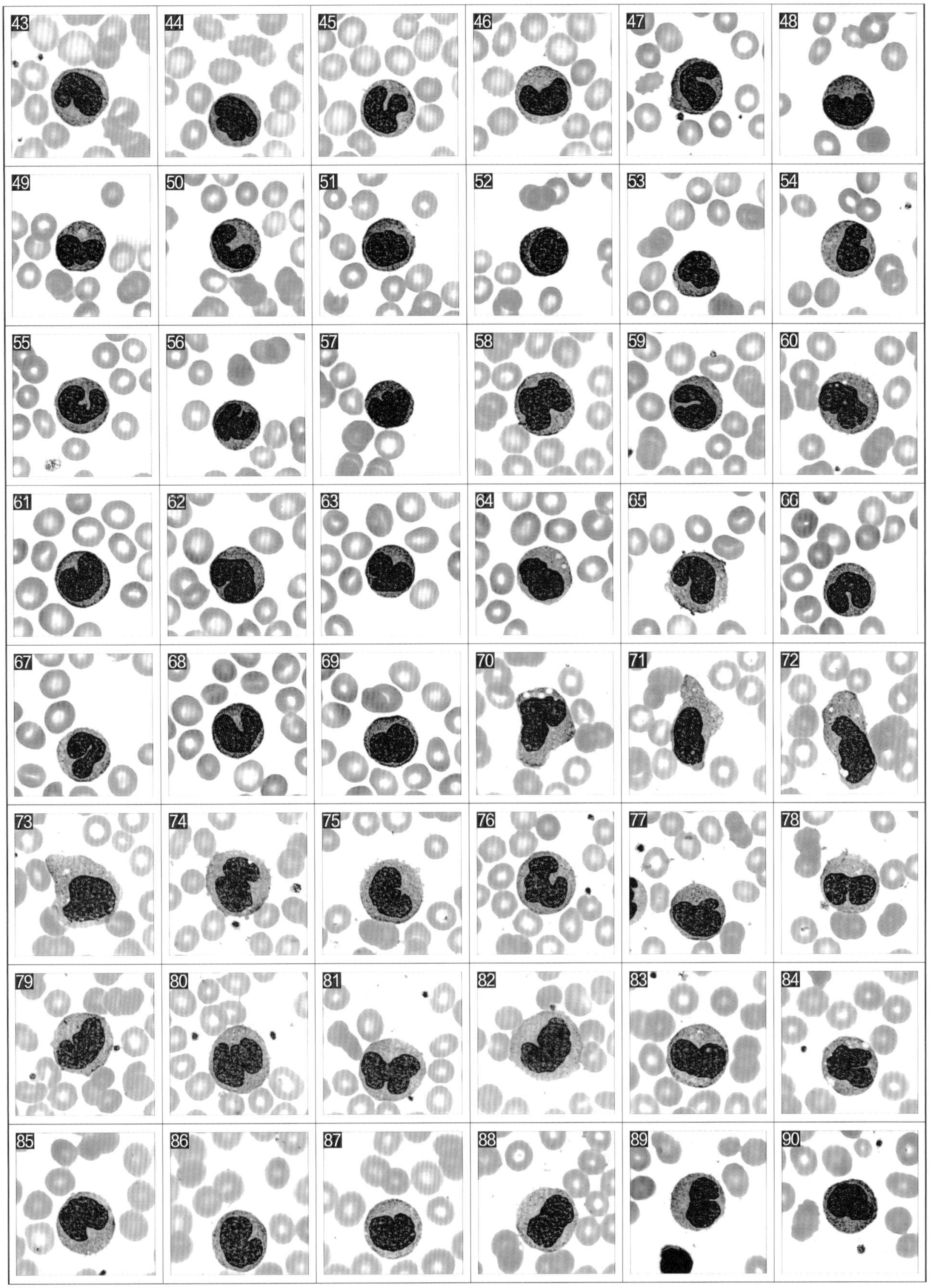

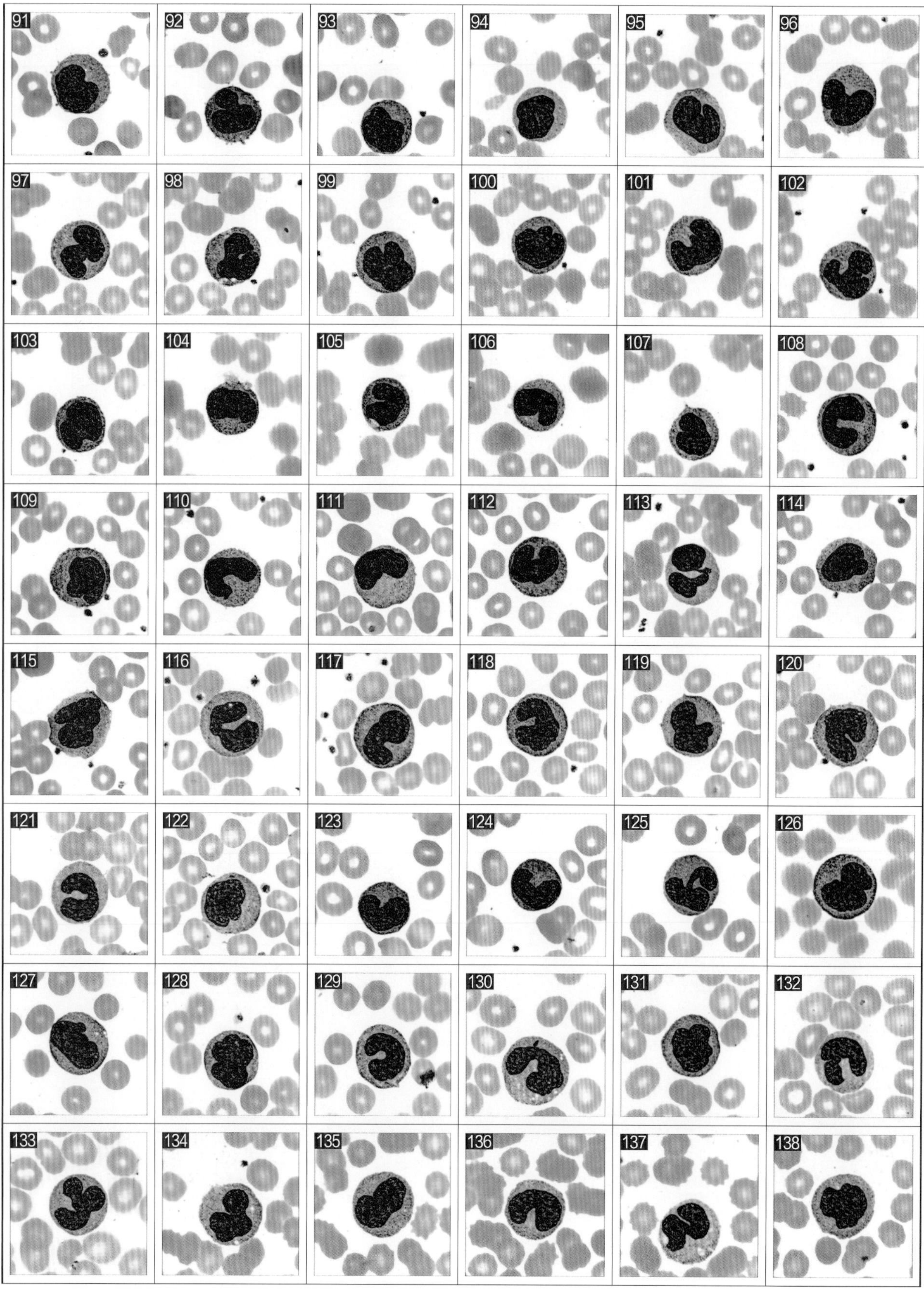
91
92
93
94
95
96
97
98
99
100
101
102
103
104
105
106
107
108
109
110
111
112
113
114
115
116
117
118
119
120
121
122
123
124
125
126
127
128
129
130
131
132
133
134
135
136
137
138

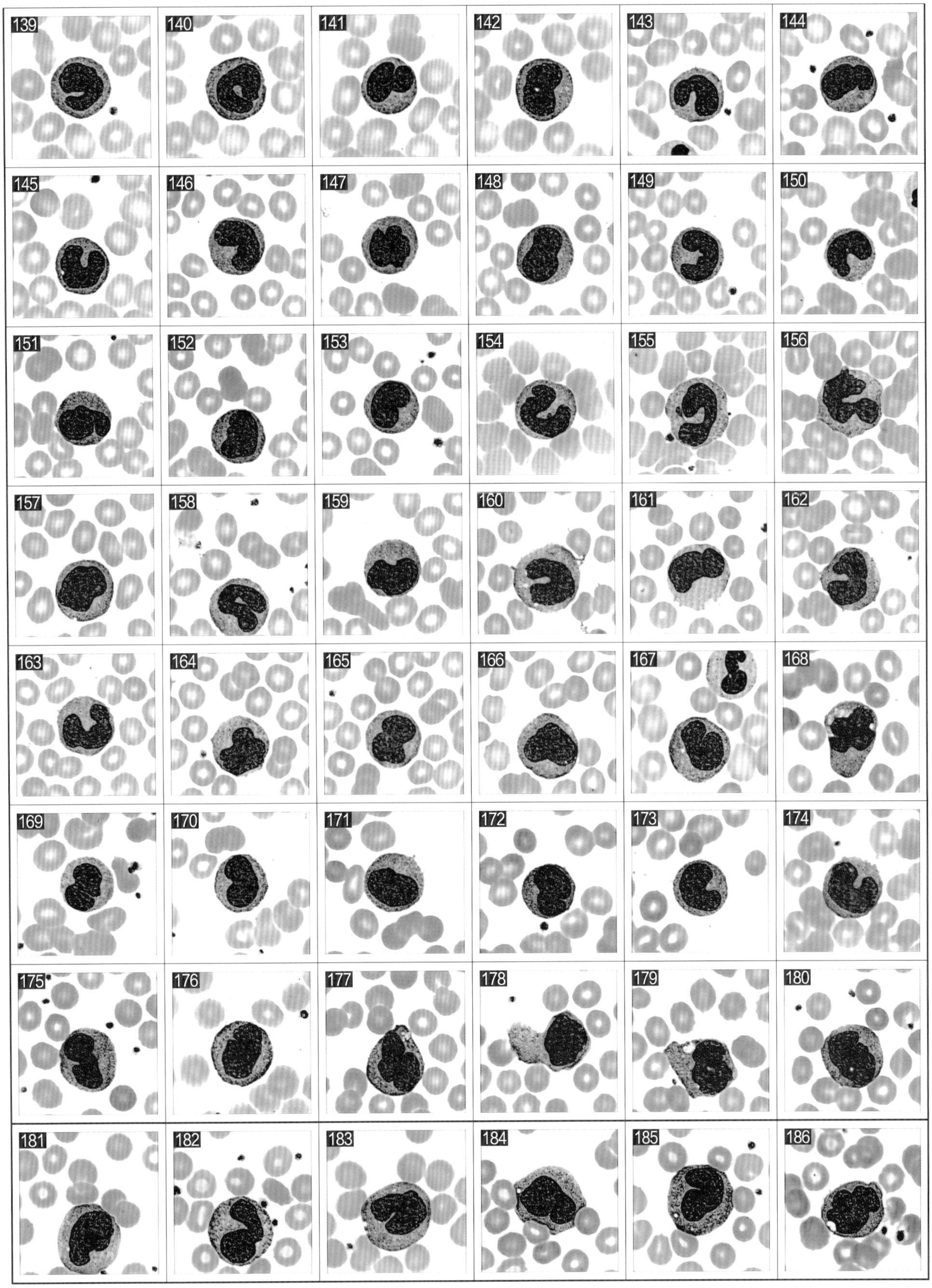

139	140	141	142	143	144
145	146	147	148	149	150
151	152	153	154	155	156
157	158	159	160	161	162
163	164	165	166	167	168
169	170	171	172	173	174
175	176	177	178	179	180
181	182	183	184	185	186

第十九节　幼稚单核细胞的图片集

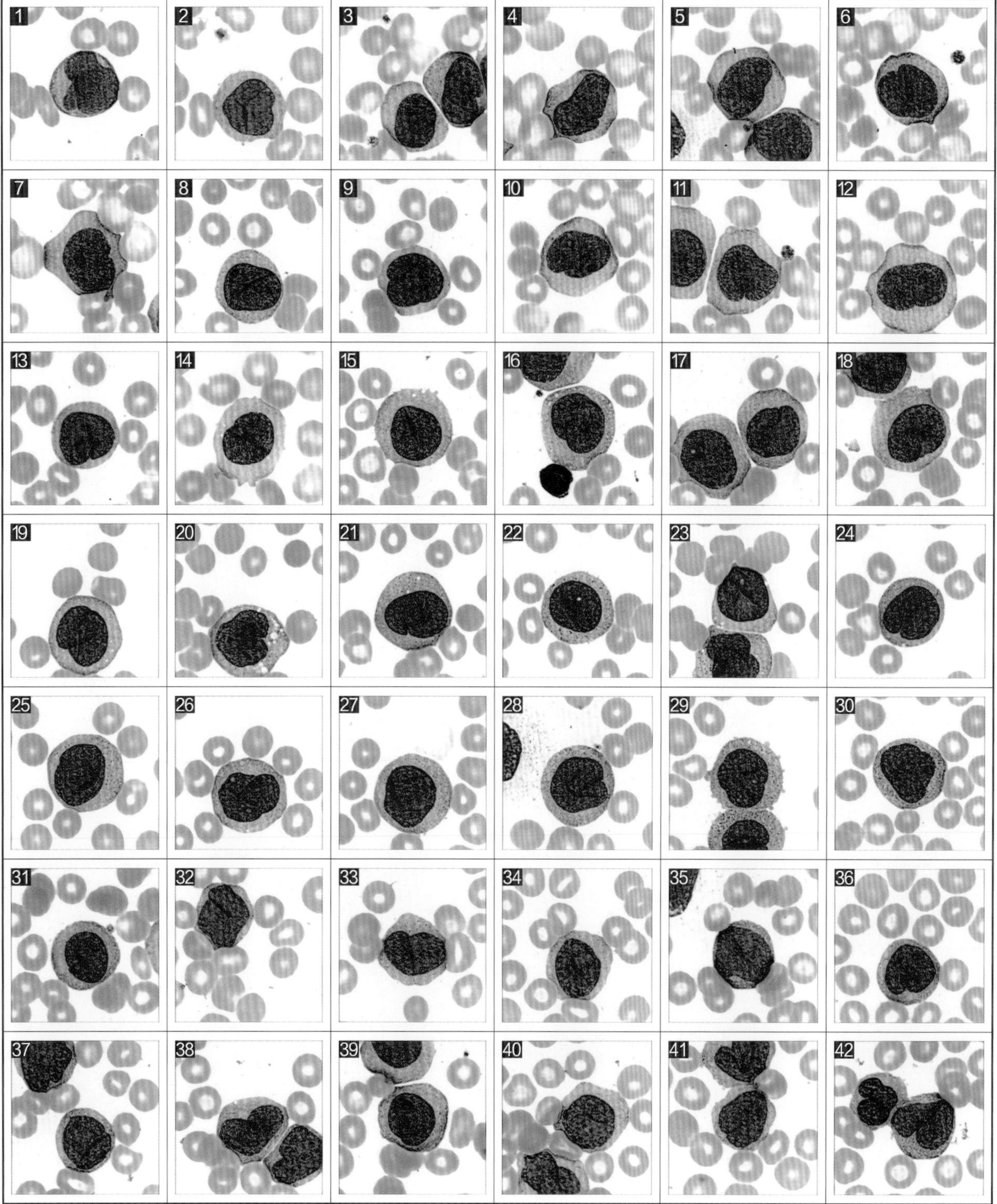

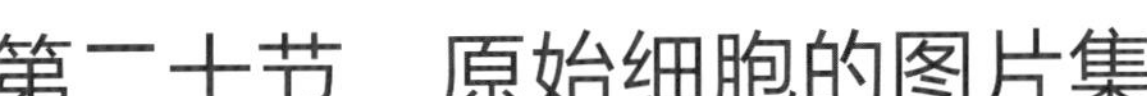

第二十节　原始细胞的图片集

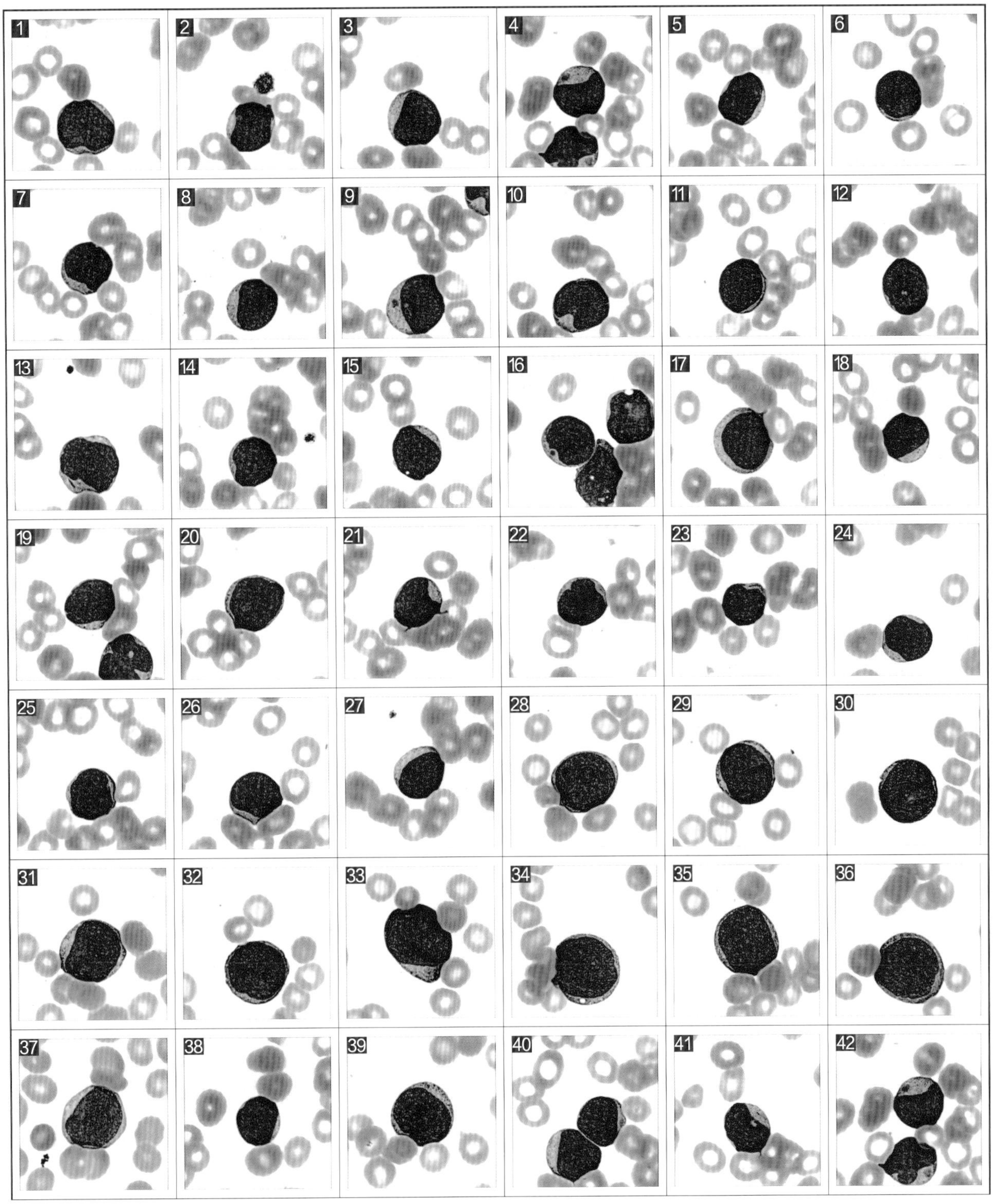

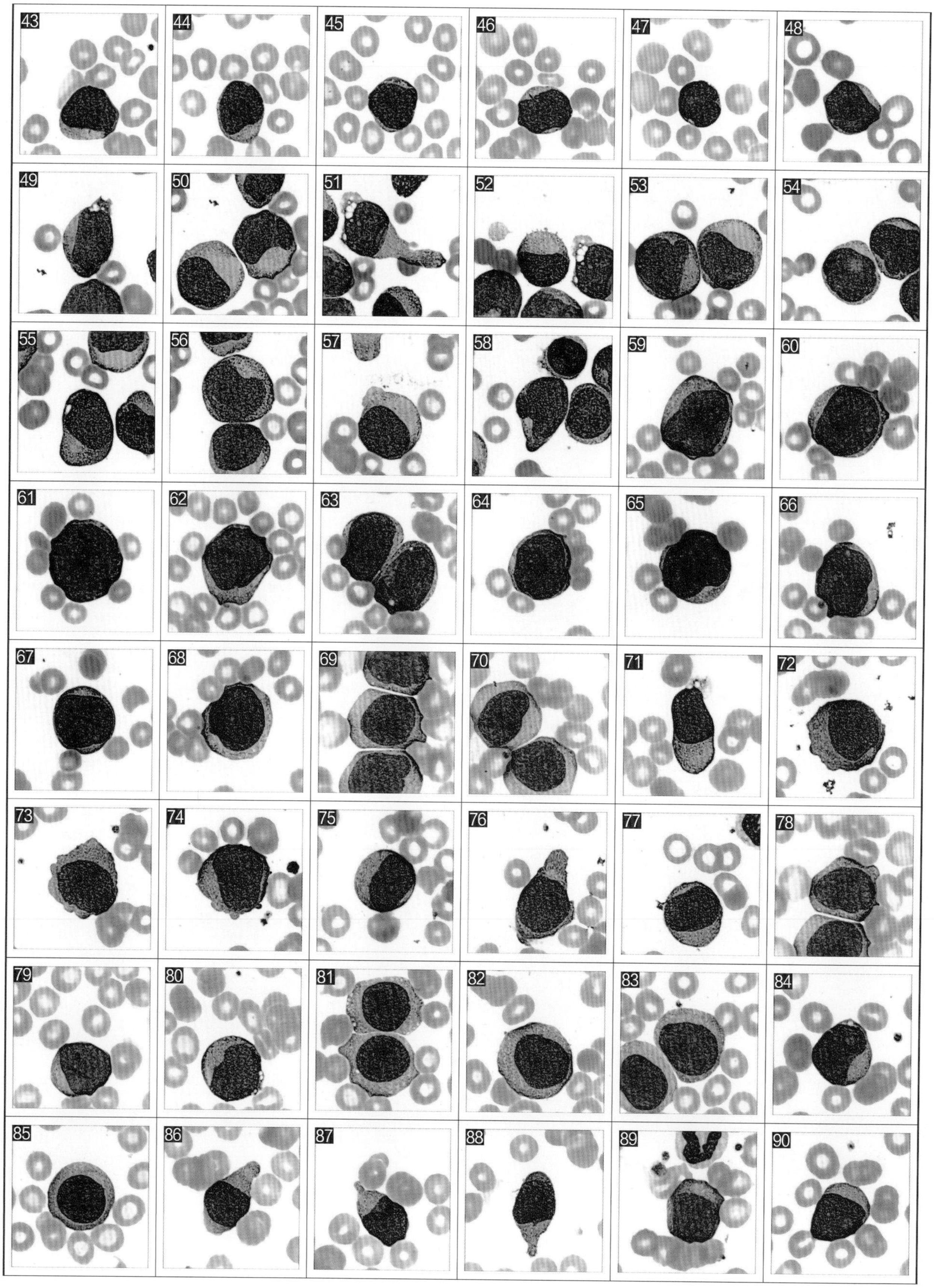

43	44	45	46	47	48
49	50	51	52	53	54
55	56	57	58	59	60
61	62	63	64	65	66
67	68	69	70	71	72
73	74	75	76	77	78
79	80	81	82	83	84
85	86	87	88	89	90

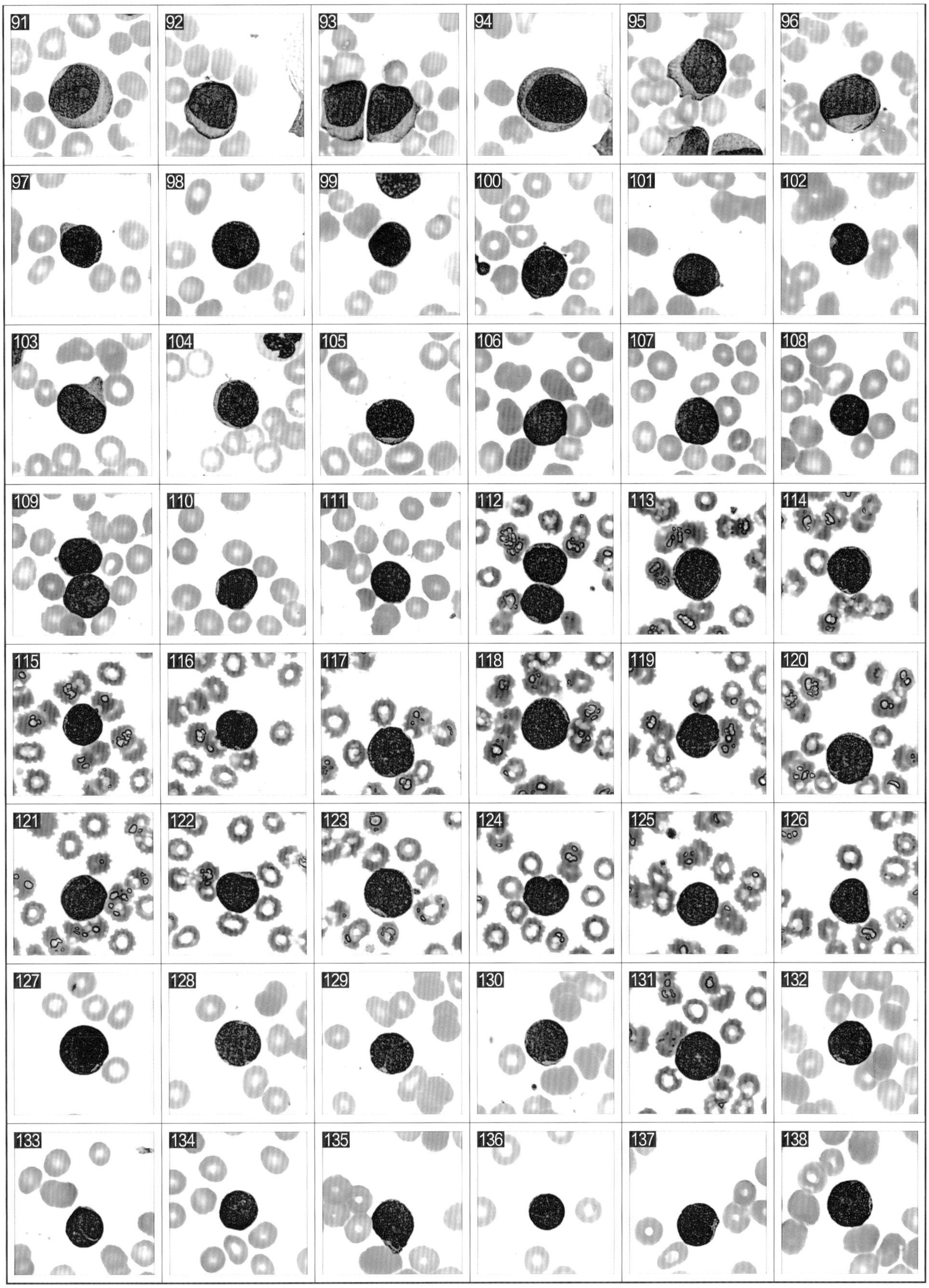

91	92	93	94	95	96
97	98	99	100	101	102
103	104	105	106	107	108
109	110	111	112	113	114
115	116	117	118	119	120
121	122	123	124	125	126
127	128	129	130	131	132
133	134	135	136	137	138

第二十一节　浆细胞的图片集

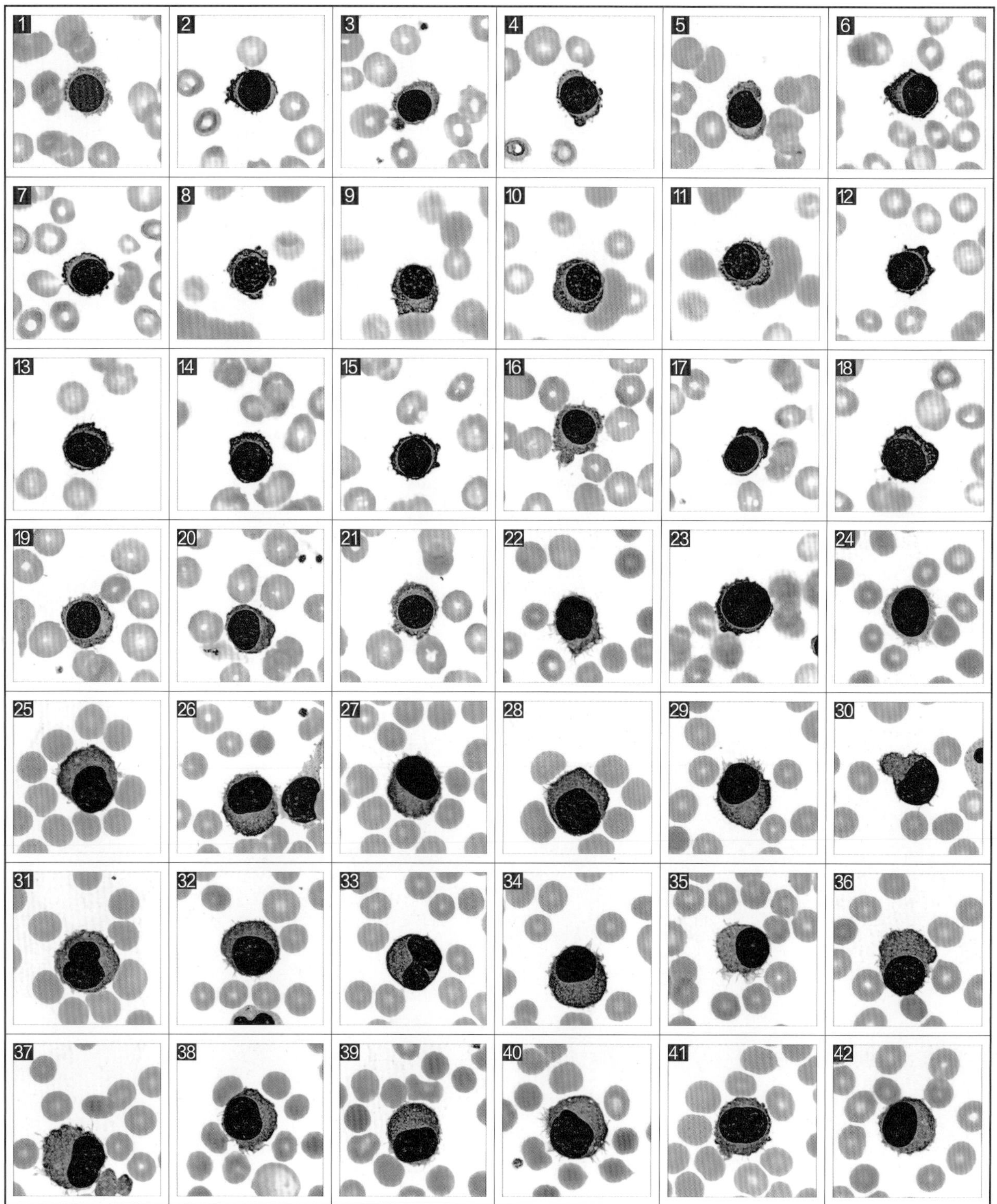

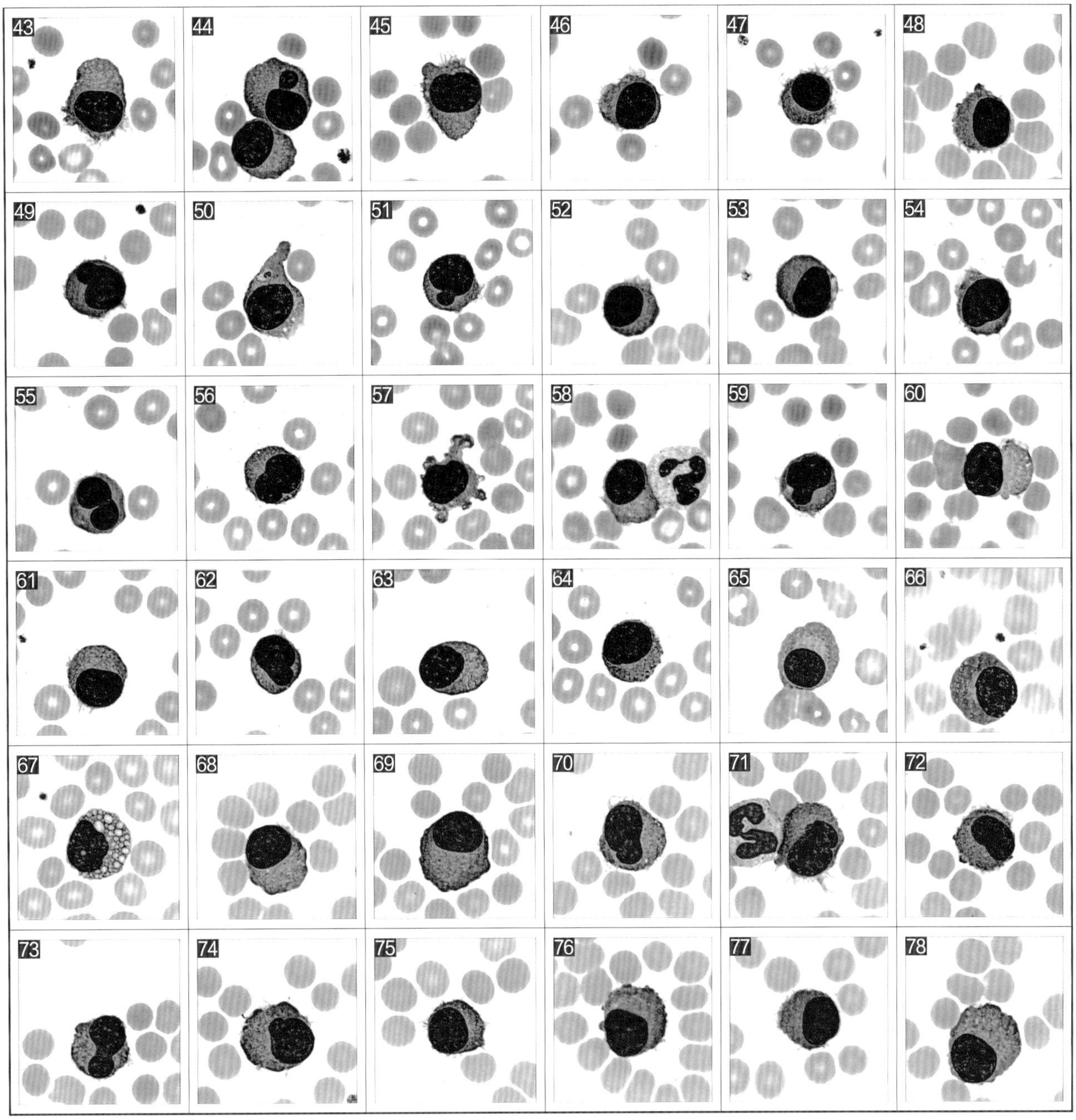

第二十二节　涂抹细胞的图片集

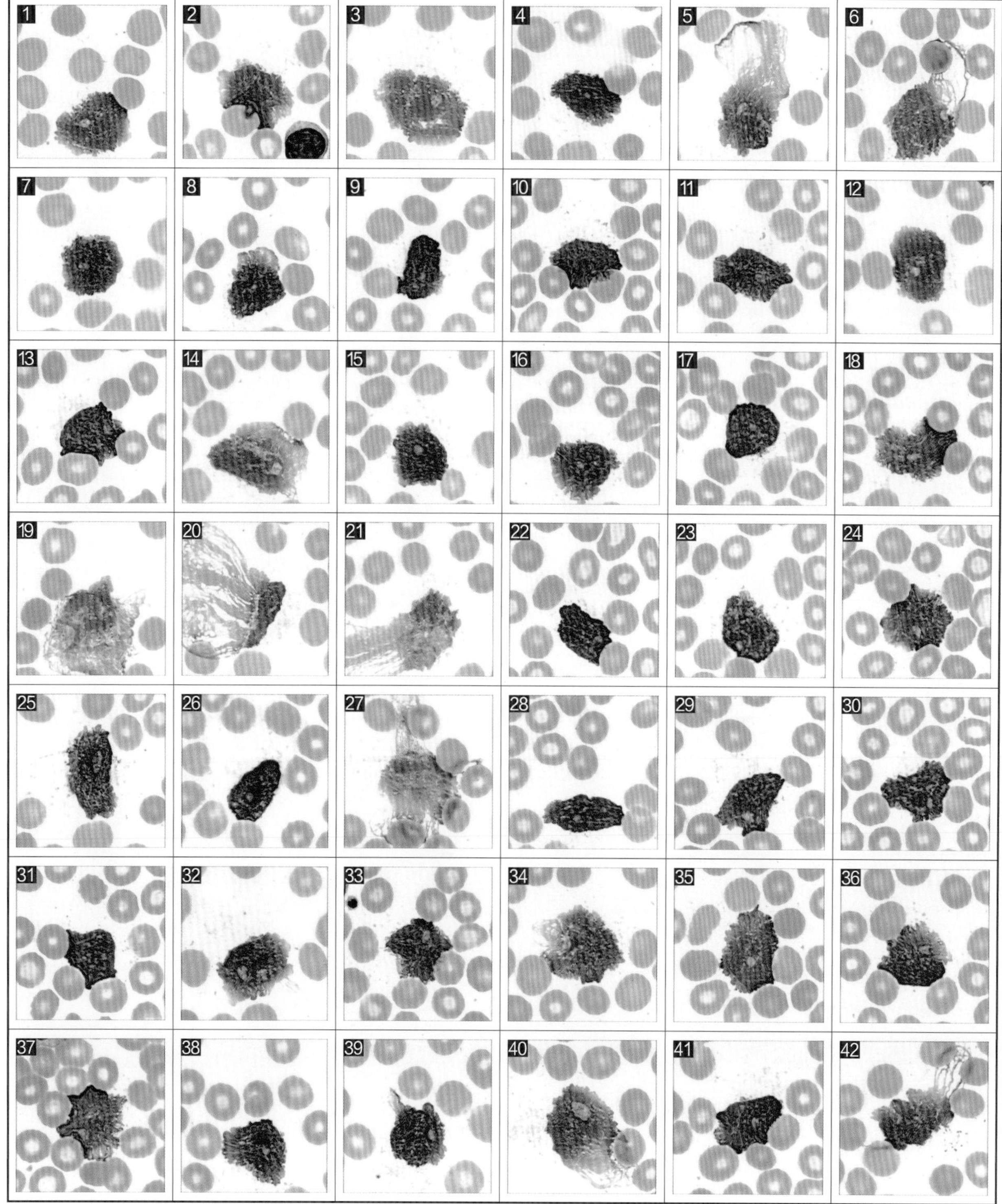

第二十三节 凋亡细胞的图片集

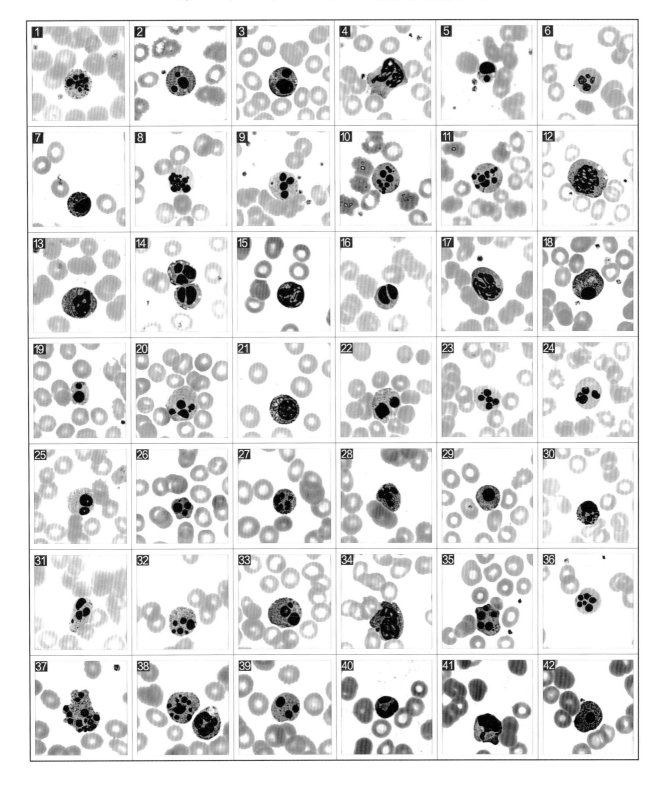

第二章　外周血红细胞图片集

第一节　有核红细胞的图片集

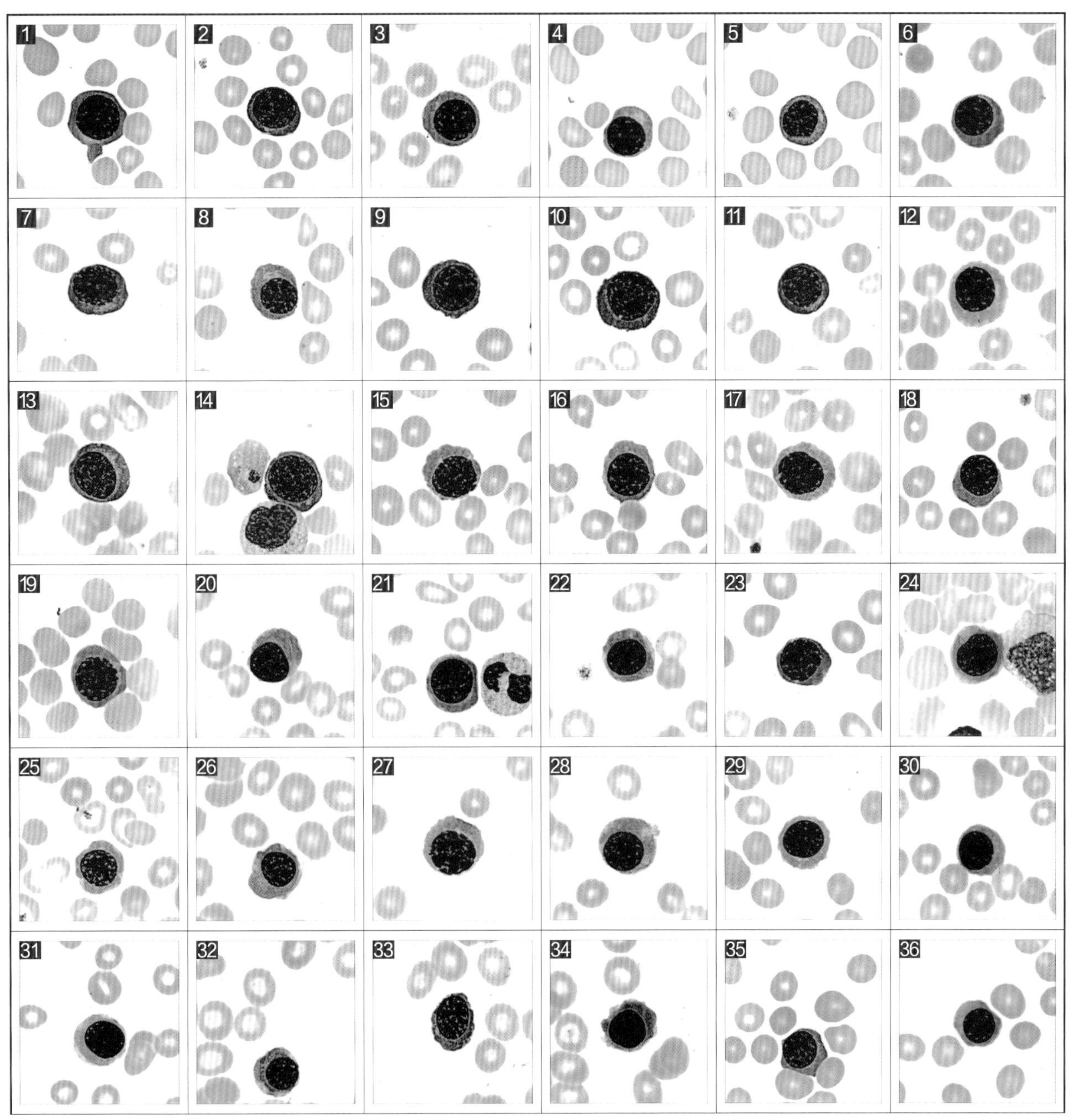

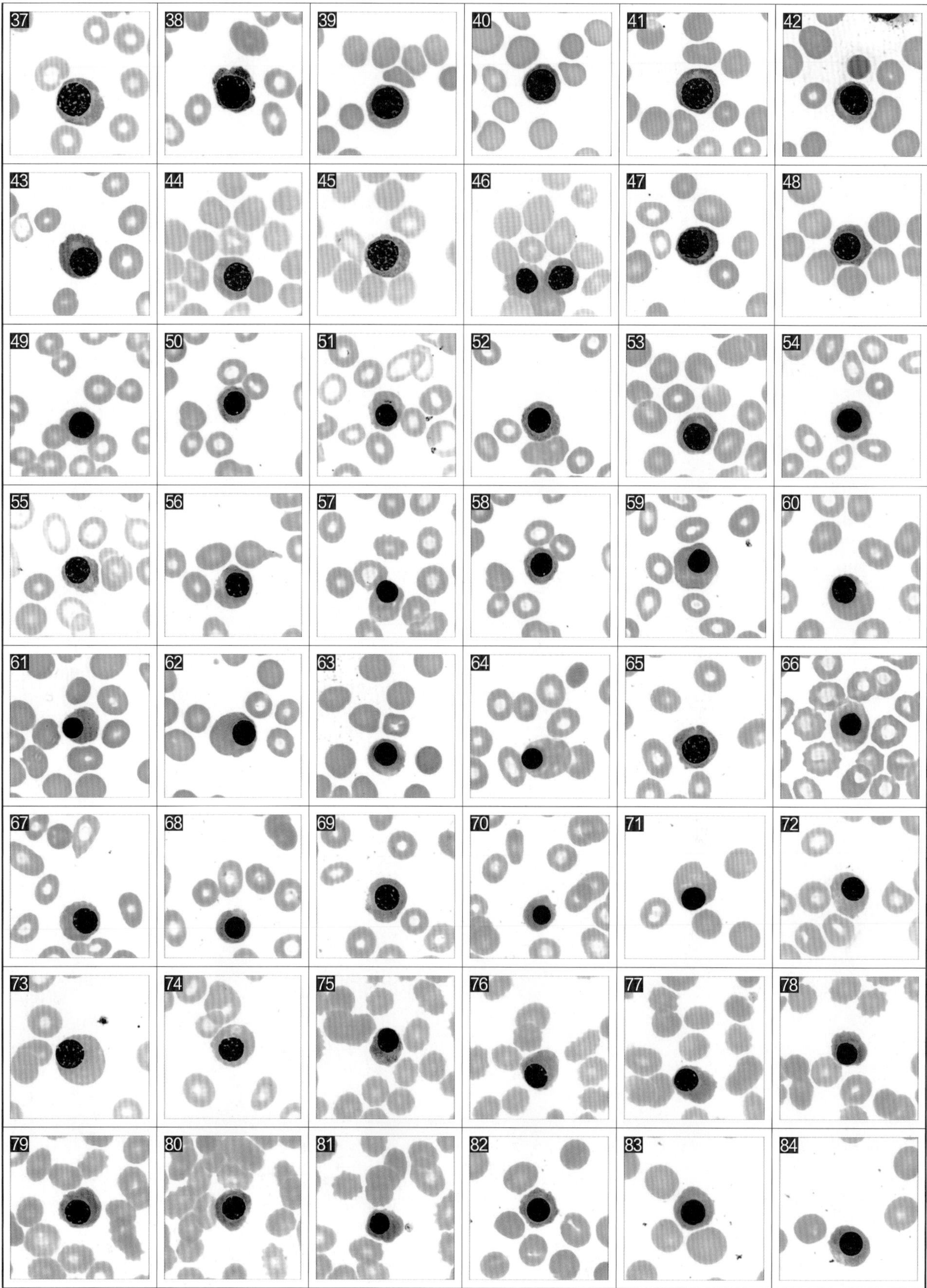
37
38
39
40
41
42
43
44
45
46
47
48
49
50
51
52
53
54
55
56
57
58
59
60
61
62
63
64
65
66
67
68
69
70
71
72
73
74
75
76
77
78
79
80
81
82
83
84

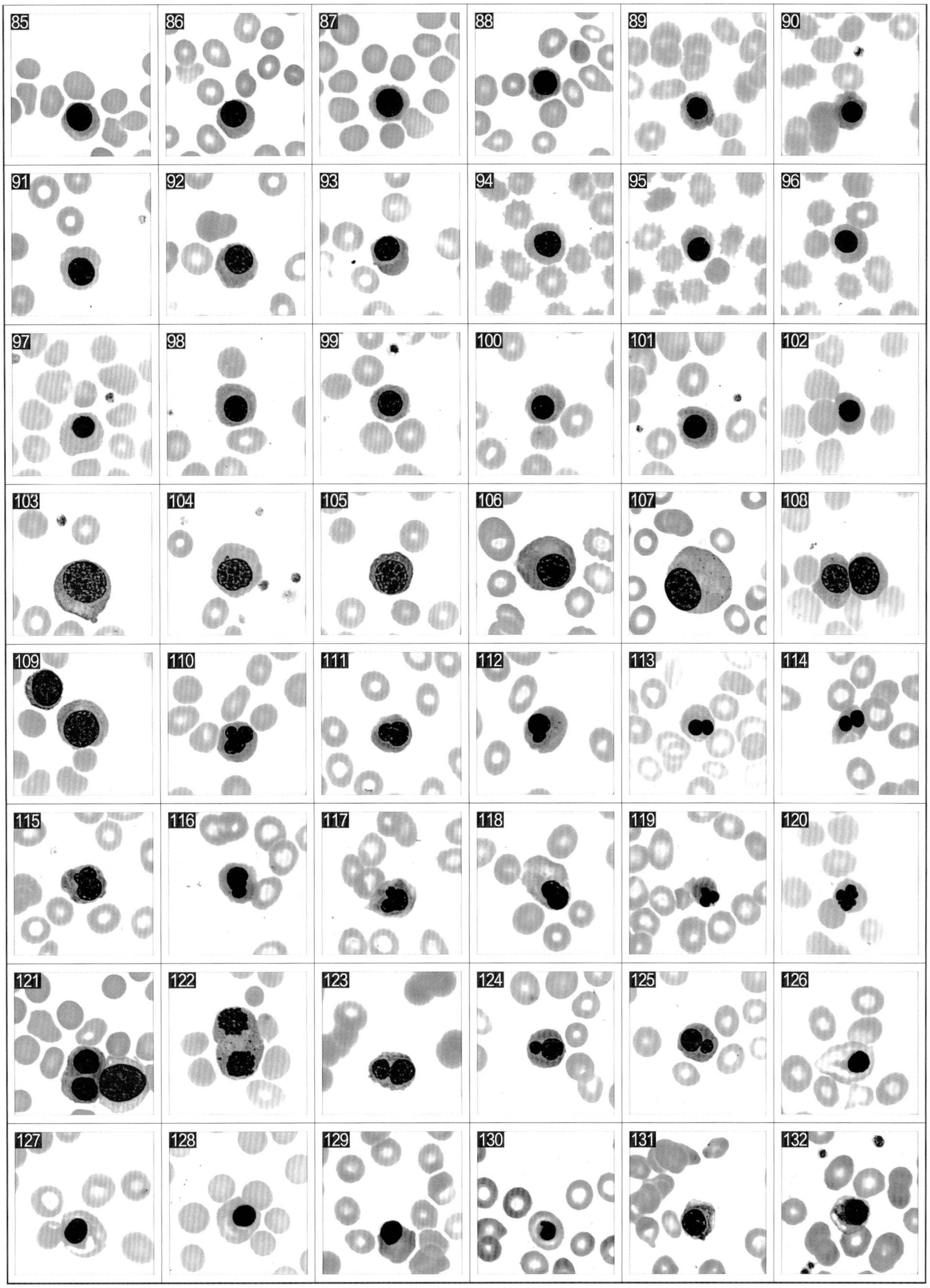

85 86 87 88 89 90
91 92 93 94 95 96
97 98 99 100 101 102
103 104 105 106 107 108
109 110 111 112 113 114
115 116 117 118 119 120
121 122 123 124 125 126
127 128 129 130 131 132

第二节　成熟红细胞的图片集

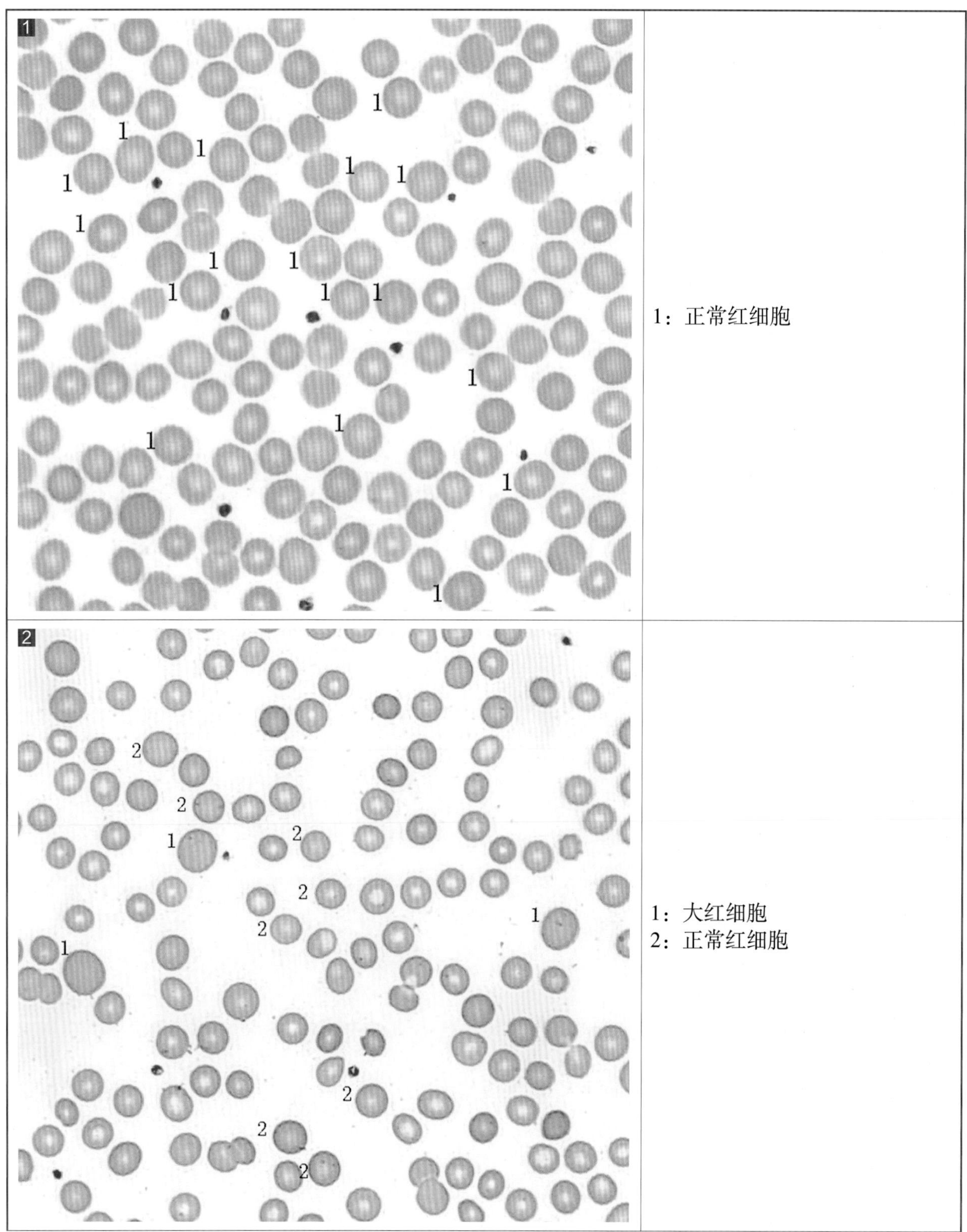

1：正常红细胞

1：大红细胞
2：正常红细胞

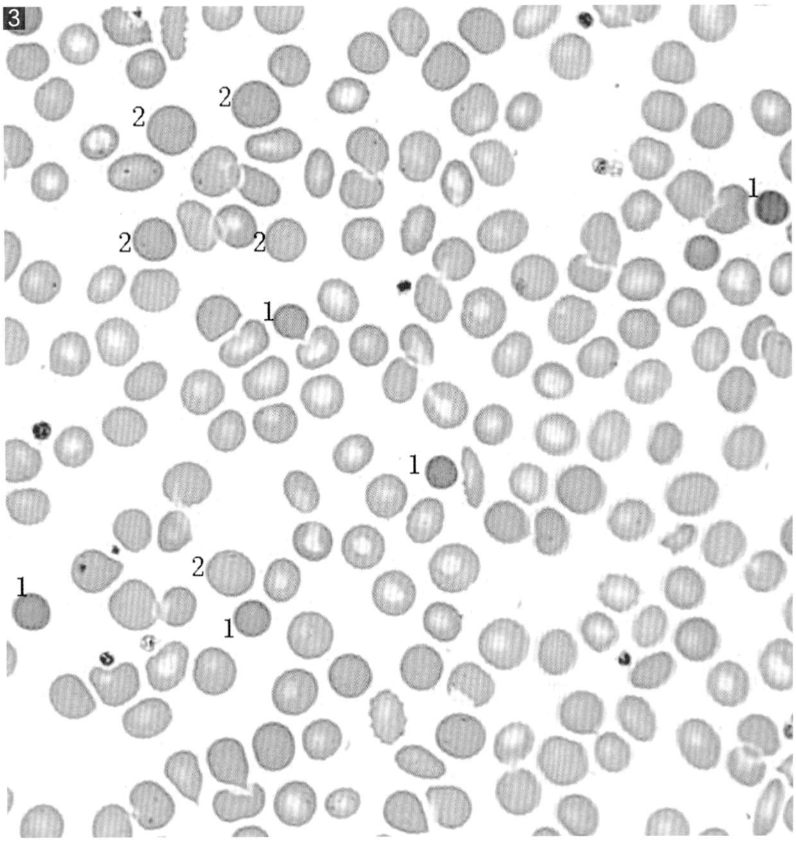

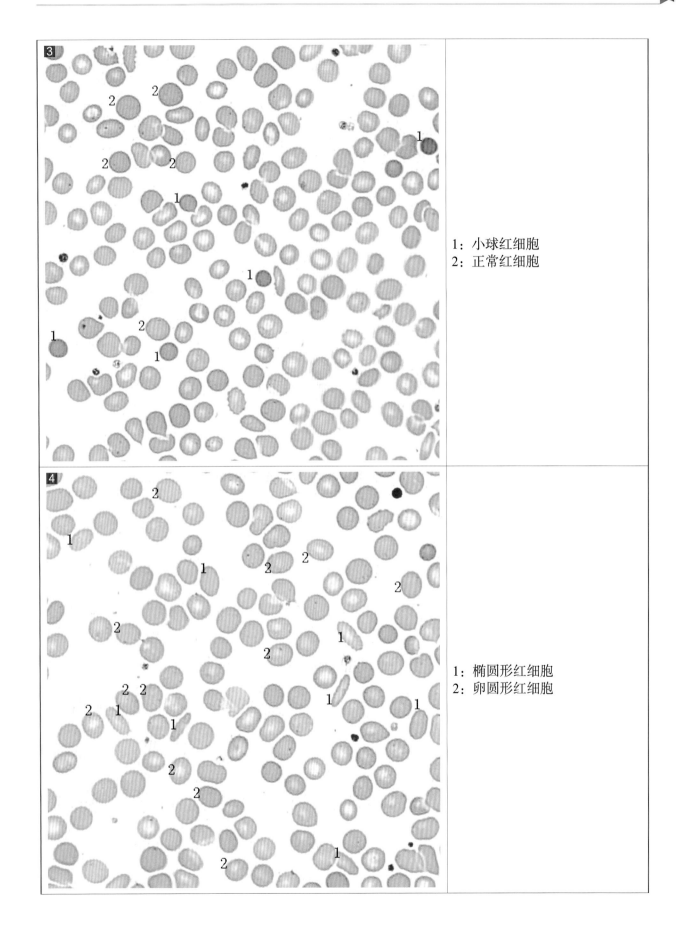

3	1：小球红细胞 2：正常红细胞
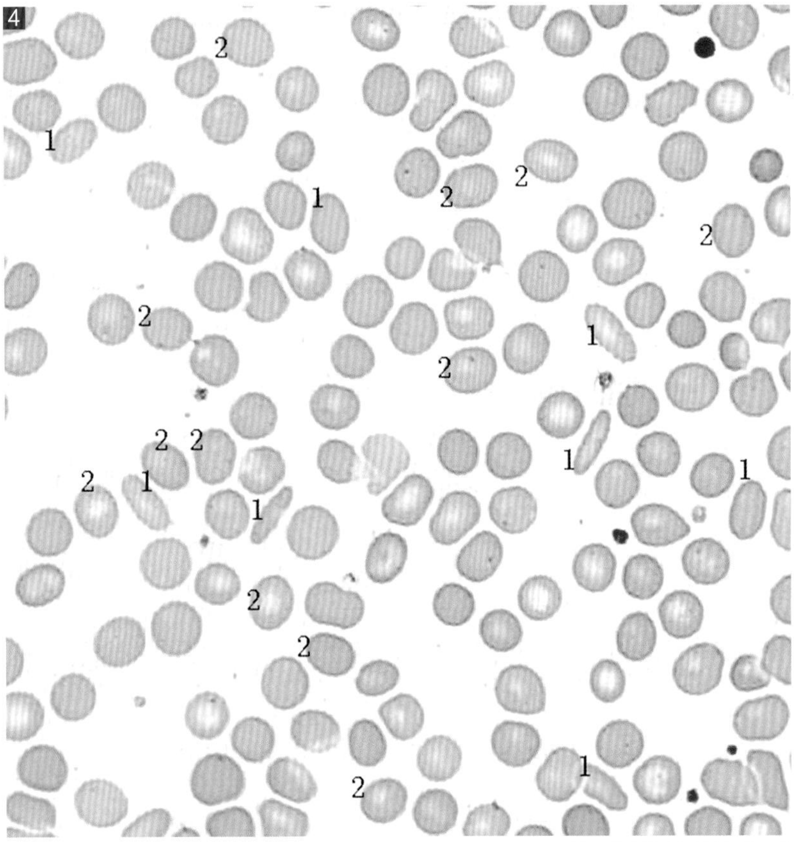 4	1：椭圆形红细胞 2：卵圆形红细胞

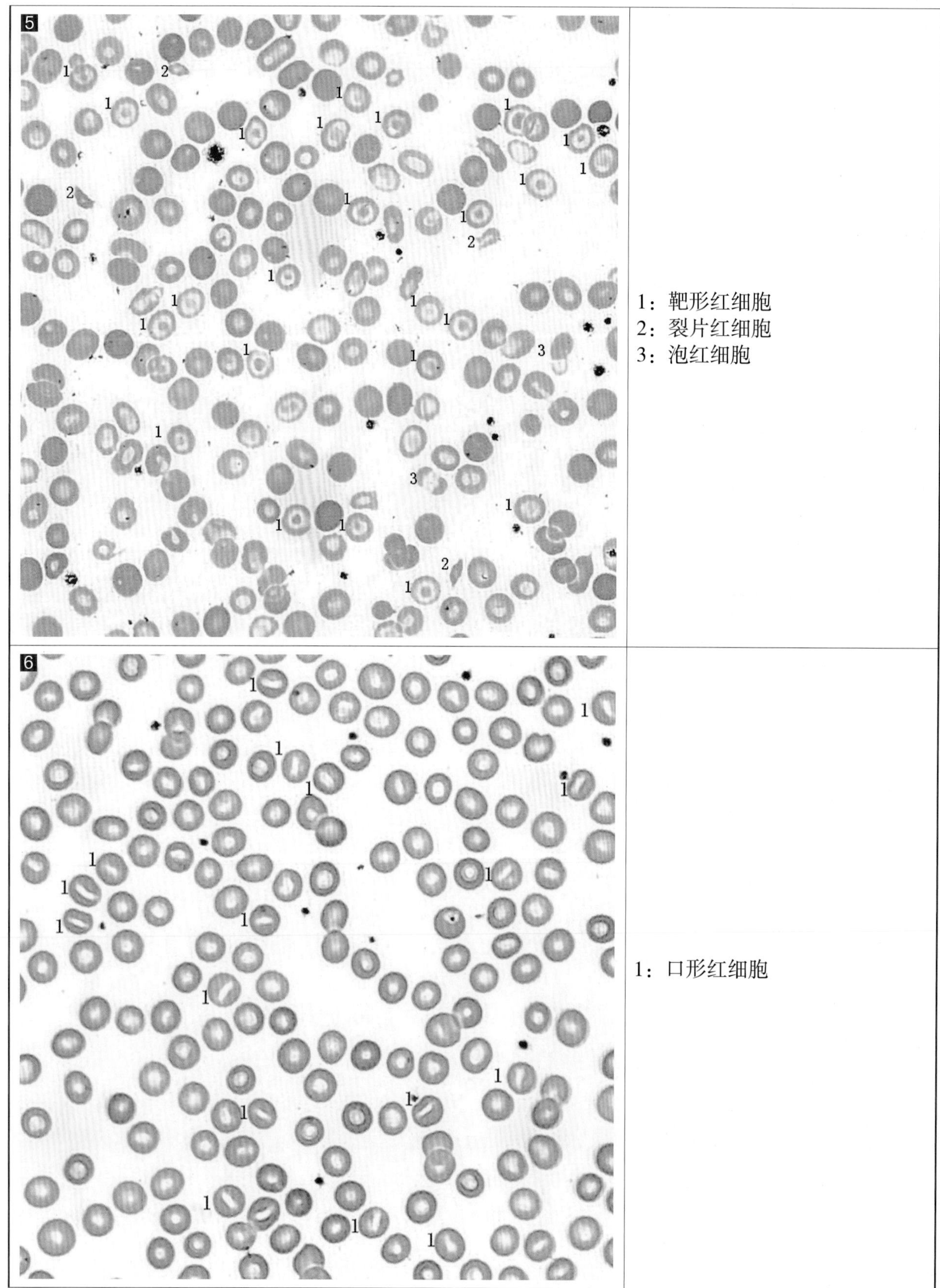

1：靶形红细胞
2：裂片红细胞
3：泡红细胞

1：口形红细胞

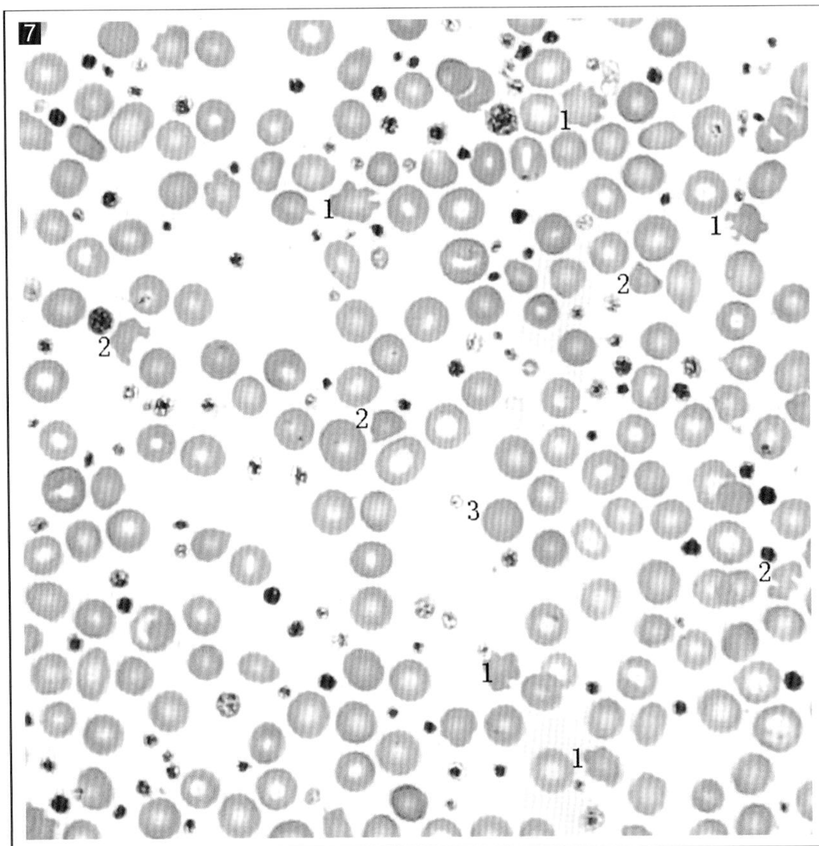

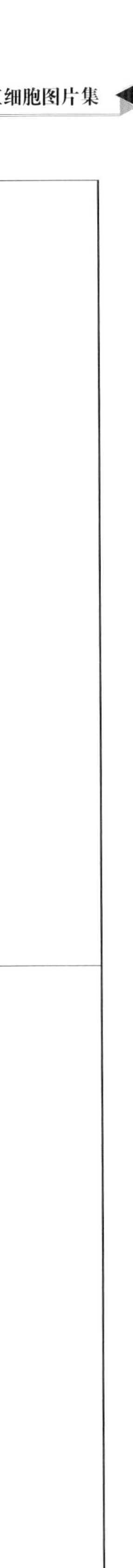

7

1：棘形红细胞
2：红细胞碎片
3：正常红细胞

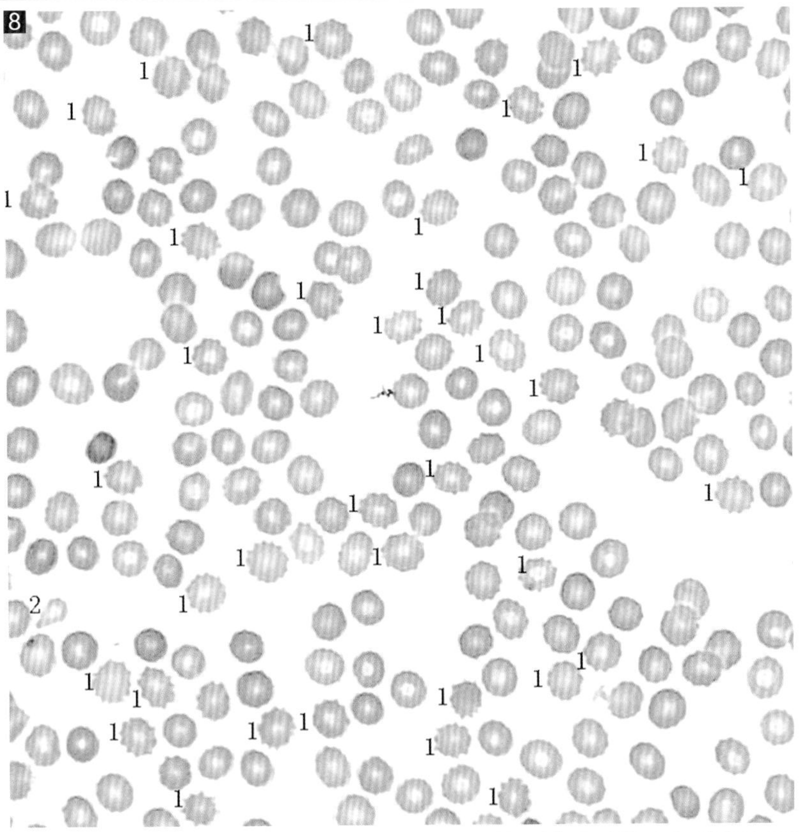

8

1：皱缩红细胞
2：泪滴形红细胞

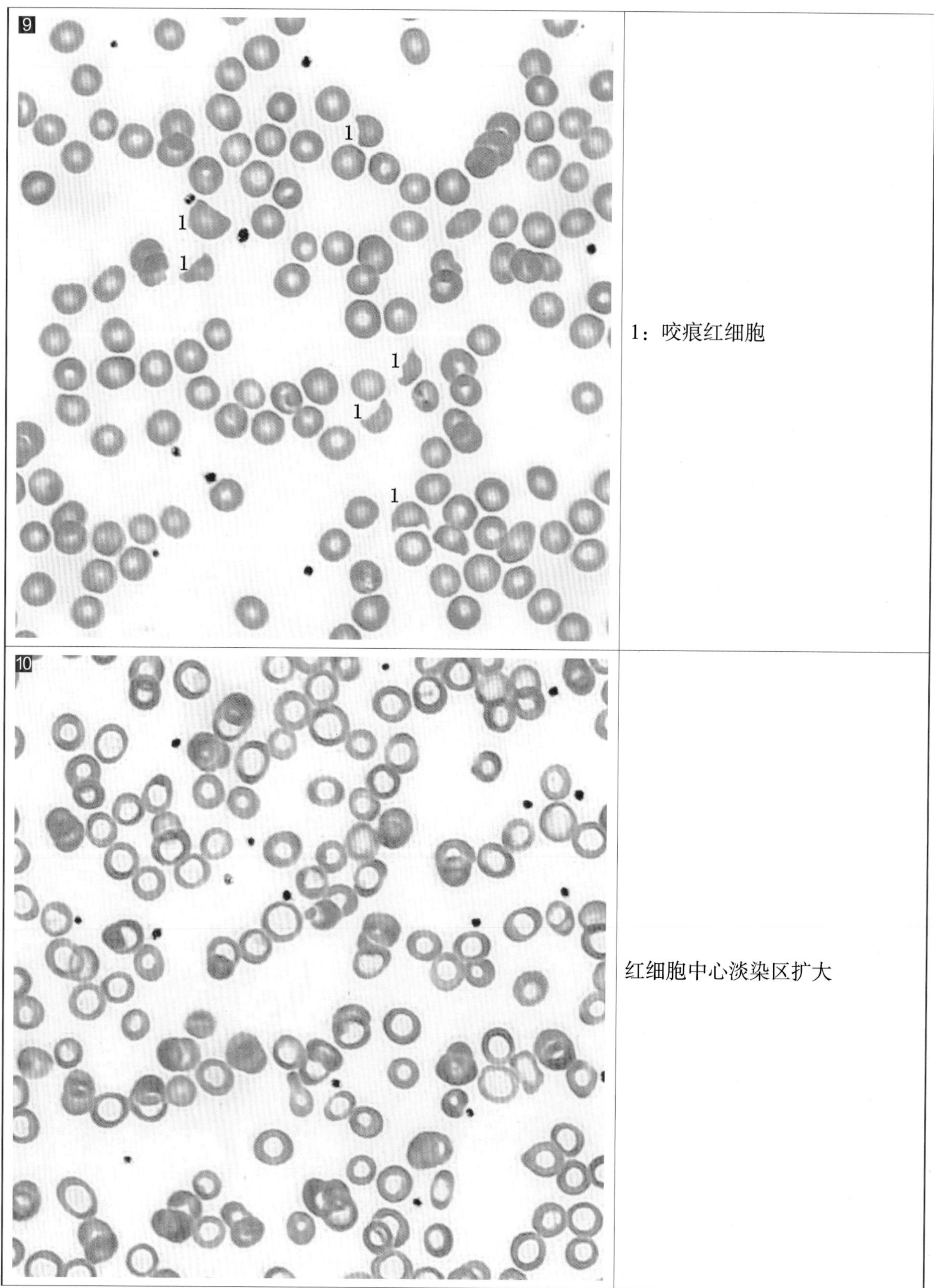

1：咬痕红细胞

红细胞中心淡染区扩大

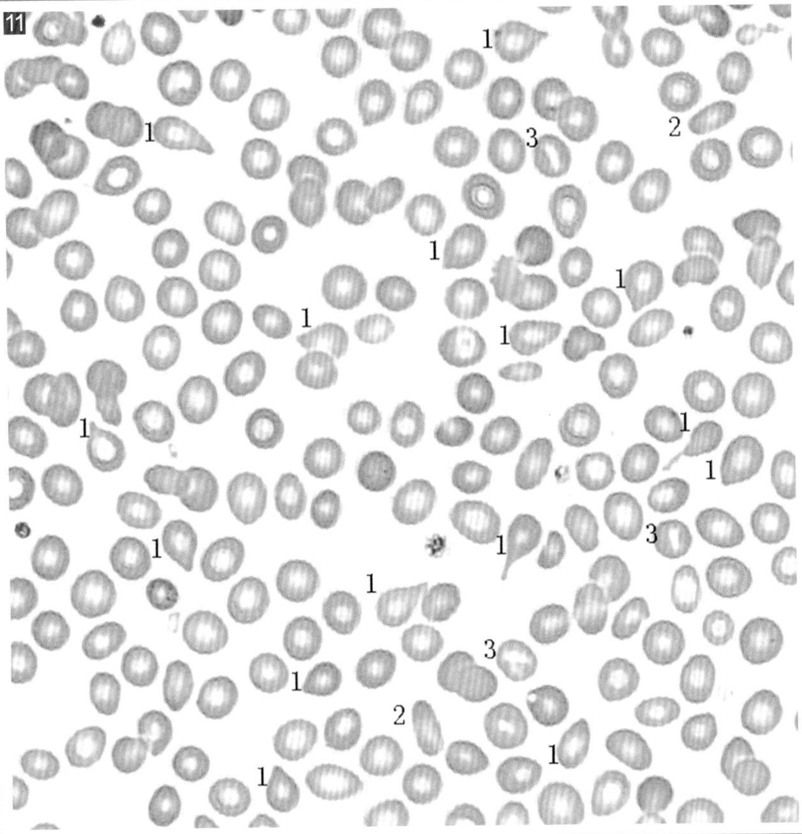

11

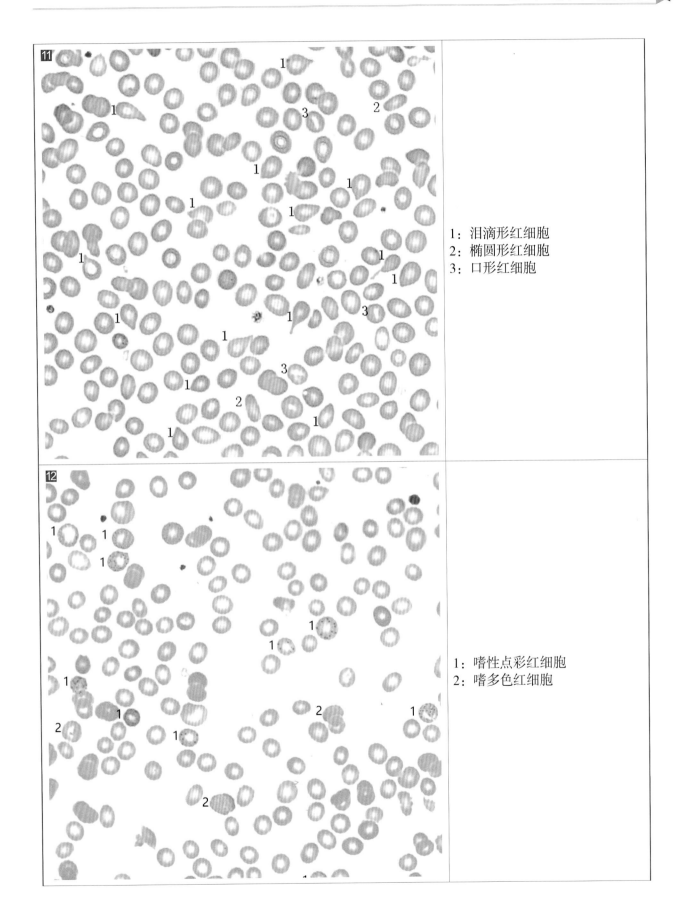

1：泪滴形红细胞
2：椭圆形红细胞
3：口形红细胞

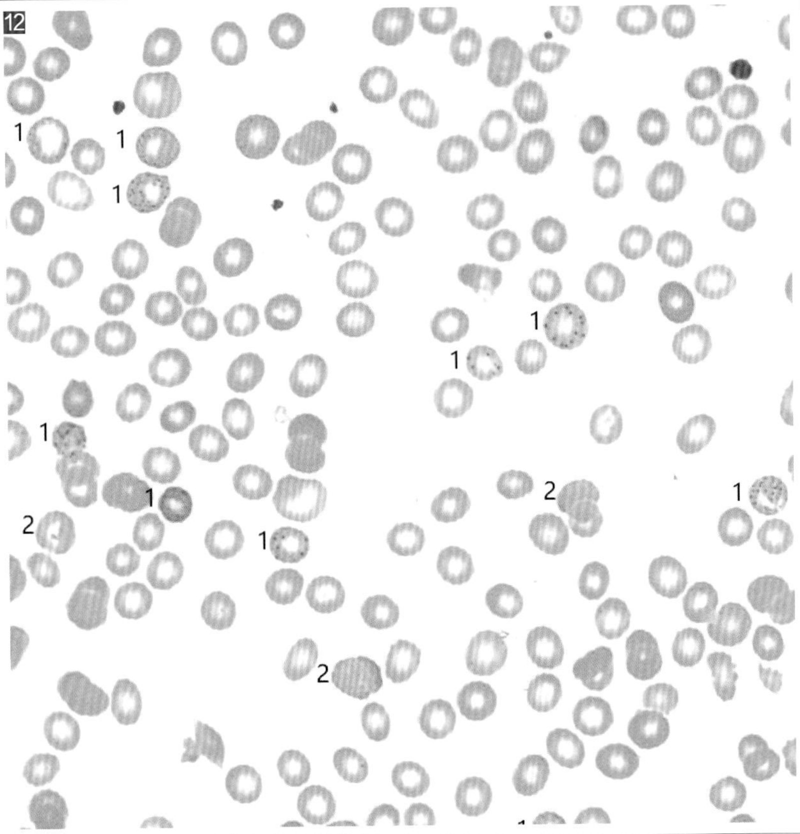

12

1：嗜性点彩红细胞
2：嗜多色红细胞

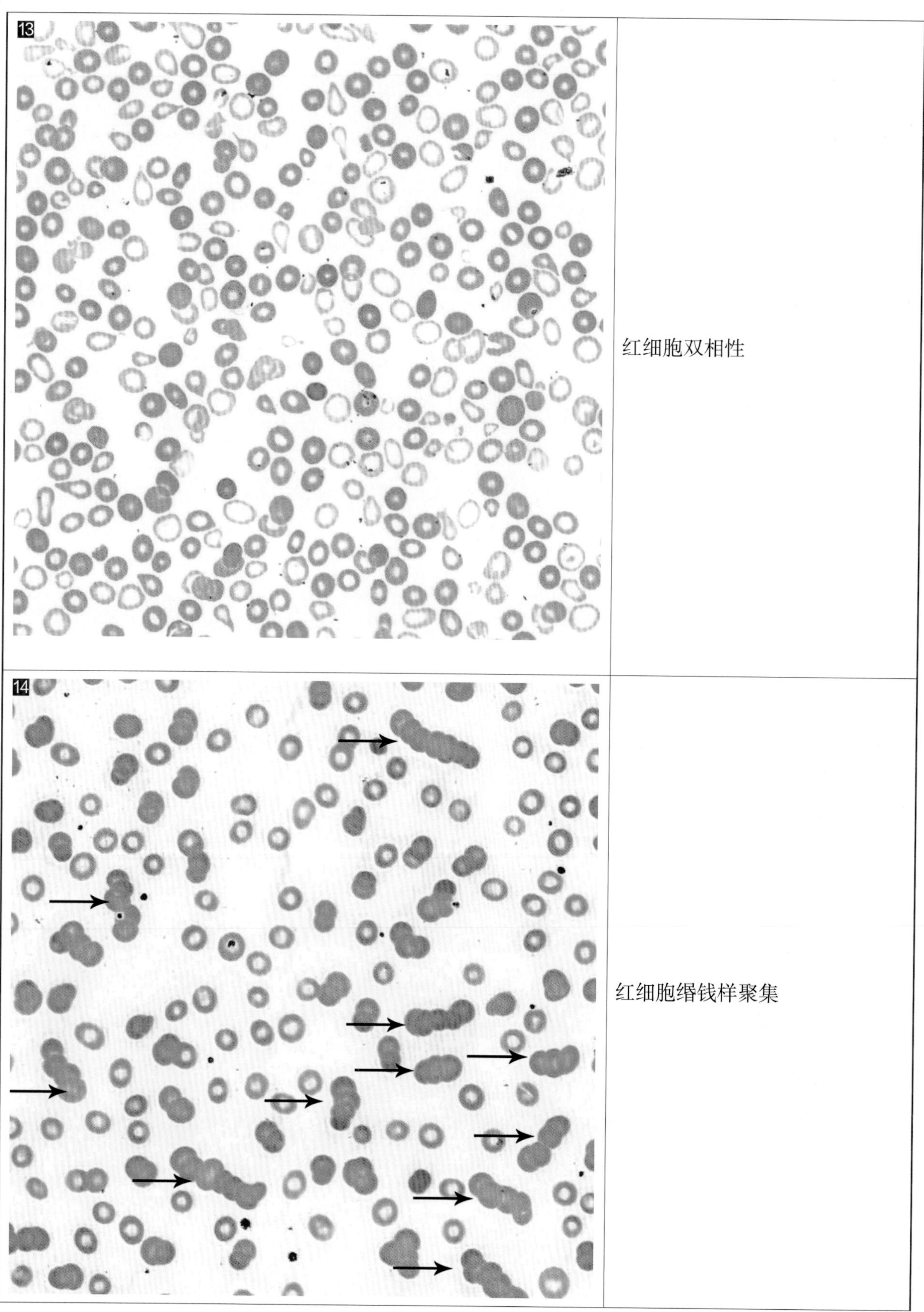

红细胞双相性

红细胞缗钱样聚集

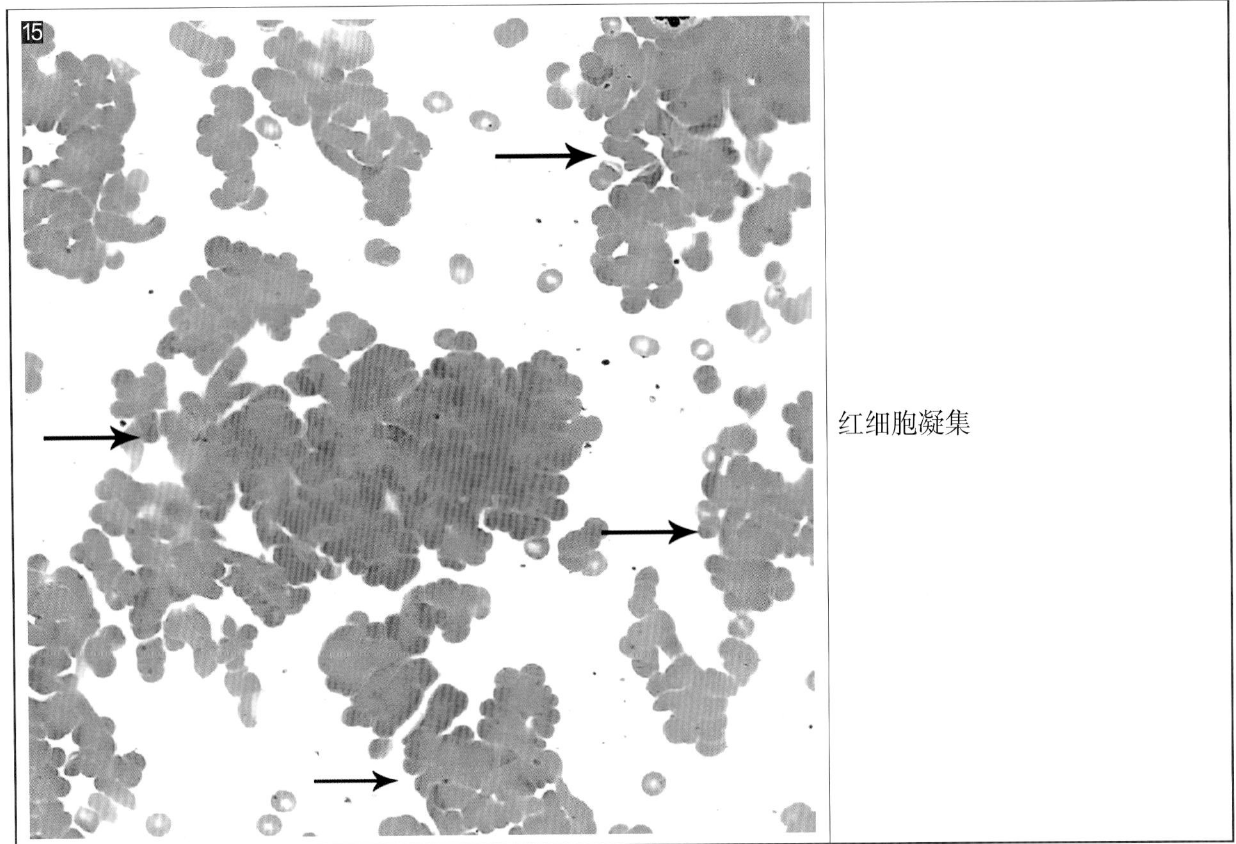

红细胞凝集

第三章　外周血血小板图片集

第一节　正常血小板的图片集

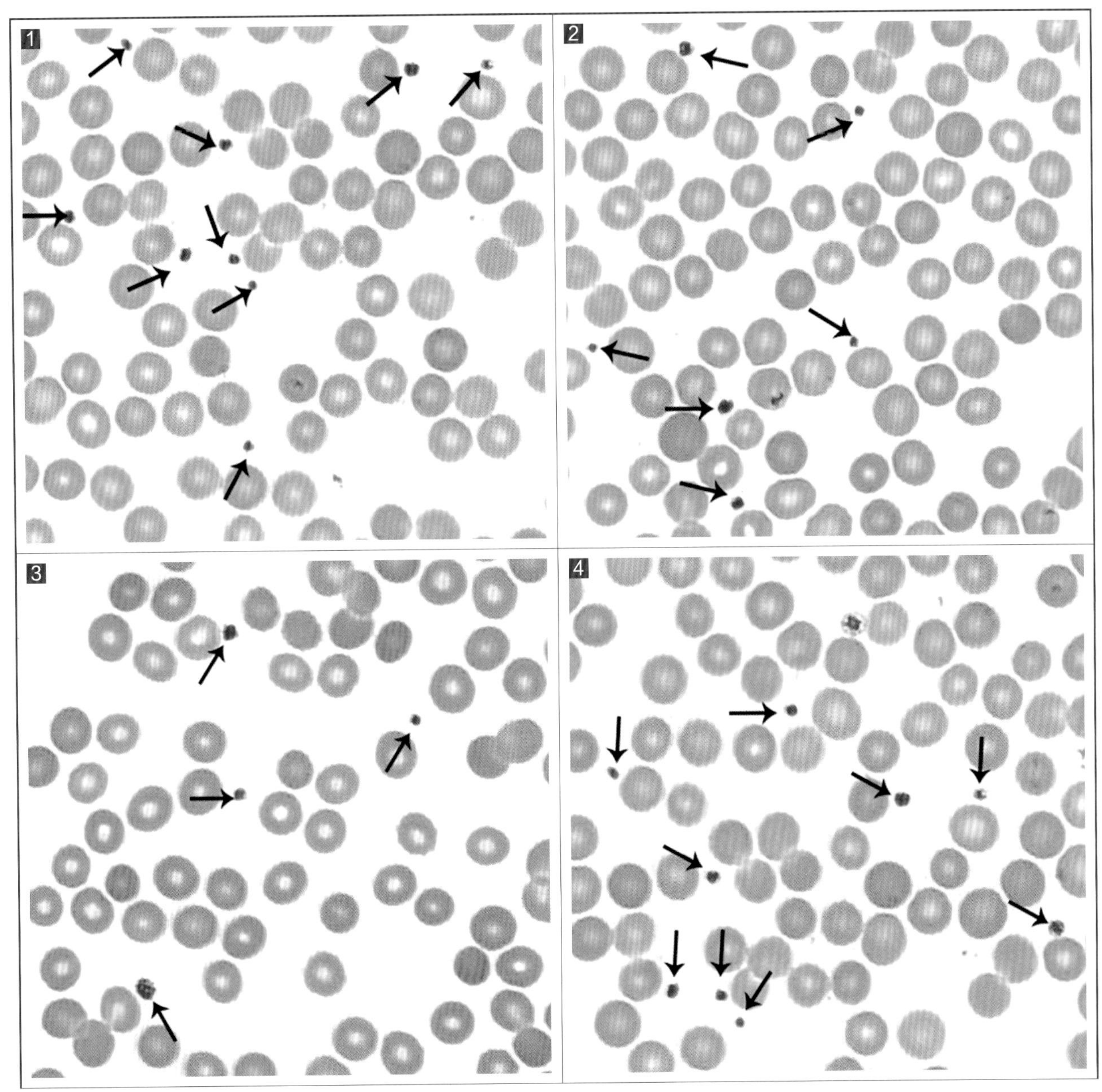

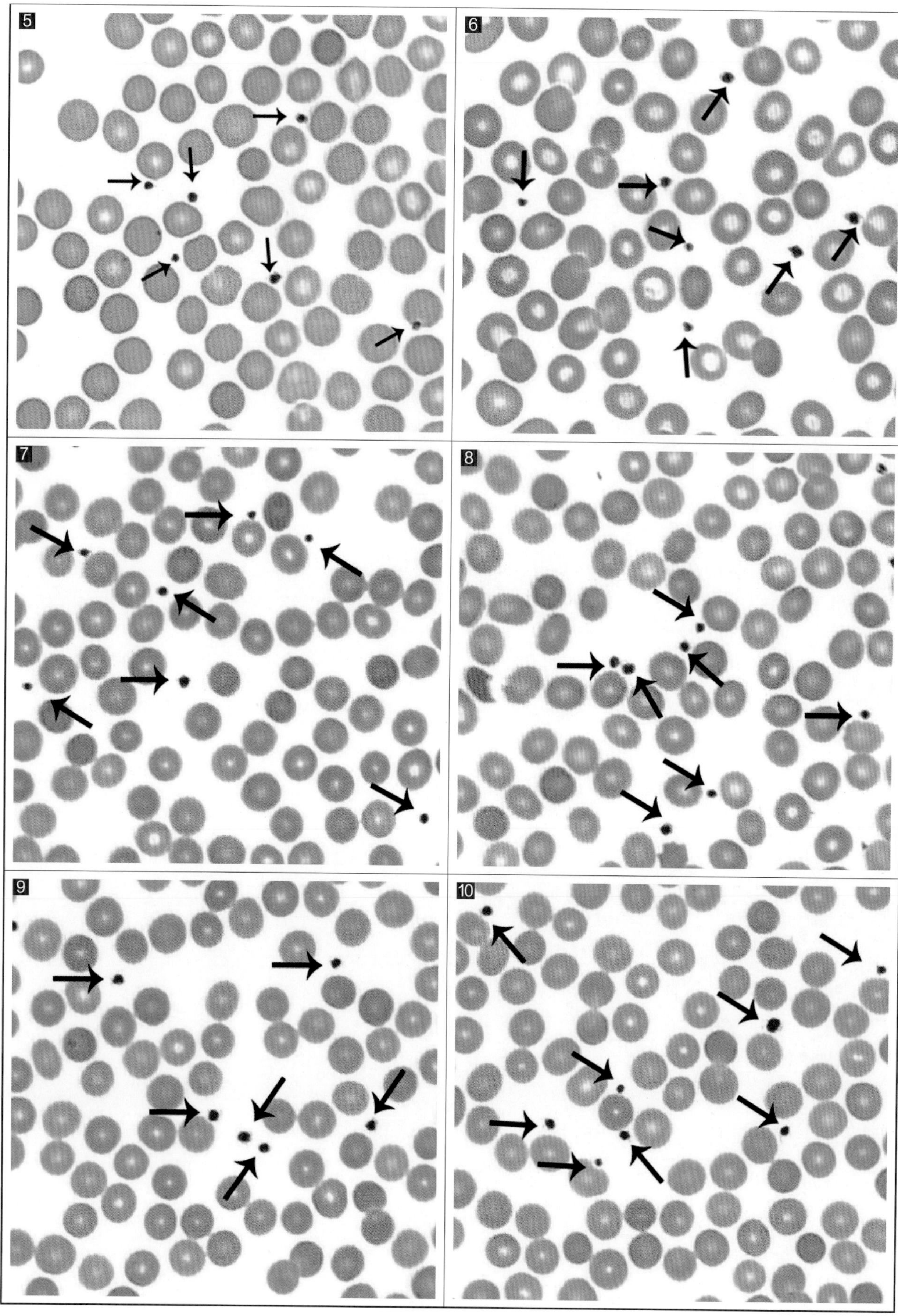

第二节　大血小板和巨大血小板的图片集

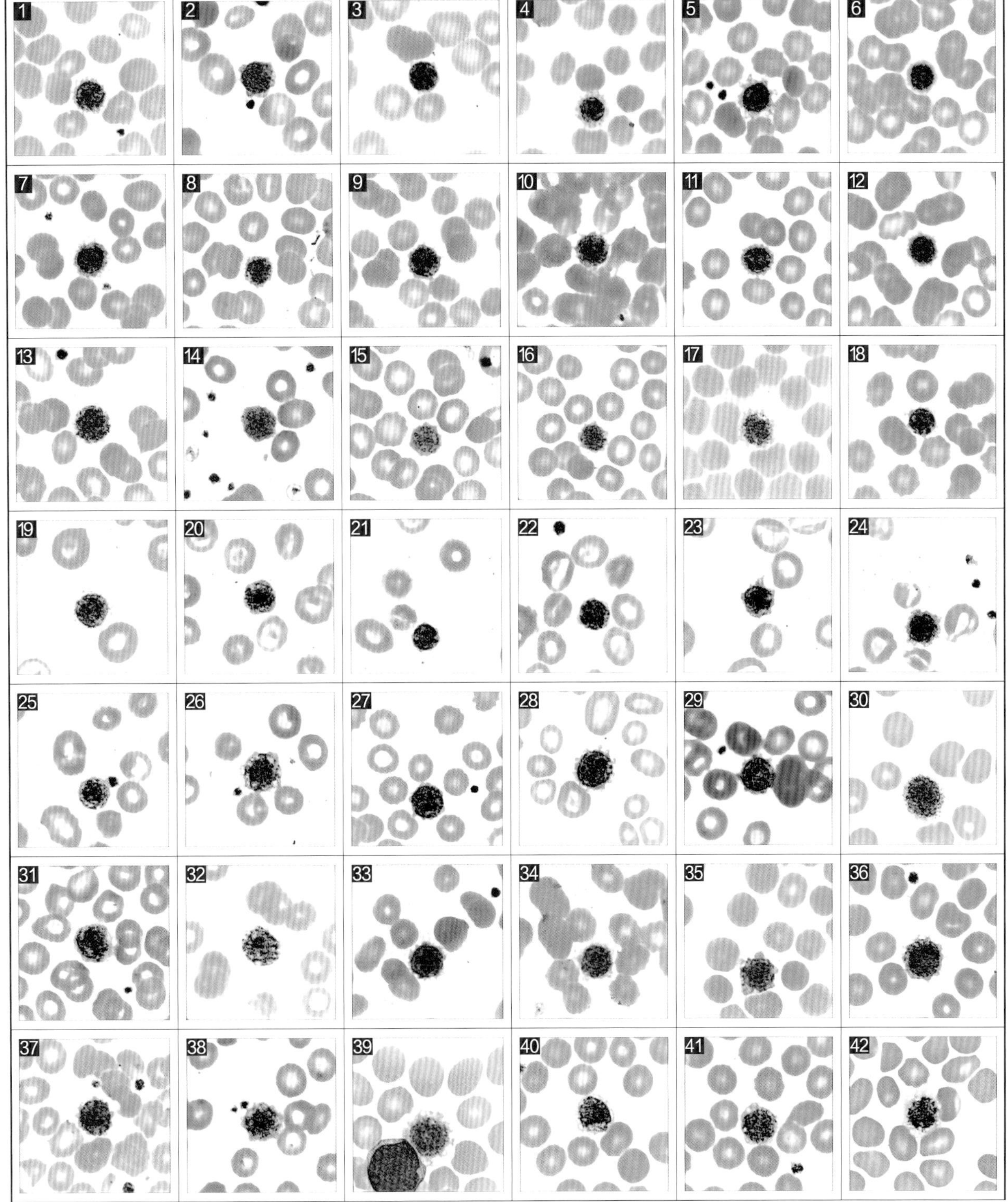

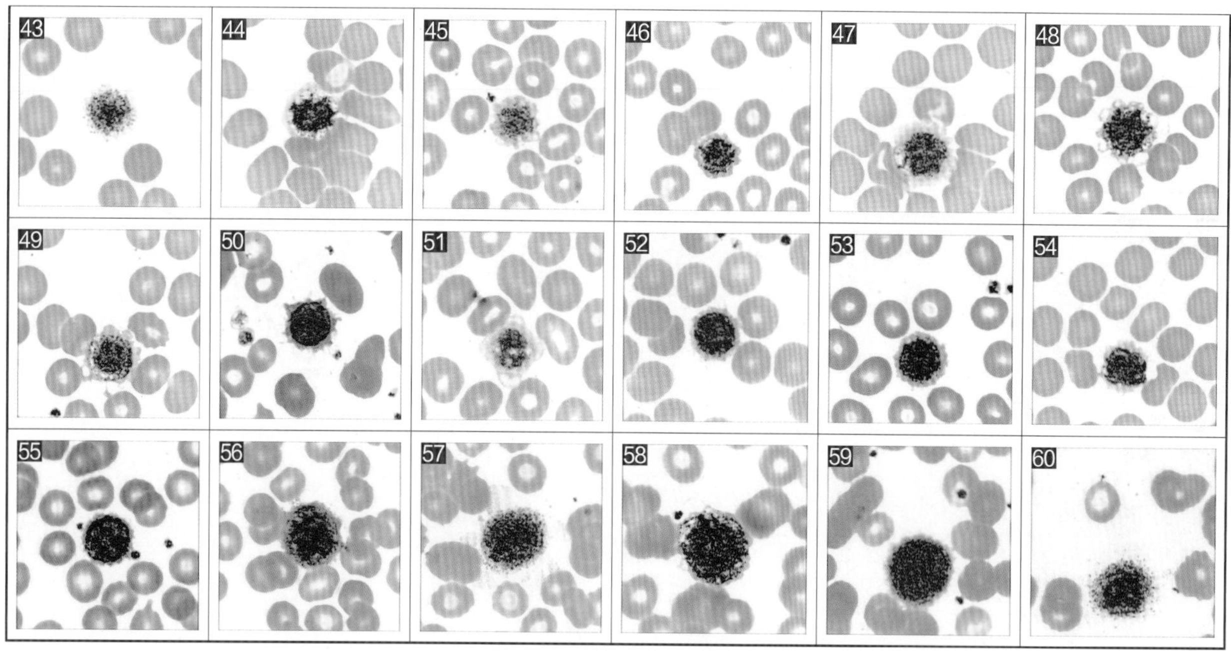

第三节　血小板卫星现象的图片集

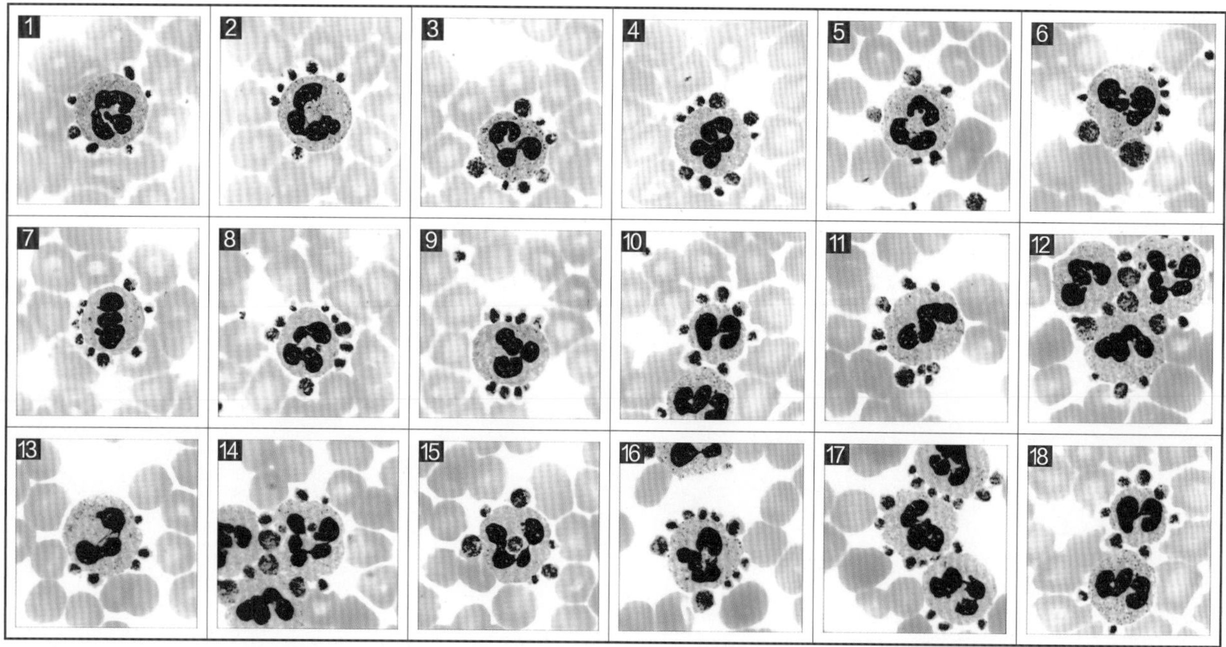

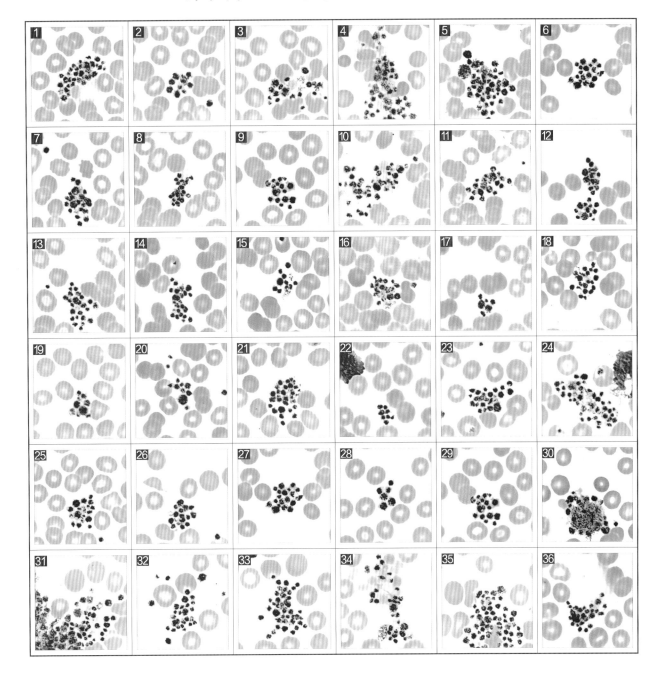

第四节　血小板聚集的图片集

1 2 3 4 5 6 7 8 9 10 11 12 13 14 15 16 17 18 19 20 21 22 23 24 25 26 27 28 29 30 31 32 33 34 35 36

参考文献

[1] 吴晓芝 . 血液病诊断与鉴别诊断图谱 [M]. 北京：人民卫生出版社 .2009.

[2] 王建中，张时民，刘贵建等 . 临床检验诊断学图谱 [M]. 北京：人民卫生出版社 . 2012.

[3] 王霄霞，夏薇，龚道元 . 临床骨髓细胞检验形态学 [M]. 北京：人民卫生出版社 . 2019.

[4] 夏薇，陈婷梅，王霄霞等 . 临床血液学检验技术 [M]. 北京：人民卫生出版社 . 2015.

[5] 卢兴国，叶向军，徐根波 . 骨髓细胞与组织病理诊断学 [M]. 北京：人民卫生出版社 .2020.

[6] Stein H. Swerdlow, Elias Campo, Nancy Lee Harris, et al. WHO Classification of Tumours of Haematopoietic and Lymphoid Tissues[M]. 4th ed. Lyon: International Agency for Rosearch on Cancer, 2017.